临床护理实践与研究

马文龙 等/主编

吉林科学技术出版社

图书在版编目（ＣＩＰ）数据

临床护理实践与研究 / 马文龙等主编. -- 长春：
吉林科学技术出版社，2023.3
ISBN 978-7-5744-0278-2

Ⅰ. ①临… Ⅱ. ①马… Ⅲ. ①护理学 Ⅳ. ①R47

中国国家版本馆 CIP 数据核字 (2023) 第 065300 号

临床护理实践与研究

主　　编	马文龙等
出 版 人	宛　霞
责任编辑	张　楠
封面设计	皓麒图书
制　　版	皓麒图书
幅面尺寸	185mm×260mm
开　　本	16
字　　数	305 千字
印　　张	13
印　　数	1-1500 册
版　　次	2023年3月第1版
印　　次	2023年10月第1次印刷

出　　版　吉林科学技术出版社
发　　行　吉林科学技术出版社
地　　址　长春市福祉大路5788号
邮　　编　130118
发行部电话/传真　0431-81629529 81629530 81629531
　　　　　　　　　　81629532 81629533 81629534
储运部电话　0431-86059116
编辑部电话　0431-81629518
印　　刷　廊坊市印艺阁数字科技有限公司

书　　号　ISBN 978-7-5744-0278-2
定　　价　90.00元

编 委 会

主　编　马文龙（临沂市人民医院）

陈惠刚（张家口学院）

唐晓健（潍坊市人民医院）

刘　敏（山东省立第三医院）

石莉莉（山东省立第三医院）

崔晓玫（昌乐县人民医院）

目　　录

第一章　内科常见疾病的护理

第一节　心力衰竭的护理

一、急性心力衰竭

急性心力衰竭简称急性心衰,是指心力衰竭的症状和体征急性发作或急性加重,导致以急性肺水肿、心源性休克为主要表现的临床综合征。临床上以急性左心衰竭较为常见。急性心衰通常危及患者的生命,必须紧急实施抢救和治疗。

(一)病因及发病机制

急性心衰通常是由一定的诱因引起急性血流动力学变化。

1.心源性急性心衰

(1)急性弥散性心肌损害:急性冠状动脉综合征、急性心肌损害如急性重症心肌炎,使心肌收缩力明显降低,心排出量减少,肺静脉压增高,引起肺淤血、急性肺水肿。

(2)急性心脏后负荷过重:如动脉压显著升高、原有瓣膜狭窄、突然过度体力活动、急性心律失常(快速型心房颤动或心房扑动、室性心动过速)并发急性心衰,由于后负荷过重导致肺静脉压显著增高,发生急性肺水肿。

(3)急性容量负荷过重:如新发心脏瓣膜反流,使容量负荷过重导致心室舒张末期容积显著增加、肺静脉压升高,引起急性肺水肿。

2.非心源性急性心衰

无心脏病患者由于高心排血量状态(甲亢危象、贫血、败血症)、快速大量输液导致容量骤增、肺动脉压显著升高(哮喘、急性肺栓塞、房颤射频消融术后等),引起急性肺水肿。

(二)临床表现

1.症状

发病急骤,患者突然出现严重的呼吸困难、端坐呼吸、烦躁不安,呼吸频率增快,达 $30\sim40$ 次/min,咳嗽,咳白色泡沫痰,严重时可出现咳粉红色泡沫痰,并可出现恐惧和濒死感。

2.体征

患者面色苍白、发绀、大汗、皮肤湿冷、心率增快。开始肺部可无啰音,继之双肺满布湿啰音和哮鸣音,心尖部可闻及舒张期奔马律,肺动脉瓣第二心音亢进。当发生心源性休克时可出现血压下降、少尿、意识障碍等。

急性右心衰主要表现为低心排血量综合征、右心循环负荷增加、颈静脉怒张、肝颈静脉征反流阳性、低血压。

(三)辅助检查

1.心电图

主要了解有无急性心肌缺血、心肌梗死和心律失常,可提供急性心衰病因诊断依据。

2.X线胸片

急性心衰患者可显示肺淤血征。

3.超声心动图

床旁超声心动图有助于评估急性心肌梗死的机械并发症、室壁运动失调、心脏的结构与功能、心脏收缩与舒张功能,了解心脏压塞。

4.脑钠肽检测

检查血浆 BNP 和 NT-proBNP,有助于急性心衰快速诊断与鉴别,阴性预测值可排除急性心力衰竭。诊断急性心衰的参考值:NT-proBNP>300pg/mL,BNP>100pg/mL。

5.有创的导管检查

安置漂浮导管进行血流动力学检测,有助于指导急性心衰的治疗。急性冠脉综合征的患者酌情可行冠状动脉造影及血管重建治疗。

6.血气分析

急性心衰时常有低氧血症;酸中毒与组织灌注不足可有二氧化碳潴留。

(四)诊断

根据急性呼吸困难的典型症状和体征、NT-proBNP 升高即可诊断。

(五)治疗

1.一般治疗

协助患者取坐位,使其双腿下垂;给予鼻导管或面罩高流量(6～8L/min)吸氧;给予心电监护;快速利尿;扩张血管等。

2.镇静

必要时给予吗啡镇静。

3.药物治疗

应用利尿药、扩张血管药、正性肌力药物、支气管解痉药物等。

4.机械通气

无创或有创通气治疗。

5.主动脉内球囊反搏治疗

改善心肌灌注,降低心肌耗氧,增加心排血量。

6.针对病因治疗

(六)护理

1.护理评估

(1)身体评估:评估患者意识、面色,是否有发绀、大汗、肢体湿冷等情况;评估体温、心率、呼吸、血压等生命体征变化情况;评估有无水肿及皮肤、出入量情况;评估患者有无静脉管路及其他引流管;评估患者睡眠及饮食营养状况。

(2)病史评估:评估患者呼吸困难的程度、咳嗽、咳痰的情况;评估患者有无急性心衰的诱发因素,如输液过快、入量过多、感染等;评估患者的既往史、家族史、过敏史及相关疾病病史;了解目前治疗用药情况及其效果;评估患者的心理-社会状况,如经济情况、合作程度,有无焦虑、悲观、恐惧情绪等。

(3)其他:评估患者自理能力及日常生活能力,发生压疮、跌倒、坠床的风险。评估时参考北京大学第一医院日常生活能力评定 Barthel 指数量表、北京大学第一医院患者跌倒危险因素评估表及北京大学第一医院患者压疮 Braden 评分表。

2.护理措施

(1)一般护理

①休息:协助患者取坐位,使其双腿下垂,以减少静脉回流。患者烦躁不安时要注意及时拉起床档,防止发生跌倒、坠床。

②吸氧:给予高流量吸氧(6～8L/min)。观察患者的意识,防止患者将面罩或鼻导管摘除,必要时予以保护性约束。病情严重使用无创通气的患者,应指导其如何适应呼吸机,不要张嘴呼吸,并预防性使用减压敷料,以防止无创面罩对鼻面部的压伤。如果患者喉部有痰或出现恶心、呕吐时,要及时为患者摘除面罩,清理痰液及呕吐物,避免发生误吸和窒息。

③开通静脉通道:迅速开通两条静脉通道,遵医嘱正确给药,观察疗效和不良反应。注意观察穿刺部位皮肤情况,如出现红肿、疼痛,要重新更换穿刺部位,以防止发生静脉炎或药液渗出,必要时协助医生留置中心静脉导管。

④皮肤护理:患者发生急性心衰时常采取强迫端坐位,病情允许时可协助患者改变体位,防止发生骶尾部压疮。抢救时由于各种管路以及导线较多,患者改变体位后要及时观察整理,防止其对皮肤造成损害。

(2)病情观察:密切观察患者心率、心律、血压、呼吸(频率、节律、深浅度)、血氧饱和度,发现异常时及时通知医生,并记录;观察患者皮肤温湿度、色泽及甲床、口唇的变化;观察患者痰液性状及颜色,使用无创呼吸机的患者鼓励患者咳痰,并及时帮助患者清理痰液;观察并控制患者输液、输血的速度(必要时使用输液泵控制输液速度),避免增加心脏负荷,加重心力衰竭的症状;密切观察并准确记录患者的出入量。

(3)用药护理

①吗啡:可使患者镇静、减少躁动,同时扩张小血管而减轻心脏负荷。应用时注意观察患

者有无呼吸抑制、心动过缓、血压下降等不良反应。

②利尿剂：可以有效降低心脏前负荷。应用时严密观察患者尿量，准确记录出入量，根据尿量和症状的改善状况及时通知医生调整药物剂量。

③支气管解痉剂：如氨茶碱等。使用时应注意观察患者心率、心律的变化。

④血管扩张剂：包括硝普钠、硝酸甘油、乌拉地尔等。可扩张动静脉，使收缩压降低，减轻心脏负荷，缓解呼吸困难。用药期间严格监测患者的血压变化，根据患者的血压变化和血管活性药物使用的剂量调整测量血压的间隔时间，同时做好护理记录。

⑤正性肌力药物：包括洋地黄类、多巴胺、多巴酚丁胺等。可缓解组织低灌注所致的症状，保证重要脏器的血液供应。用药期间注意观察患者心率、心律、血压的变化。

（4）IABP 治疗的护理。

（5）机械通气治疗的护理。

（6）心理护理：发生急性心力衰竭时，患者常有恐惧或焦虑的情绪，可导致交感神经系统兴奋性增高，使呼吸困难加重。医护人员在抢救时必须保持镇静，在做各种操作前用简单精炼的语言向患者解释其必要性和配合要点，使其能够更好地接受和配合。操作要熟练、合理分工，使患者产生信任与安全感。避免在患者面前讨论病情，以减少误解。同时，医护人员与患者及家属要保持良好的沟通，提供情感和心理支持。

（7）健康宣教

①向患者讲解心力衰竭的基本症状和体征，使患者了解可反映心衰加重的一些临床表现，如疲乏加重、运动耐力降低、静息心率增加≥15～20 次/min、活动后喘憋加重、水肿（尤其是下肢）重新出现或加重、体重增加等。

②嘱咐患者注意下列情况：a.避免过度劳累和体力活动，避免情绪激动和精神紧张等。b.避免呼吸道感染及其他各种感染。c.勿擅自停药、减量，勿擅自加用其他药物，如非甾体类抗炎药、激素、抗心律失常药物等。d.应低盐饮食。e.避免液体摄入过多。

③嘱咐患者出现下列情况时应及时就诊：心衰症状加重、持续性血压降低或增高（>130/80mmHg）、心率加快或过缓（≤55 次/min）、心脏节律显著改变（从规律转为不规律或从不规律转为规律、出现频繁期前收缩且有症状）等。

二、慢性心力衰竭

慢性心力衰竭（CHF）指在原有慢性心脏疾病基础上逐渐出现心力衰竭的症状、体征，是心血管疾病的终末期表现和最主要的死因。慢性心力衰竭症状、体征稳定 1 个月以上称为稳定性心力衰竭；慢性稳定性心力衰竭恶化称为失代偿性心力衰竭。

CHF 的病因以冠心病居首，其次为高血压，而风湿性心脏瓣膜病比例则下降，但仍不可忽视。各年龄段心力衰竭病死率均高于同期其他心血管病，其主要死亡原因依次为左心衰竭、心律失常和猝死。

（一）病因

1.基本病因

（1）原发性心肌损害:包括缺血性心肌损害如冠心病心肌缺血、心肌梗死;心肌炎、心肌病;心肌代谢障碍性疾病,如糖尿病心肌病、继发于甲状腺功能减退的心肌病、心肌淀粉样变性等。

（2）心脏负荷增加

①压力负荷(后负荷)增加:常见于高血压、主动脉瓣狭窄,肺动脉高压、肺动脉瓣狭窄、肺栓塞等。

②容量负荷(前负荷)增加:见于心脏瓣膜关闭不全引起的血液反流,左右心或动静脉分流型先天性心脏病。此外,慢性贫血、甲状腺功能亢进症、围生期心肌病等,由于全身循环血量增多,回心血量增加,导致心脏容量负荷增加。

2.诱因

（1）感染:呼吸道感染是最常见的诱因,其次是感染性心内膜炎,且常因发病隐匿而易漏诊。

（2）心律失常:心房颤动是诱发心力衰竭的最重要的因素,其他各种类型的快速性心律失常、严重的缓慢性心律失常均可诱发心力衰竭。

（3）情绪激动或过度体力消耗:精神紧张、暴怒、妊娠后期及分娩、过度劳累、剧烈运动等。

（4）血容量增加:静脉输液或输血过多、过快,钠盐摄入过多。

（5）原有心脏病变加重或并发其他疾病:如冠心病发生心肌梗死、风湿性心脏瓣膜病出现风湿活动、甲状腺功能亢进、贫血等。

（6）其他:治疗不当,如不恰当停用降血压药物或利尿剂等。

（二）发病机制

慢性心力衰竭的发病机制十分复杂,其最重要的病理生理变化可归纳为以下4个方面。

1.代偿机制

当心肌收缩力受损时,为了保证正常的心排血量,机体主要通过以下代偿机制使心功能维持在相对正常的水平。

（1）Frank-Starling 机制:即代偿性增加心脏的前负荷,回心血量增多,心室舒张末期容积增加,从而增加心排血量及心脏做功量,同时也导致心室舒张末期压力增加,相应的心房压、静脉压也升高。当左心室舒张末压>18mmHg 时,可出现肺充血的症状和体征,若心脏指数<2.2L/(min·m²)时,出现低心排血量的症状和体征。

（2）神经体液机制

①交感神经兴奋性增强:心力衰竭患者血中去甲肾上腺素水平升高,作用于心肌 β1 肾上腺素受体,增强心肌收缩力并提高心率,从而增加心排血量,但同时也使心肌耗氧量增加。去甲肾上腺素还对心肌细胞有直接毒性作用,使心肌细胞凋亡,参与心脏重构的病理过程。此外交感神经兴奋还有促心律失常的作用。

②肾素-血管紧张素-醛固酮系统(RAAS)激活:心排血量降低,致肾血流量降低,RAAS激活,起到代偿作用,但同时也促进心脏和血管重构,加重心肌损伤和心功能恶化。

(3)心肌肥厚:当心脏后负荷增加时,常以心肌肥厚为主要的代偿机制,使心肌收缩力增加,克服后负荷的影响,使心排血量在相当长的时间内维持正常。心肌肥厚以心肌细胞肥大、心肌纤维化为主,心肌细胞数并不增多,细胞核和线粒体的增大及增多均落后于心肌的纤维化,心肌从整体上显得供能不足,继续发展终至心肌细胞死亡。

2.心肌重构

导致心力衰竭发生发展的基本机制是心肌病理性重构。心肌重构是由于一系列复杂的分子和细胞机制造成心肌结构、功能和表型的变化。在初始的心肌损伤以后,肾素-血管紧张素-醛固酮系统(RAAS)和交感神经系统兴奋性增高,多种内源性的神经内分泌和细胞因子激活,其长期、慢性激活促进心肌重构,加重心肌损伤和心功能恶化,又进一步激活神经内分泌和细胞因子等,形成恶性循环。因此,治疗心力衰竭的关键就是阻断神经内分泌的过度激活,阻断心肌重构。

3.体液因子的改变

(1)精氨酸升压素:由垂体分泌,心力衰竭时心房牵张感受器敏感性下降,使精氨酸升压素的释放不能抑制而使血浆精氨酸升压素水平升高,致水潴留,增加心脏前、后负荷。

(2)心钠肽和脑钠肽:心力衰竭时心钠肽和脑钠肽分泌明显增加,且增加的程度与心力衰竭的严重程度是呈正相关的,可用来评估慢性心力衰竭的严重程度和预后。

(3)内皮素:是由血管内皮细胞释放的强效血管收缩肽,具有很强的血流动力学效应,还可导致细胞肥大增生,参与心肌的重构过程。

(4)细胞因子:包括心肌细胞和成纤维细胞等能表达肽类生长的因子,该类因子在调节心力衰竭的心肌结构和功能改变中可能起着重要的作用。

(三)诊断要点

1.临床表现

(1)左心衰竭:以心排血量降低和肺循环淤血为主要表现。

①症状

a.呼吸困难:劳力性呼吸困难是左心衰竭最早出现的症状,引起呼吸困难的运动量随着病情进展程度加重而减少,有的患者还可以出现夜间阵发性呼吸困难,此为左心衰竭的典型表现。当病情严重时可出现端坐呼吸、心源性哮喘及急性肺水肿。患者采取的坐位越高说明左心衰竭的程度越重,而急性肺水肿是左心衰竭呼吸困难最严重的形式。

b.咳嗽、咳痰、咯血:咳嗽、咳痰早期常发生于夜晚,坐起或立位时咳嗽可减轻或消失,常咳白色泡沫痰,偶见痰中带血丝,当肺淤血明显加重或肺水肿时,可出现粉红色泡沫痰。长期慢性肺淤血可导致肺循环和支气管血液循环之间在支气管黏膜下形成侧支,侧支一旦破裂可引起大咯血。

c.低心排血量症状:如乏力、疲倦、头晕、心悸、失眠或嗜睡、尿少、发绀等,其主要是因为心、脑、肾、骨骼肌等脏器、组织血液灌注不足所致的症状。

②体征:呼吸加快、心率增快、血压升高,可有交替脉,除基础心脏病的体征外,一般均有心脏扩大(单纯 LVEF 保留的心力衰竭除外)及相对性二尖瓣关闭不全的反流性杂音,肺动脉瓣区第二心音亢进及心尖部舒张期奔马律。两肺底可闻及细湿啰音,甚至可伴有哮鸣音。

(2)右心衰竭:以体循环淤血为主要表现。

①症状:右心衰竭也有呼吸困难,还可有因各脏器慢性持续性淤血所引起的腹胀、食欲缺乏、恶心、呕吐、腹泻、右上腹痛、尿少、夜尿等症状。

②体征

a.颈静脉征:颈静脉充盈、怒张,肝颈静脉反流征阳性。

b.肝大:肝淤血而肿大伴有压痛,上腹部饱胀不适。持续慢性右心衰竭可出现心源性肝硬化,晚期可出现肝功能受损、黄疸、腹水。

c.水肿:表现为对称性、下垂性、凹陷性的水肿,严重的出现全身水肿,也可有胸腔积液。

d.心脏体征:胸骨左缘第3～4肋间可闻及舒张期奔马律。右心室显著增大或全心增大时心浊音界向两侧扩大,并且出现三尖瓣关闭不全的反流性杂音。

(3)全心衰竭:临床上常先有左心衰竭,而后继发右心衰竭而形成全心衰竭,此时患者同时存在左、右心力衰竭的临床表现。但由于右心衰竭时,右心排血量的减少,肺淤血的症状反而能有所减轻。

(4)心功能的评估

①心功能分级:临床上应用最广的是美国纽约心脏病学会(NYHA)的心功能分级法,按患者的临床症状和活动的受限制程度将心功能分为4级,对于病情轻重的判断和患者活动量的指导有重要意义。

Ⅰ级:活动不受限。日常体力活动不引起明显的气促、疲乏或心悸等症状。

Ⅱ级:活动轻度受限。休息时无症状,日常活动可引起明显的气促、疲乏或心悸等症状。

Ⅲ级:活动明显受限。休息时可无症状,轻于日常活动即引起显著气促、疲乏或心悸等症状。

Ⅳ级:休息时也有症状,稍有体力活动症状即加重。任何体力活动均会引起不适。其中如无须静脉给药,可在室内或床边活动者为Ⅳa级,不能下床并需静脉给药支持者为Ⅳb级。

②心力衰竭分期:根据心力衰竭发生发展的过程,从心力衰竭的危险因素进展成结构性心脏病,出现心力衰竭症状,直至难治性终末期心力衰竭,可分成4个阶段。这4个阶段体现了心力衰竭重在预防的概念,其中预防患者从A阶段进展至B阶段,即防止发生结构性心脏病,以及预防从B阶段进展至C阶段,即防止出现心力衰竭的症状和体征,显得尤为重要。

③6min 步行试验:通过评定患者的运动耐力来评价心力衰竭的严重程度和疗效。患者在平直走廊上尽可能快行走,6min 步行的距离<150m 为重度心力衰竭,150～450m 为中度心力衰竭,>450m 为轻度心力衰竭。

2.辅助检查

(1)心力衰竭的常规检查:是每位心力衰竭患者都应当做的检查,包括以下几方面。

①二维超声心动图及多普勒超声。

②心电图。

③实验室检查：全血细胞计数、尿液分析、血生化、空腹血糖和糖化血红蛋白、血脂及甲状腺功能等。

④生物学标志物：血浆利钠肽[B型利钠肽（BNP）或N末端B型利钠肽原（NT-proBNP）]、心肌损伤标志物、其他生物学标志物如纤维化、炎症、氧化应激、神经激素紊乱及心肌和基质重构的标志物。

⑤X线片检查。

(2)心力衰竭的特殊检查：用于部分需要进一步明确病因的患者，包括以下几种。

①心脏磁共振。

②冠状动脉造影。

③核素心室造影及核素心肌灌注和(或)代谢显像。

④负荷超声心动图。

⑤经食管超声心动图。

(四)治疗

1.一般治疗

(1)病因治疗

①基本病因治疗：对高血压、冠心病、心瓣膜病、糖尿病、贫血、甲状腺功能亢进等可能导致心功能受损的常见疾病应早期进行有效治疗。对原发性扩张型心肌病应早期积极进行干预治疗。

②去除诱因：积极控制各种感染，及时处理或纠正肺梗死、心律失常、电解质紊乱和酸碱失衡等。

(2)监测体重：每日测定体重以早期发现液体潴留，如在3天内体重突然增加2kg以上，应考虑患者已有水钠潴留，需要利尿或加大利尿剂量。

(3)调整生活方式

①适当控制钠盐和水的摄入，低脂饮食，戒烟。

②肥胖患者应减轻体重，心脏恶病质患者应给予营养支持。

③休息和适当的运动。

④心理和精神治疗，必要时酌情应用抗焦虑或抗抑郁药物。

2.药物治疗

(1)利尿剂的应用。

(2)肾素-血管紧张素-醛固酮系统(RAAS)抑制剂的应用。

(3)β受体拮抗药的应用。

(4)正性肌力药物的应用：如多巴胺、多巴酚丁胺、氨力农、米力农及洋地黄制剂。

(5)神经内分泌抑制剂的联合应用。

(6)新型药伊伐布雷定的应用。

（7）血管扩张剂：仅在心力衰竭患者伴有心绞痛或高血压时可考虑联合用药治疗。

3.非药物治疗

（1）心脏再同步化治疗（CRT）。

（2）植入式心脏复律除颤器（ICD）。

（3）心脏移植。

（五）护理

1.护理评估

（1）身体评估：意识与精神状况；生命体征，如体温、呼吸状况、脉率、脉律、有无交替脉和血压降低等；体位，是否采取半卧位或端坐位；水肿的部位及程度，有无胸腔积液、腹腔积液；营养及饮食情况；液体摄入量、尿量、近期体重变化；睡眠情况（有无呼吸困难的发生）；皮肤完整性，有无发绀，有无压疮、破溃等；有无静脉通路、血液透析管路及心包、胸腔引流管等；穿刺的时间、维护情况、是否通畅、有无管路滑脱的可能。

（2）病史评估

①评估患者本次发病的诱因、呼吸困难的程度，咳嗽、咳痰的情况，劳累及水肿的程度；评估消化系统症状如食欲缺乏、腹胀、恶心、呕吐、上腹痛；评估泌尿系统症状如夜尿增多、尿少、血肌酐升高等；评估有无发绀、心包积液、胸腔积液、腹腔积液等。

②评估既往发作情况，有无过敏史、家族史，有无烟酒嗜好。

③评估目前的检查结果、治疗情况及效果、用药情况及有无不良反应。

④心理社会状况：评估患者的心理-社会状况及对疾病的认知状况，经济情况、合作程度，有无焦虑、悲观情绪。

（3）心功能评估

①心功能分级（美国纽约心脏病协会 NYHA，1928）见表 1-1。

②6min 步行试验：要求患者在平直的走廊里尽可能快地行走，测定其 6min 的步行距离。根据步行距离将心衰划分为轻、中、重 3 个等级。426～550m 为轻度心衰；150～425m 为中度心衰；<150m 为重度心衰。

表 1-1　心功能分级（美国纽约心脏病协会 NYHA）

分级	表现
Ⅰ级	日常活动无心衰症状
Ⅱ级	日常活动出现心衰症状（呼吸困难、乏力）
Ⅲ级	低于日常活动出现心衰症状
Ⅳ级	在休息时亦出现心衰症状

（4）其他：评估患者自理能力及日常生活能力、压疮、跌倒/坠床的风险。评估时，参考日常生活能力评定 Barthel 指数量表、北京大学第一医院患者跌倒危险因素评估表、北京大学第一医院患者压疮 Braden 评分表。

2.护理措施

(1)一般护理

①休息与活动:保证患者体位的舒适性,有明显呼吸困难者给予高枕卧位或半卧位;端坐呼吸者可使用床上小桌,必要时双腿下垂;伴胸腔积液、腹腔积液者宜采取半卧位;下肢水肿者可抬高下肢,促进下肢静脉回流。协助卧床患者定时改变体位,以防止发生压疮;卧床期间可给予气压式血液循环驱动泵或指导患者进行踝泵运动,以促进下肢血液循环;必要时加床挡防止坠床、跌倒的发生。长期卧床者易发生静脉血栓形成甚至发生肺栓塞,因此应根据其心功能分级制订活动计划,可按照半卧位、坐位、床边摆动肢体、床边站立、室内活动、短距离步行等方式逐步进行。

②吸氧:遵医嘱给予氧气吸入,指导患者及家属安全用氧,嘱其不可自行调节氧流量。

③皮肤护理:保持床单位清洁、干燥、平整,可使用气垫床。指导并告知患者变换体位的方法、间隔时间及其重要性。膝部及踝部、足跟、背部等骨隆突处可垫软枕以减轻局部压力,必要时可用减压敷料保护局部皮肤。翻身及床上使用便器时动作轻巧,避免拉、拽等动作,防止损伤皮肤。严重水肿患者可给予芒硝湿敷并及时更换。

④饮食:遵医嘱给予低盐、清淡、易消化饮食,少食多餐,伴低蛋白血症者可给予高蛋白饮食。

(2)病情观察:密切观察并记录患者体温、心率、心律、血压、呼吸、血氧饱和度等,发现异常及时通知医生。水肿患者每日观察水肿变化,下肢水肿患者测量腿围并记录,腹腔积液患者测量腹围并记录,胸腔积液及心包积液患者观察呼吸困难的程度,准确记录 24h 出入量,每日测量体重,以便早期发现液体潴留,协助做好相应检查及抽液的配合。

(3)用药护理:静脉输液速度不宜过快,输液量不宜过多,可遵医嘱使用输液泵控制输液速度。

①利尿剂:包括呋塞米、托拉塞米、螺内酯、双氢克尿噻等。不良反应主要有电解质紊乱、直立性低血压、头晕、疲乏、胃肠道反应。嘱患者用药后应缓慢改变体位,并遵医嘱监测电解质、体重、血压及尿量的变化。

②洋地黄制剂:包括地高辛、毛花苷丙等。洋地黄中毒的临床表现主要有心脏毒性反应、神经毒性反应、胃肠道症状等。用药期间,注意定期监测地高辛浓度,按时给药,口服给药前若患者心率低于 60 次/min 或节律不规则时应暂停给药,并通知医生处理;静脉使用洋地黄制剂时,应缓慢给药,同时监测心率、心律变化。若出现洋地黄中毒症状应立即停药,遵医嘱根据电解质结果给予补钾及使用抗心律失常药物处理。

③正性肌力药物:包括多巴酚丁胺,多巴胺等。使用时注意观察患者的心率和血压变化,定时观察输液及穿刺部位血管的情况,及时发现血管活性药物对穿刺部位血管的刺激情况,必要时重新更换穿刺部位,防止发生静脉炎或药物渗出,保证患者的用药安全。

④血管扩张剂:常选用硝酸酯类药物,其不良反应包括搏动性头痛、头晕、疲乏、胃肠道反应、晕厥、低血压、面部潮红等,使用时注意观察患者用药的反应及血压变化。

⑤ACEI：包括贝那普利、福辛普利钠等。其不良反应主要有皮疹、直立性低血压、干咳、头晕、疲乏、胃肠道反应，与保钾利尿剂合用时易致血钾升高。服药时若出现不明原因的干咳应通知医生，遵医嘱减量或更换药物，并每天监测患者的血压、体重，记录出入量。

⑥β受体拮抗剂：常用药物为美托洛尔，必须从小剂量开始逐渐加大剂量，不良反应有直立性低血压、头晕、疲乏、水肿、心衰、心率减慢等。应用期间每天要注意监测患者的心率、血压，防止出现传导阻滞使心衰加重，告知患者变换体位时宜缓慢。

⑦抗凝和抗血小板药物：如阿司匹林、华法林等，服药期间观察患者有无牙龈、鼻黏膜、皮下出血等表现，遵医嘱监测出凝血时间。

（4）心理护理：慢性心力衰竭患者因病程长且多次反复发作，易产生焦虑及抑郁情绪。对于此类患者，护士要热情、耐心地给予护理并加以安慰。护士通过耐心讲解疾病诱因、治疗、预后等知识，使其对所患疾病有所了解，积极地参与及配合治疗，增强战胜疾病的信心。此外家庭成员还需营造和谐的家庭气氛，给予患者心理支持。鼓励患者参加各种娱乐活动，使其增添生活情趣，转移注意力，调整心情，提高免疫力，加强身体素质，从而减少心衰的发生。

（5）健康宣教

①监测体重：每日测量体重，评估是否有体液潴留。如在3天内体重突然增加2kg以上，应考虑钠、水潴留的可能，需要及时就医，调整利尿剂的剂量。

②饮食指导：指导患者清淡饮食，少食多餐，适当补充蛋白质的摄入，多食新鲜水果和蔬菜，忌辛辣刺激性食品及咖啡、浓茶等刺激性饮料，戒烟酒，避免钠含量高的食品如腌制、熏制食品，香肠、罐头、海产品、苏打饼干等，以限制钠盐摄入。一般钠盐（食盐、酱油、黄酱、咸菜等）可限制在每天5g以下，病情严重者在每天2g以下。液体入量以每日1.5～2L为宜，可适当根据尿量、出汗的情况进行调整。告知患者及家属治疗饮食的重要性，需要家属鼓励和督促患者执行。

③活动指导：在患者活动耐力许可范围内，鼓励患者尽可能做到生活自理。心功能Ⅰ级患者，不需限制一般体力活动，可适当参加体育锻炼，但应避免剧烈运动；心功能Ⅱ级患者需适当限制体力活动，增加午睡时间，可进行轻体力劳动或家务劳动；心功能Ⅲ级患者，应以卧床休息为主，严格限制一般的体力活动，鼓励患者日常生活自理；心功能Ⅳ级患者应绝对卧床休息，日常生活由他人照顾。心力衰竭症状改善后可增加活动量，应首先考虑增加活动时间和活动频率，再考虑增加活动强度。应以有氧运动作为主要形式，如走路、游泳、骑自行车、爬楼梯、打太极拳等。运动时间以30～60min为宜，包括运动前热身、运动及运动后整理时间。体力虚弱的慢性心力衰竭患者，建议延长热身时间，以10～15min为宜，正式运动时间以20～30min为宜。运动频率以每周3～5次为宜。运动强度据运动时的心率来确定，从最大预测心率（HRmax）[HRmax＝220－年龄（岁）]的50%～60%开始，之后逐步递增。

④用药指导：告知患者及家属目前口服药物的名称、服用方法、剂量、不良反应及注意事项，嘱咐患者不能自行更改药物或停药，如有不适及时就诊。

⑤避免诱发因素：避免过度劳累、剧烈运动、情绪激动、精神过于紧张、受凉、感染。

(6)延续护理

①进行电话及门诊随访,指导患者科学地休息活动、按时服药、定期复查、避免诱发心力衰竭加重的因素等。

②告知患者出现药物不良反应、呼吸困难进行性加重、尿少、体重短期内迅速增加、水肿时应到医院及时就诊。

③嘱咐使用抗凝、抗血小板治疗患者定期复查出凝血功能。

第二节　冠状动脉粥样硬化性心脏病的护理

冠状动脉粥样硬化性心脏病指冠状动脉(冠脉)发生粥样硬化引起管腔狭窄或闭塞,导致心肌缺血缺氧或坏死而引起的心脏病,简称冠心病(CHD),亦称缺血性心脏病。冠心病是动脉粥样硬化导致器官病变的最常见类型,也是严重危害人类健康的常见病。本病多发生在 40 岁以后,男性发病早于女性,脑力劳动者多于体力劳动者,城市多于农村;经济发达国家发病率较高;近年来发病呈年轻化趋势,已成为威胁人类健康的主要疾病之一。

根据发病特点和治疗原则不同本病分为两大类:①慢性冠心病(CAD),也称慢性心肌缺血综合征(CIS)。其包括稳定型心绞痛、缺血性心肌病和隐匿性冠心病等;②急性冠状动脉综合征(ACS),包括不稳定型心绞痛(UA)、非 ST 段抬高性心肌梗死(NSTEMI)和 ST 段抬高性心肌梗死(STEMI),也有将冠心病猝死包括在内。

一、病因

冠状动脉发生粥样硬为多种因素作用的结果,常见的危险因素或易患因素有:

(一)年龄、性别

本病多发生在 40 岁以后,女性在绝经期后的发病率与男性接近。年龄和性别属于不可改变的危险因素。

(二)血脂异常

脂质代谢异常是动脉粥样硬化最重要的危险因素。关系最密切的血脂异常为总胆固醇(TC)、甘油三酯(TG)、低密度脂蛋白(LDL)或极低密度脂蛋白(VLDL)增高、高密度脂蛋白尤其是它的亚组分Ⅱ(HDLⅡ)减低,载脂蛋白 A(Apo A)降低和载脂蛋白 B(Apo B)增高都被认为是危险因素。新近又认为脂蛋白(a)[Lp(a)]增高是独立的危险因素。

(三)高血压

血压增高与本病密切相关,收缩压、舒张压增高都与本病关系密切。

(四)吸烟

吸烟可造成动脉壁氧含量不足,促进动脉粥样硬化的形成。被动吸烟也是冠心病的危险因素。

（五）糖尿病和糖耐量异常

糖尿病患者中本病发病率远较非糖尿病者为高。糖耐量减低者中也常见本病患者。

（六）肥胖

体重超过标准体重20％者，尤其是短期内体重迅速增加者易患本病。

（七）遗传

有家族性高脂血症的家庭可因血脂异常而好发此病。

（八）其他

缺少体力活动、进食过多的动物脂肪、胆固醇、糖和钠盐、A型性格等均为冠心病的易患因素。新近发现的危险因素还有血中同型半胱氨酸增高、胰岛素抵抗增强、血中红纤维蛋白原及一些凝血因子增高及病毒、衣原体感染等。

近年提出肥胖与血脂异常、高血压、糖尿病和糖耐量异常同时存在时称为"代谢综合征"，是本病重要的危险因素。

二、临床分型

（一）无症状性心肌缺血

患者无自觉症状，但静息、动态或运动心电图有ST段压低，T波低平或倒置等心肌缺血性改变。

（二）心绞痛

有发作性胸骨后疼痛，为一时性心肌供血不足引起。

（三）心肌梗死

症状严重，由冠状动脉闭塞致心肌急性缺血性坏死所致。

（四）缺血性心肌病

表现为心脏增大、心力衰竭和心律失常，为长期心肌缺血导致心肌纤维化引起。临床表现与扩张型心肌病类似。

（五）猝死

因原发性心脏骤停而猝然死亡，多为缺血心肌局部发生电生理紊乱，引起严重的室性心律失常所致。

近年来以提高诊疗效果和降低死亡率为出发点，临床上提出2种综合征的分类：

1.慢性心肌缺血综合征

包括无症状性心肌缺血、稳定型心绞痛和缺血性心肌病。

2.急性冠状动脉综合征(ACS)

包括非 ST 段抬高 ACS 和 ST 段抬高 ACS,前者指不稳定型心绞痛和非 ST 段抬高心肌梗死,后者主要是 ST 段抬高心肌梗死。这 3 种病症的共同病理基础均为不稳定的粥样斑块发生破裂,表面破损或出现裂纹,继而斑块内出血、血栓形成,引起冠状动脉不完全或完全性阻塞。

本节主要介绍心绞痛和心肌梗死。

三、心绞痛

心绞痛临床分型分为稳定型心绞痛和不稳定型心绞痛。稳定型心绞痛是指在冠状动脉粥样硬化的基础上,由于心肌负荷增加,发生冠状动脉供血不足,导致心肌急剧暂时的缺血、缺氧所引起的临床综合征。

(一)病因与发病机制

当冠状动脉的供血与心肌需血量之间发生矛盾时,冠状动脉血流量不能满足心肌细胞代谢需要,造成心肌暂时地出现缺血、缺氧,心肌在缺血、缺氧情况下产生的代谢产物,刺激心脏内的传入神经末梢,经 1~5 胸交感神经节和相应的脊髓段,传入大脑,在与自主神经进入水平相同脊髓段的脊神经所分布的区域,即胸骨后、胸骨下段、上腹部、左肩、左臂前内侧与小指,产生疼痛感觉。由于心绞痛不是躯体神经传入,因此不能准确定位,常不是锐痛。

正常心肌耗氧的多少主要取决于心肌张力、心肌收缩强度、心率,因此常用"心率×收缩压",作为评估心肌耗氧的指标。心肌能量的产生需要心肌细胞将血液中大量的氧摄入,因此,当氧供需增加的时候,就难从血液中摄入更多的氧,只能增加冠状动脉的血流量提供。在正常情况下,冠状动脉血流量是随机体生理需要而变化,在剧烈体力活动、缺氧等情况时,冠状动脉就要扩张,使血流量增加,满足机体需要。

当冠状动脉粥样硬化所致的冠脉管腔狭窄和(或)部分分支闭塞时,冠状动脉扩张能力减弱,血流量减少,对心肌供血处于相对固定状态,一般休息状态可以无症状。当心脏负荷突然增加时,如劳累、情绪激动等,使心肌张力增加、心肌收缩力增加、心率增快,都可以引起心肌耗氧量增加,冠脉不能相应扩张以满足心肌需血量,引起心绞痛发作。另外如主动脉瓣膜病变、严重贫血、肥厚型心肌病等,由于血液携带氧的能力降低或是肥厚的心肌使心肌耗氧增加或是心排血量过低/舒张压过低,均可造成心肌氧的供需失衡,心肌缺血缺氧,引发心绞痛。各种原因引起冠状动脉痉挛,不能满足心肌需血量,亦可引发心绞痛。

稳定型心绞痛常发生于劳累、激动的当时,典型心绞痛在相似的情况下可重复出现,但是同样的诱因情况,可以只是在早晨而不在下午出现心绞痛,提示与早晨交感神经兴奋性增高等昼夜节律变化有关。当发作的规律有变化或诱因强度降低仍诱发心绞痛发作,常提示患者发生不稳定型心绞痛。

(二)临床表现

1.症状

阵发性胸痛或心前区不适是典型心绞痛的特点。

(1)疼痛部位:胸骨体中上段、胸骨后可波及心前区,甚至整个前胸,边界表达不清。可放射至左肩、左臂内侧,甚至可达左手环指和小指,也可向上放射至颈、咽部和下颏部,也可放射至上腹部甚至下腹部。

(2)疼痛性质:常为压迫感、发闷、紧缩感也可为烧灼感,偶可伴有濒死、恐惧感。患者可因疼痛而被迫停止原来的活动,直至症状缓解。

(3)持续时间:多在 1~5min,一般不超过 15min。

(4)缓解方式:休息或含服硝酸甘油后几分钟内缓解。

(5)发作频率:发作频率固定,可数天或数星期发作 1 次,也可 1 天内多次发作。

(6)诱发因素:有体力劳动、情绪激动、饱餐、寒冷、吸烟、休克等情况。

2.体征

发作时可有心率增快,暂时血压升高。有时出现第四或第三心音奔马律。也可有心尖部暂时性收缩期杂音,出现交替脉。

(三)实验室检查

1.心电图检查

心电图检查是发现心肌缺血、诊断心绞痛最常用的检查方法。

(1)静息心电图检查:缓解期可无任何表现。心绞痛发作期特征性的心电图可见 ST 段压低>0.1mV,T 波低平或倒置,ST 段改变比 T 波改变更具有特异性。少部分患者发作时原来低平、倒置的 T 波变为直立,也可以诊断心肌缺血。T 波改变对于心肌缺血诊断特异性不如 ST 段改变,但发作时的心电图与发作前的心电图进行比较有明显差别,而且发作之后心电图有所恢复,也是具有诊断意义。

部分患者发作时可出现各种心律失常,最常见的是左束支传导阻滞和左前分支传导阻滞。

(2)心电图负荷试验:心电图负荷试验最常用的运动负荷试验。心绞痛患者在运动中出现典型心绞痛,心电图有 ST 段水平型或下斜型压低≥0.1mV,持续 2min 即为运动负荷试验阳性。

2.超声心动图

缓解期可无异常表现,心绞痛发作时可发现节段性室壁运动异常,可有一过性心室收缩、舒张功能障碍的表现。

超声心动图负荷试验是诊断冠心病的方法之一,敏感性和特异性高于心电图负荷试验,可以识别心肌缺血的范围和程度。

3.放射性核素检查

^{201}Tl(铊)-静息和负荷心肌灌注显像,在静息状态可以见到心肌梗死后瘢痕部位的铊灌注缺损的显像。负荷心肌灌注显像是在运动诱发心肌缺血时,显示出冠状动脉供血不足而导致的灌注缺损。

4.冠状动脉造影

冠状动脉造影目前是诊断冠心病的金标准。可发现冠脉系统病变的范围和程度,当管腔直径缩小于 70%～75% 以上时，将严重影响心肌供血。

（四）治疗原则

心绞痛治疗的主要目的是，一是预防心肌梗死及猝死，改善预后，二是减轻症状，提高生活质量。

1.心绞痛发作期治疗

（1）休息：发作时立刻休息，一般在停止活动后 3～5min 症状即可消失。

（2）应用硝酸酯类药物：硝酸酯类药物是最有效、作用最快终止心绞痛发作的药物，如舌下含化硝酸甘油 0.3～0.6mg，1～2min 开始起效，作用持续 30min 左右或舌下含化硝酸异山梨醇酯 5～10mg，2～5min 起效，作用持续 2～3h。

2.缓解期治疗

（1）去除诱因：尽量避免已确知的诱发因素，保持体力活动，调整活动量，避免过度劳累；保持平和心态，避免心情紧张、情绪激动；调整饮食结构，严禁烟酒，避免饱餐。

控制血压，将血压控制在 130/80mmHg 以下；改善生活方式，控制体重；积极治疗糖尿病，将糖化血红蛋白控制在≤7%。

（2）应用硝酸酯制剂：硝酸酯制剂可以扩张容量血管，减少静脉回流，同时对动脉也有轻度扩张，降低心脏后负荷，进而降低心肌耗氧量。硝酸酯制剂可以扩张冠状动脉，增加心肌供血，改善需血氧与供血氧的矛盾，缓解心绞痛症状。

①硝酸甘油：舌下含服，起效快，常用于缓解心绞痛发作。

②硝酸甘油气雾剂：也常可用于缓解心绞痛发作，作用方式如同舌下含片。

③2%硝酸甘油贴剂：适用于预防心绞痛发作，贴在胸前或上臂皮肤，缓慢吸收。

④二硝酸异山梨醇酯：二硝酸异山梨醇酯口服 3 次/d，每次 5～20mg，服用后半小时起效，作用维持 3～5h。舌下含服 2～5min 起效，每次可用 5～10mg，维持时间为 2～3h。

硝酸酯制剂不良反应有头晕、头部跳痛感、面红、心悸等，静脉给药还可有血压下降。硝酸酯制剂持续应用可以产生耐药性。

（3）应用β受体阻滞药：β受体阻滞药是冠心病二级预防的首选药，应终身服用。如普萘洛尔、阿替洛尔、美托洛尔等。使用剂量应个体化，在治疗过程中以清醒时静息心率不低于50/min 钟为宜。从小剂量开始，逐渐增加剂量，以达到缓解症状，改善预后目的。如果必须停药应逐渐减量，避免突然停药引起症状反跳，甚至诱发急性心肌梗死。对于心动过缓、房室传导阻滞患者不宜使用。慢性阻塞性肺部疾患、支气管哮喘、心力衰竭、外周血管病患者均应慎用。

（4）应用钙离子拮抗药：钙离子拮抗药抑制心肌收缩，扩张周围血管，降低动脉压，降低心脏后负荷，减少心肌耗氧量。还可以扩张冠状动脉，缓解冠状动脉痉挛，改善心内膜下心肌的供血。临床常用制剂有硝苯地平、地尔硫草等。

常见不良反应有胫前水肿、面色潮红、头痛、便秘、嗜睡、心动过缓、房室传导阻滞等。

（5）应用抑制血小板聚集的药物：冠状动脉内血栓形成是急性冠心病事件发生的主要特

点,抑制血小板功能对于预防事件、降低心血管死亡具有重要意义。临床常用肠溶阿司匹林75～150mg/d,主要不良反应是胃肠道症状,严重程度与药物剂量有关,引发消化道出血的年发生率为1‰～2‰。如有消化道症状不能耐受、过敏、出血等情况,可应用氯吡格雷和质子泵抑制药如奥美拉唑,替代阿司匹林。

3.介入治疗

详见急性心肌梗死部分。

(五)护理措施

1.一般护理

发作时应立即休息,同时舌下含服硝酸甘油。缓解期可适当活动,避免剧烈运动,保持情绪稳定。秋、冬季外出应注意保暖。对吸烟患者应鼓励戒烟,以免加重心肌缺氧。

2.病情观察

了解患者发生心绞痛的诱因,发作时疼痛的部位、性质、持续时间、缓解方式、伴随症状等。发作时应尽可能描记心电图,以明确心肌供血情况。如症状变化应警惕急性心肌梗死的发生。

3.用药护理

应用硝酸甘油时,嘱咐患者舌下含服或嚼碎后含服,应在舌下保留一些唾液,以利药物迅速溶解而吸收。含药后应平卧,以防低血压的发生。服用硝酸酯类药物后常有头胀、面红、头晕、心悸等血管扩张的表现,一般持续用药数天后可自行好转。对于心绞痛发作频繁或含服硝酸甘油效果不好的患者,可静脉滴注硝酸甘油,但注意滴速,需监测血压、心率变化,以免造成血压降低。注意青光眼、低血压禁忌。

4.饮食护理

给予低热量、低脂肪、低胆固醇、少糖、少盐、适量蛋白质、丰富的维生素饮食,宜少食多餐,不饮浓茶、咖啡,避免辛辣刺激性食物。

5.健康指导

(1)饮食指导:告诉患者宜摄入低热量、低动物脂肪、低胆固醇、少糖、少盐、适量蛋白质食物,饮食中应有适量的纤维素和丰富的维生素,宜少食多餐,不宜过饱,不饮浓茶,咖啡,避免辛辣刺激性食物。肥胖者控制体重。

(2)预防疼痛:寒冷可使冠脉收缩,加重心肌缺血,故冬季外出应注意保暖。告诉患者洗澡不要在饱餐或饥饿时进行,洗澡水温不要过冷或过热,时间不宜过长,不要锁门,以防意外。有吸烟习惯的患者应戒烟,因为吸烟产生的一氧化碳影响氧合,加重心肌缺氧,引发心绞痛。

(3)活动与休息:合理安排活动和休息缓解期可适当活动,但应避免剧烈运动(如快速登楼、追赶汽车),保持情绪稳定,避免过劳。

(4)定期复查:定期检查心电图、血脂、血糖情况,积极治疗高血压、控制血糖和血脂。如出现不适疼痛加重,用药效果不好,应到医院就诊。

(5)按医嘱服药:平时要随身携带保健药盒(内有保存在深色瓶中的硝酸甘油等药物)以备急用,并注意定期更换。学会自我监测药物的不良反应,自测脉率、血压,密切观察心率血压变化,如发现心动过缓应到医院调整药物。

四、急性心肌梗死

急性心肌梗死是在冠状动脉硬化的基础上,冠状动脉血供应急剧减少或中断,使相应的心肌发生严重持久的缺血导致心肌坏死。临床表现为持久的胸前区疼痛、发热、血白细胞增高、血清心肌坏死标志物增高和心电图进行变化,还可发生心律失常、休克或心力衰竭三大并发症,亦属于急性冠脉综合征的严重类型。

(一)病因与发病机制

基本病因是冠状动脉粥样硬化,造成一支或多支血管狭窄,在侧支循环未建立时,使心肌供血不足。也有极少数患者由于冠状动脉栓塞、炎症、畸形、痉挛和冠状动脉口阻塞为基本病因。

在冠状动脉严重狭窄的基础上,一旦心肌需血量猛增或冠脉血供锐减,使心肌缺血达 20～30min 以上,即可发生急性心肌梗死。

研究证明,多数心肌梗死是由于粥样斑块破溃、出血、管腔内血栓形成,使管腔闭塞。还有部分患者是由于冠状动脉粥样斑块内或其下出血或血管持续痉挛,也可使冠状动脉完全闭塞。

促使粥样斑块破裂、出血、血栓形成的诱因有:①机体交感神经活动增高,应激反应性增强,心肌收缩力加强、心率加快、血压增高。②饱餐,特别在食用大量脂肪后,使血脂升高,血黏稠度增高。③剧烈活动、情绪过分紧张或过分激动、用力大便或血压突然升高,均可使左心室负荷加重。④脱水、出血、手术、休克或严重心律失常,可使心排血量减少,冠状动脉灌注减少。

急性心肌梗死发生并发症,均可使冠状动脉灌注量进一步降低,心肌坏死范围扩大。

(二)临床表现

1.先兆表现

约半数以上患者发病数日或数周前有胸闷、心悸、乏力、恶心、大汗、烦躁、血压波动、心律失常、心绞痛等前驱症状。以新发生的心绞痛或原有心绞痛发作频繁且程度加重、持续时间长、服用硝酸甘油效果不好为常见。

2.主要症状

(1)疼痛:为最早、最突出的症状,其性质和部位与心绞痛相似,但程度更剧烈,伴有烦躁、大汗、濒死感。一般无明显的诱因,疼痛可持续数小时或数天,经休息和含服硝酸甘油无效。少数患者症状不典型,疼痛可位于上腹部或颈背部,甚至无疼痛表现。

(2)全身症状:一般在发生疼痛 24～48h 后,出现发热、心动过速。一般发热体温在 38℃左右,多在 1 周内恢复正常。可有胃肠道症状如恶心、呕吐、上腹胀痛,重者可有呃逆。

(3)心律失常:有 75%～95% 的患者发生心律失常,多发生于病后 1～2 天,前 24h 内发生率最高,以室性心律失常最多见,如频发室性期前收缩,成对出现或呈短阵室性心动过速,常是出现室颤先兆。室颤是急性心肌梗死早期患者死亡的主要原因。

(4)心源性休克:疼痛时常见血压下降,如疼痛缓解时,收缩压<10.7kPa(80mmHg),同时伴有烦躁不安、面色苍白或发绀、皮肤湿冷、脉搏细速、尿量减少、反应迟钝,则为休克表现,约20%患者常于心肌梗死后数小时至1周内发生。

(5)心力衰竭:约半数患者在起病最初几天,疼痛或休克好转后,出现呼吸困难、咳嗽、发绀、烦躁等左心衰竭的表现,重者可发生急性肺水肿,随后可出现颈静脉怒张、肝大、水肿等右心衰竭的表现。右心室心肌梗死患者发病开始即可出现右心衰竭表现,同时伴有血压下降。

3.体征

多数患者心率增快,但也有少数患者心率变慢,心尖部第一心音减低,出现第三、四心音奔马律。有10%~20%患者在发病的2~3天,由于反应性纤维性心包炎,可出现心包摩擦音。可有各种心律失常。

除极早期血压可增高外,随之几乎所有患者血压下降,发病前高血压患者血压可降至正常,而且多数患者不再恢复起病前血压水平。

可有与心律失常、休克、心力衰竭相关体征。

4.其他并发症

乳头肌功能不全或断裂、心室壁瘤、栓塞、心脏破裂、心肌梗死后综合征等。

(三)辅助检查

1.心电图改变

(1)特征性改变:①面向坏死区的导联,出现宽而深的异常Q波。②在面向坏死区周围损伤区的导联,出现S-T段抬高呈弓背向上。③在面向损伤区周围心肌缺氧区的导联,出现T波倒置。④在背向心肌梗死的导联则出现R波增高、S-T段压低、T波直立并增高。

(2)动态性改变:起病数小时后S-T段弓背向上抬高,与直立的T波连接成单向曲线;2天内出现病理性Q波,R波减低;数日后S-T段恢复至基线水平,T波低平、倒置或双向;数周后T波可倒置,病理性Q波永久遗留。

2.实验室检查

(1)肌红蛋白:肌红蛋白敏感性高但特异性不高,起病后2h内升高,12h内达到高峰,24~48h恢复正常。

(2)肌钙蛋白:肌钙蛋白I或T起病后3~4h升高。肌钙蛋白I 11~24h达到高峰,7~10天恢复正常。肌钙蛋白T 24~48h达到高峰,10~14天恢复正常。

这些心肌结构蛋白含量增加是诊断心肌梗死的敏感指标。

(3)血清心肌酶测定:出现肌酸激酶同工酶CK-MB、肌酸磷酸激酶、门冬氨酸氨基转移酶、乳酸脱氢酶升高,其中肌酸磷酸激酶是出现最早、恢复最早的酶,肌酸激酶同工酶CK-MB诊断敏感性和特异性均极高,起病4h内增高,16~24h达到高峰,3~4天恢复正常。增高程度与梗死的范围呈正相关,其高峰出现时间是否提前有助于判断溶栓治疗是否成功。

(4)血细胞:发病 24～48h 后白细胞升高 $10 \times 10^9/L \sim 20 \times 10^9/L$,中性粒细胞增多,嗜酸性粒细胞减少;红细胞沉降率增快;C 反应蛋白增高。

(四)治疗原则

急性心肌梗死治疗原则是尽快恢复心肌血流灌注,挽救心肌,缩小心肌缺血范围,防止梗死面积扩大,保护和维持心脏功能,及时处理各种并发症。

1.一般治疗

(1)休息:急性期卧床休息 12h,若无并发症,24h 内应鼓励患者床上活动肢体,第 3 天可床边活动,第 4 天起逐步增加活动,1 周内可达到每日 3 次步行 100～150m。

(2)监护:急性期进行心电图、血压、呼吸监护,密切观察生命体征变化和心功能变化。

(3)吸氧:急性期持续吸氧 4～6L/min,如发生急性肺水肿,按其处理原则处理。

(4)抗凝治疗:无禁忌证患者嚼服肠溶阿司匹林 150～300mg,连服 3 日,以后改为 75～150mg/d,长期服用。

2.解除疼痛

哌替啶 50～100mg 肌内注射或吗啡 5～10mg 皮下注射,必要时 1～2h 可重复使用1 次,以后每 4～6h 重复使用,用药期间要注意防止呼吸抑制。疼痛轻的患者可应用可待因或罂粟碱 30～60mg 肌内注射或口服。也可用硝酸甘油静脉滴注,但需注意心率、血压变化,防止心率增快、血压下降。

3.心肌再灌注

心肌再灌注是一种积极治疗措施,应在发病 12h 内,最好在 3～6h 进行,使冠状动脉再通,心肌再灌注,使濒临坏死的心肌得以存活,坏死范围缩小,减轻梗死后心肌重塑,改善预后。

(1)经皮冠状动脉介入治疗(PCI):实施 PCI 首先要有具备实施介入治疗条件,并建立急性心肌梗死急救的绿色通道,患者到院明确诊断之后,既要对患者给予常规治疗,又要做好术前准备的同时将患者送入心导管室。

①直接 PCI。适应证:ST 段抬高和新出现左束支传导阻滞。ST 段抬高性心肌梗死并发休克。非 ST 段抬高性心肌梗死,但梗死的动脉严重狭窄。有溶栓禁忌证,又适宜再灌注治疗患者。

注意事项:发病 12h 以上患者不宜实施 PCI。对非梗死相关的动脉不宜实施 PCI。心源性休克需先行主动脉球囊反搏术,待血压稳定后方可实施 PCI。

②补救 PCI。对于溶栓治疗后仍有胸痛,抬高的 ST 段降低不明显,应实施补救 PCI。

③溶栓治疗再通后 PCI:溶栓治疗再通后,在 7～10 天行冠状动脉造影,对残留的狭窄血管并适宜地行 PCI,可进行 PCI。

(2)溶栓疗法:对于由于各种原因没有进行介入治疗的患者,在无禁忌证情况下,可尽早行溶栓治疗。

①适应证:两个以上(包括两个)导联 ST 段抬高或急性心肌梗死伴左束支传导阻滞,发病 <12h,年龄 <75 岁。ST 段抬高明显心肌梗死患者,>75 岁。ST 段抬高性心肌梗死发病已

达 12～24h,但仍有胸痛、广泛 ST 段抬高者。

②禁忌证:既往病史中有出血性脑卒中;1 年内有过缺血性脑卒中、脑血管病;颅内肿瘤;近 1 个月有过内脏出血或已知出血倾向;正在使用抗凝药;近 1 个月有创伤史、>10min 的心肺复苏;近 3 周来有外科手术史,近 2 周内有在不能压迫部位的大血管穿刺术;未控制高血压>180/110mmHg;未排除主动脉夹层。

③常用溶栓药物:尿激酶(UK)在 30min 内静脉滴注 150 万～200 万 U;链激酶(SK)、重组链激酶(rSK)在 1h 内静脉滴注 150 万 U,应用链激酶须注意有无过敏反应,如寒战、发热等;重组组织型纤溶酶原激活剂(rt-PA)在 90min 内静脉给药 100mg,先静脉注射 15mg,继而在 30min 内静脉滴注 50mg,随后 60min 内静脉滴注 35mg。另外,在用 rt-PA 前后均需静脉滴注肝素,应用 rt-PA 前需用肝素 5000U,用 rt-PA 后需每小时静脉滴注用肝素 700～1000U,持续使用 2 天。之后 3～5 天,每 12h 皮下注射肝素 7500U 或使用低分子肝素。

血栓溶解指标:抬高的 ST 段 2h 内回落 50%;2h 内胸痛消失;2h 内出现再灌注性心律失常;血清 CK-MB 酶峰值提前出现。

4.心律失常处理

室性心律失常常可引起猝死,应立即处理,首选给予利多卡因静脉注射,反复出现可使用胺碘酮治疗,发生室颤时立即实施电复律;对房室传导阻滞,可用阿托品、异丙肾上腺素等药物,严重者需安装人工心脏起搏器。

5.控制休克

补充血容量,应用升压药物及血管扩张药,纠正酸碱平衡紊乱。如处理无效时,应选用在主动脉内球囊反搏术的支持下,积极行经皮冠状动脉成形术或支架植入术。

6.治疗心力衰竭

主要是治疗急性左心衰竭。急性心肌梗死 24h 内禁止使用洋地黄制剂。

7.二级预防

预防动脉粥样硬化、冠心病的措施属于一级预防,对于已经患有冠心病、心肌梗死患者预防再梗,防止发生心血管事件的措施属于二级预防。

二级预防措施有:①应用阿司匹林或氯吡格雷等药物,抗血小板集聚。应用硝酸酯类药物,抗心绞痛治疗。②预防心律失常,减轻心脏负荷。控制血压在 140/90mmHg 以下,合并糖尿病或慢性肾功能不全应控制在 130/80mmHg 以下。③戒烟、控制血脂。④控制饮食,治疗糖尿病,糖化血红蛋白应低于 7%,体重指数应控制在标准体重之内。⑤对患者及家属要普及冠心病相关知识教育,鼓励患者有计划、适当的运动。

(五)护理措施

1.身心休息

急性期绝对卧床,减少心肌耗氧,避免诱因。保持安静,减少探视避免不良刺激,保证睡眠。陪伴和安慰患者,操作熟练,有条不紊,理解并鼓励患者表达恐惧。

2.改善活动耐力

改善活动耐力,帮助患者制定逐渐活动计划。对于有固定时间和情境出现疼痛的患者,可预防性给药。若患者在活动后出现呼吸加快或困难、脉搏过快或停止后 3min 未恢复,血压异常、胸痛、眩晕应停止活动,并以此作为限制最大活动量的指标。

3.病情观察

监护 5～7 天,监测心电图、心率、心律、血压、血流动力学,有并发症应延长监护时间。如心率、心律和血压变化,出现心律失常,特别是室性心律失常和严重的房室传导阻滞、休克的发生,及时报告医师处理。观察尿量、意识改变,以帮助判断休克的情况。

4.给氧

前 3 天给予高流量吸氧 4～6L/min,而后可间断吸氧。如发生急性肺水肿,按其处理原则护理。

5.止痛护理

遵医嘱给予哌替啶、吗啡、硝酸甘油等止痛药物,对于烦躁不安患者可给予地西泮肌内注射。观察疼痛性质及其伴随症状的变化,注意有无呼吸抑制、心率加快等不良反应。

6.防止便秘护理

向患者强调预防便秘的重要性,食用富含纤维食物,注意饮水 1500mL/d,遵医嘱长期服用缓泻药,保证大便通畅。必要时应用润肠药、低压灌肠等。

7.饮食护理

给予低热量、低脂、低胆固醇和高维生素饮食,少量多餐,避免刺激性食品。

8.溶栓治疗护理

溶栓前要建立并保持静脉通道畅通。仔细询问病史,除外溶栓禁忌证;溶栓前需检查血常规、出凝血时间、血型和配血备用。

溶栓治疗中观察患者有无寒战、皮疹、发热等过敏反应。应用抗凝药物如阿司匹林、肝素,使用过程中应严密观察有无出血倾向。应用溶栓治疗时应严密监测出凝血时间和纤溶酶原,防止出血,注意观察有无牙龈、皮肤、穿刺点出血和大小便的颜色。如出现大出血时需立即停止溶栓、输鱼精蛋白、输血。

溶栓治疗后应定时记录心电图、检查心肌酶谱,观察胸痛有无缓解。

9.经皮冠状动脉介入治疗后护理

防止出血与血栓形成,停用肝素 4h 后,复查全血凝固时间,凝血时间在正常范围之内,拔除动脉鞘管,压迫止血,加压包扎,患者继续卧床 24h,术肢制动。同时,严密观察生命体征,有无胸痛。观察足背动脉搏动情况、鞘管留置部位有无出血、血肿。

10.预防并发症

(1)预防心律失常及护理:急性期要持续心电监护,发现频发室性期前收缩,成对的、多源性的、呈 RonT 现象的室性期前收缩或发现房室传导阻滞时,应及时通知医师处理,遵医嘱应用利多卡因等抗心律失常药物,同时要警惕发生室颤、猝死。

电解质紊乱、酸碱失衡也是引起心律失常的重要因素,要监测电解质和酸碱平衡状态,准备好急救药物和急救设备如除颤器、起搏器等。

(2)预防休克及护理:遵医嘱给予扩容、纠酸、血管活性药物,避免脑缺血、保护肾功能,安置患者平卧位或头低足高位。

(3)预防心力衰竭及护理:在起病最初几天甚至在心肌梗死演变期内,急性心肌梗死的患者可以发生心力衰竭,多表现左心衰竭。因此要严密观察患者有无咳嗽、咳痰、呼吸困难、尿少等症状,观察肺部有无湿啰音。避免情绪烦躁、饱餐、用力排便等加重心脏负荷的因素。如发生心力衰竭,即按心力衰竭护理进行护理。

11.健康教育

(1)养成良好生活习惯:调整生活方式,缓解压力,克服不良情绪,避免饱餐、寒冷刺激。洗澡时应注意:不在饱餐和饥饿时洗,水温和体温相当,时间不要过长,卫生间不上锁,必要时有人陪同。

(2)积极治疗危险因素:积极治疗高血压、高血脂、糖尿病、控制体重于正常范围,戒除烟酒。自觉落实二级预防措施。

(3)按时服药:了解所服药物作用、不良反应,随身带药物和保健卡。按时服药、定期复查,终身随诊。

(4)合理饮食:食用低热量、低脂、低胆固醇,总热量不宜过高的饮食,以维持正常体重为度。清淡饮食,少量多餐。避免大量刺激性食品。多食含纤维素和果胶的食物。

第三节　原发性高血压的护理

一、概述

原发性高血压是以体循环动脉压升高为主要临床表现的心血管综合征,通常简称为高血压。高血压常与其他心血管病危险因素共存,是重要的心脑血管疾病危险因素,可损伤重要脏器,如心、脑、肾的结构和功能,最终导致这些器官功能衰竭。迄今仍是心血管疾病死亡的主要原因之一。

目前,高血压定义为未使用降压药的情况下,诊室收缩压(SBP)≥140mmHg 和(或)舒张压(DBP)≥90mmHg。根据血压升高水平,进一步将高血压分为1～3级,我国采用的血压分类和标准见表1-2。

表 1-2　血压水平分类和定义　　　　　　　　　　　　　单位：mmHg

分类	收缩压		舒张压
正常血压	＜120	和	＜80
正常高值血压	120～139	和（或）	80～89
高血压	≥140	和（或）	≥90
1级高血压（轻度）	140～159	和（或）	90～99
2级高血压（中度）	160～179	和（或）	100～109
3级高血压（重度）	≥180	和（或）	≥110
单纯收缩期高血压	≥140	和	＜90

注：当收缩压和舒张压分别属于不同分级时，以较高的级别作为标准。以上标准适用于任何年龄的成年男性和女性。

二、病因

原发性高血压病因为多因素，尤其是遗传和环境等因素交互作用的结果。

（一）遗传因素学说

高血压具有明显的家族聚集性，父母均有高血压子女发病概率高达46％；约60％高血压患者有高血压家族史。

（二）环境因素

1.饮食

流行病学和临床观察均显示食盐摄入量与高血压发生和血压水平呈正相关。另外，有人认为饮食低钙、低钾、高蛋白摄入、饮食中饱和脂肪酸或饱和脂肪酸/不饱和脂肪酸的比值较高也属于升压因素。饮酒量与血压水平线性相关，尤其与收缩压相关性更强。

2.精神应激

人在长期精神紧张、压力、焦虑或长期环境噪声、视觉刺激下也可引起高血压，因此，城市脑力劳动者高血压患病率超过体力劳动者，从事精神紧张度高的职业和长期噪声环境中的工作者患高血压较多。

3.吸烟

吸烟可使交感神经末梢释放去甲肾上腺素增加而使血压升高，同时可以通过氧化应激损害一氧化氮（NO）介导的血管舒张引起血压升高。

（三）其他因素

1.体重

超重或肥胖是血压升高的重要危险因素，肥胖的类型与高血压发生关系密切，腹型肥胖者容易发生高血压。

2.药物

服避孕药妇女血压升高发生率及程度与服药时间长短有关。其他如麻黄碱、肾上腺皮质激素等也可使血压升高。

3.睡眠呼吸暂停低通气综合征(SAHS)

SAI-IS 患者 50％有高血压,血压升高程度与 SAHS 病程和严重程度有关。

三、发病机制及病理

(一)发病机制

目前认为原发性高血压是在一定的遗传背景下,由多种后天因素相互作用使正常血压调节机制失代偿所致。

1.神经机制

各种原因使大脑皮质下神经中枢功能发生改变,各种神经递质浓度与活性异常,最终使交感神经系统活性亢进,血浆中儿茶酚胺浓度升高,阻力小动脉收缩增强而导致血压升高。

2.肾脏机制

各种原因引起肾性水钠潴留,增加心排血量,通过全身血流自身调节使外周血管阻力和血压升高,启动压力-利尿钠机制再将潴留的水钠排泄出去。

3.激素机制

即肾素-血管紧张素系统.醛固酮系统(RAAS)激活。肾小球入球小动脉的球旁细胞分泌的肾素,激活肝产生的血管紧张素原(AGT)生成血管紧张素Ⅰ(ATⅠ),再经肺循环的血管紧张素酶(ACE)的作用转变为血管紧张素Ⅱ(ATⅡ)。ATⅡ作用于血管紧张素Ⅱ受体,使小动脉平滑肌收缩,外周血管阻力增加;并可刺激肾上腺皮质球状带分泌醛固酮,使水钠潴留,血容量增加,以上机制均可使血压升高。

4.血管机制

大动脉和小动脉结构和功能的变化在高血压发病中发挥着重要作用。覆盖在血管壁内表面的内皮细胞能生成、激活和释放各种血管活性物质,如一氧化氮、内皮素、前列环素等,调节心血管功能。年龄增长及各种心血管危险因素,如血脂异常、血糖异常、吸烟等,导致血管内皮细胞功能异常,影响动脉弹性功能和结构。

5.胰岛素抵抗

胰岛素抵抗(IR)是指必须高于正常的血胰岛素释放水平来维持正常的糖耐量,表示机体组织对胰岛素处理葡萄糖的能力减退。约50％原发性高血压患者存在不同程度的IR。近年来认为胰岛素抵抗是2型糖尿病和高血压的共同病理生理基础。多数认为是胰岛素抵抗(IR)造成继发性高胰岛素血症,继发性高胰岛素血症使肾水钠重吸收增强,交感神经系统活性亢进,动脉弹性减退,从而使血压升高。

(二)病理

1.心脏

左心室肥厚和扩大。

2.脑

脑血管缺血与变性、粥样硬化,形成微动脉瘤或闭塞性病变,从而发生脑出血、脑血栓、腔隙性脑梗死。

3.肾

肾小球纤维化、萎缩,肾动脉硬化,引起肾实质缺血和肾单位不断减少,从而导致肾衰竭。

4.视网膜

视网膜小动脉痉挛、硬化,甚至可能引起视网膜渗出和出血。

四、诊断要点

(一)症状

大多数起病缓慢,缺乏特殊的临床表现,常见症状有头晕、头痛、颈项板紧、疲劳、心悸等。也可出现视物模糊、鼻出血等较重症状。

(二)体征

高血压体征一般较少。周围血管搏动、血管杂音、心脏杂音等是重点检查的项目。

(三)实验室检查

1.基本项目

血液生化(钾、空腹血糖、总胆固醇、三酰甘油、高密度脂蛋白胆固醇、低密度脂蛋白胆固醇和尿酸、肌酐);全血细胞计数、血红蛋白和血细胞比容;尿液分析(蛋白、糖、尿沉渣镜检);心电图。

2.推荐项目

24h动态血压监测、超声心动图、颈动脉超声等。

3.选择项目

针对怀疑继发性高血压者,根据需要可选择以下检查项目:血浆肾素活性、血和尿醛固酮、血和尿皮质醇、血和尿儿茶酚胺、肾和肾上腺超声、CT或MRI、呼吸睡眠监测等项目。

(四)诊断要点

高血压诊断主要根据诊室测量的血压值,采用经核准的水银柱或电子血压计,测量安静休息坐位时上臂肱动脉部位血压,一般非同日测量3次血压值收缩压均≥140mmHg和(或)舒张压均≥90mmHg可诊断高血压。

五、治疗

(一)治疗目标

尽可能地降低心、脑血管病的发生率和病死率。一般认为应降低并维持收缩压<140mmHg、舒张压<90mmHg(目标血压)。

（二）治疗原则

1.治疗性生活方式干预

增加运动,控制体重(体重指数<24);减少钠盐摄入(每日<6g);减少脂肪摄入;多食含钾丰富食物;戒烟限酒(男性:每日<25～50mL 白酒,女性:每日<15～30mL 白酒);减轻精神压力,保持心态平衡。

2.降压药物治疗

降压药物种类:①利尿剂。②β受体拮抗药。③钙通道阻滞剂(CCB)。④血管紧张素转换酶抑制剂(ACEI)。⑤血管紧张素Ⅱ受体拮抗药(ARB)。⑥α受体拮抗药。

3.降压药应用原则

(1)小剂量:初始治疗时应采用较小的有效治疗剂量,根据需要逐步增加剂量。

(2)优先选择长效制剂:尽可能使用每日给药 1 次而持续 24h 降压作用的长效药物。

(3)联合用药:联合治疗应采用不同降压机制的药物,我国临床主要推荐应用优化联合治疗方案是:血管紧张素转换酶抑制剂/血管紧张素Ⅱ受体拮抗药＋二氢吡啶类钙通道阻滞剂;血管紧张素转换酶抑制剂/血管紧张素Ⅱ受体拮抗药＋噻嗪类利尿剂;二氢吡啶类钙通道阻滞剂＋噻嗪类利尿剂;二氢吡啶类钙通道阻滞剂＋β受体拮抗药。3 种降压药联合治疗一般必须包含利尿剂。

(4)个体化:根据患者具体情况、药物有效性和耐受性,兼顾经济条件及个人意愿,选择适合患者的降压药物。

4.提高治疗依从性的措施

医护人员和患者之间良好的沟通;让患者及家属参与治疗方案的制订和血压的监测;鼓励患者坚持生活方式的改良;合理选择适宜的长效制剂。

六、护理

（一）护理评估

1.身体评估

评估患者意识状态,有无注意力不集中、倦怠等表现;评估心率、双侧肢体血压变化;评估体重、腹围、腰围、BMI、膳食结构、有无水肿;评估有无留置针及留置针是否通畅、有无静脉炎、药物渗出等;评估患者排泄形态、睡眠形态是否改变。

2.病史评估

测量基础血压值及血压波动范围,评估患者高血压分级;评估患者此次发病的经过,有无头晕、搏动性头痛、耳鸣等症状,有无靶器官损害的表现;了解目前服药种类及剂量;评估患者有无心血管危险因素、既往高血压病史、家族史、过敏史;采用高血压患者生活方式调查表评估患者生活方式;了解患者有无烟酒嗜好、性格特征、自我保健知识掌握程度;了解家属对高血压的认识及对患者给予的理解和支持情况。

3.相关辅助检查评估

评估患者在测量血压前是否做到静息 30min,询问患者是否规律测量血压,采用何种血压计,测量血压时是否做到四定,方法是否正确。

4.其他

参考日常生活能力评定 Barthel 指数量表、北京大学第一医院患者跌倒危险因素评估表、北京大学第一医院患者压疮 Braden 评分表,评估患者日常活动能力,判断患者发生压疮、跌倒、坠床危险程度。

(二)护理措施

1.一般护理

(1)患者出现症状时应立即卧床休息,监测血压变化;遵医嘱给氧,开通静脉通路,及时准确给药。

(2)皮肤护理:出现水肿的患者,密切观察其水肿出现的部位、严重程度及消退情况。双下肢水肿患者可抬高双下肢以促进静脉回流。保持皮肤清洁、床单位平整,避免皮肤破溃引发感染。

(3)合理膳食:优化膳食结构,控制能量摄入,遵医嘱给予低盐(<3g/d)、低脂等治疗饮食。

(4)生活护理:如患者头晕严重,协助患者床上大小便。呼叫器置于患者床边可触及处,实施预防跌倒护理措施。如患者呕吐后应协助漱口,保持口腔清洁,及时清理呕吐物,更换清洁病号服及床单位。对于卧床的患者,嘱其头偏向一侧,以免误吸。若恶心、呕吐症状严重,遵医嘱应用药物治疗。告知患者待血压稳定后恶心、呕吐症状会好转。

2.病情观察

密切监测血压变化;严密观察患者意识及意识状态,有无头痛、头晕、恶心、呕吐等症状。

3.用药护理

高血压需要长期、终身服药治疗,向患者讲解服用药物的种类、方法、剂量、服药时间、药物的不良反应等。告知患者在服用降压药物期间,定时测量血压、脉搏,做好自我监测,当血压有变化时应及时就医,降压药物不可擅自增减或停药。

(1)利尿剂:通过利钠排水、降低细胞外高血容量、减轻外周血管阻力,从而达到降低血压的目的。常用药物有呋塞米、螺内酯、托拉塞米、双氢克尿噻。①适应证:主要用于轻中度高血压,尤其是老年人高血压或并发心力衰竭时、肥胖者、有肾衰竭或心力衰竭的高血压患者。②不良反应:低钾血症、胰岛素抵抗和脂代谢异常等。

(2)β受体拮抗剂:通过抑制过度激活的交感神经活性、抑制心肌收缩力、减慢心率发挥降压作用。常用药物有美托洛尔、比索洛尔等。①适应证:主要用于轻中度高血压,尤其是静息心率较快的中青年患者或合并心绞痛者。②不良反应:心动过缓、心肌收缩抑制、糖脂代谢异常等。

(3)CCB:通过血管扩张以达到降压目的。在具有良好降压效果的同时,能明显降低心脑血管并发症的发生率和病死率,延缓动脉硬化进程。常用药物有氨氯地平、硝苯地平控释片、硝苯地平缓释片、地尔硫䓬等。①适应证:老年高血压、单纯收缩期高血压、稳定型心绞痛、脑卒中患者。②不良反应：血管扩张性头痛、颜面潮红、踝部水肿等。

（4）ACEI：通过抑制血管紧张素转换酶阻断肾素血管紧张素系统发挥降低血压的作用。可有效降低高血压患者心力衰竭发生率及病死率。常用药物有贝那普利、福辛普利钠等。①适应证：适用于伴有糖尿病、慢性肾衰竭、心力衰竭、心肌梗死后伴心功能不全、心房颤动的预防、肥胖以及脑卒中的患者。②不良反应：干咳、高钾血症、血管神经性水肿等。

（5）ARB：通过阻断血管紧张素Ⅱ受体发挥降压作用。常用药物有氯沙坦、缬沙坦、厄贝沙坦、替米沙坦。作用机制与 ACEI 相似，但更加直接。患者很少有干咳、血管神经性水肿。

4.并发症护理

（1）高血压危象护理：患者应绝对卧床休息，根据病情选择合适卧位，遵医嘱立即给予吸氧、开通静脉通路、使用降压药物。在使用药物降压过程中密切观察患者意识、心率、呼吸、血压及尿量的变化，发现异常时立即通知医生调整用药。硝普钠是治疗高血压危象的首选药物。静脉滴注硝普钠过程中注意药物配伍禁忌，注意避光，现用现配，配制后 24h 内使用；滴注时使用微量泵控制滴注速度，硝普钠对血管作用较强烈，可引起血压下降过快，要密切监测患者的血压变化。

（2）高血压脑病护理：严密观察患者脉搏、心率、呼吸、血压、瞳孔、意识、尿量变化，观察患者是否出现头晕、头痛、恶心、呕吐等症状。在用药过程中血压不宜降得过低、过快，对意识不清、烦躁的患者应加床档，防止发生坠床。抽搐的患者应于上下齿之间垫牙垫，以防咬伤舌头，并注意保持患者呼吸道通畅。

（3）主动脉夹层动脉瘤护理：密切观察患者血压、心率、呼吸、血氧饱和度变化，对疑似病例的患者应密切观察患者有无疼痛发作及部位、注意双侧肢体血压有无差异，发现异常及时协助患者卧床休息、给氧并遵医嘱给予处理。

5.心理护理

高血压患者常表现为紧张、易怒、情绪不稳，这些又都是使血压升高的诱因。嘱咐患者改变自己的行为方式，培养对自然环境和社会的良好适应能力，避免情绪激动及过度紧张、焦虑，遇事要冷静、沉着，当有较大的精神压力时设法释放，向朋友、亲人倾诉或参加轻松愉快的业余活动，从而达到维持、稳定血压的目的。

6.健康宣教

（1）分层目标教育：健康教育计划的总目标可分为不同层次的小目标，每个层次目标设定为患者可以接受、并通过努力能达到，前一层次目标达到后再设定下一层次目标。对不同人群、不同阶段进行健康教育也应分层、分内容进行。

（2）健康教育方法：①门诊教育：门诊可采取口头讲解，发放宣传手册、宣传单，设立宣传栏等形式开展健康教育。②开展社区调查：利用各种渠道宣传、普及高血压相关健康知识，提高社区人群对高血压及其危险因素的认识，提高健康意识。③社会性宣传教育：利用节假日或专题宣传日（全国高血压日等），积极参加或组织社会性宣传教育、咨询活动，免费发放防治高血压的自我检测工具（盐勺、油壶、计步器等）。

（3）活动指导：嘱咐患者要劳逸结合，保证充足的睡眠。为了防止直立性低血压的发生，指导患者做到"下床 3 步曲"：第一步将病床摇起，在床上坐半分钟；第二步将下肢垂在床旁，坐于床缘休息半分钟；第三步站立于床旁，扶稳，活动下肢半分钟，再缓慢移步。告知患者运动可降低安静时的血压,一次 10min 以上、中低强度运动的降压效果可以维持 10~22h,长期坚持规律运动,可以增强运动带来的降压效果。嘱患者应根据血压情况合理安排休息和活动,每天应进行适当的、30min 以上中等强度的有氧活动,每周至少进行 3~5 次。应避免短跑、举重等短时间内剧烈使用肌肉和需要屏气的无氧运动,以免血压瞬间剧烈上升引发危险。安静时血压未能很好控制或超过 180/110mmHg 的患者暂时禁止中度及以上的运动。

(4)饮食指导:饮食以低盐(<3g/d)、低脂、低糖、清淡食物为原则。减少动物油和胆固醇的摄入,减少反式脂肪酸摄入,适量选用橄榄油,每日烹调油用量<25g(相当于 2.5 汤匙)。适量补充蛋白质,高血压患者每日蛋白质的量为每千克体重 1g 为宜,如高血压合并肾功能不全时,应限制蛋白质的摄入。主张每天食用 400~500g(8 两~1 斤)新鲜蔬菜,1~2 个水果,对伴有糖尿病的高血压患者,在血糖控制平稳的前提下,可选择低糖或中等含糖的水果,包括苹果、猕猴桃等。增加膳食钙摄入,补钙最有效及安全的方法是选择适宜的高钙食物,保证奶类及其制品的摄入,即 250~500mL/d 脱脂或低脂牛奶。多吃含钾、钙丰富,而含钠低的食品。

(5)用药指导:高血压患者需长期坚持服药,不能自己随意加减药物种类及剂量,避免血压出现较大幅度的波动。

(6)戒烟限酒:告诫患者应做到绝对戒烟;每日酒精摄入量男性不应超过 25g,女性减半。

(7)控制体重:成年人正常体重指数为 18.5~23.9kg/m²,患者应适当降低体重,减少体内脂肪含量,最有效的减重措施是控制能量摄入和增加体力活动。减肥有益于高血压的治疗,可明显降低患者的心血管危险,每减少 1kg 体重,收缩压可降低 2mmHg。

(8)血压监测:告知患者及家属做好血压自我监测,让患者出院后定期测量血压,1~2 周应至少测量 1 次。条件允许,可自备血压计,做到定时间、定部位、定体位、定血压计进行测量,并做好记录。

(9)延续护理:告知患者定期门诊复查。血压升高或过低、血压波动大时或出现眼花、头晕、头痛、恶心呕吐、视物模糊、偏瘫、失语、意识障碍、呼吸困难、肢体乏力等异常情况随时就医。

第四节　心脏瓣膜病的护理

心脏瓣膜病是心脏瓣膜及其附属结构(如瓣叶、瓣环、腱索及乳头肌等)因各种原因造成的以瓣膜增厚、粘连、纤维化、缩短为主要病理改变,以单个或多个瓣膜狭窄和(或)关闭不全为主要临床表现的一组心脏病。若瓣膜互相粘连、增厚、变硬、畸形致瓣膜开放受到限制,从而阻碍血液流通,称瓣膜狭窄;若瓣膜因增厚、缩短,以致不能完全闭合,导致部分血液反流,则称瓣膜关闭不全。二尖瓣最常受累,其次为主动脉瓣;若两个或两个以上瓣膜同时累及,临床上称为多瓣膜病。

引起本病的病因有炎症、黏液瘤样变性、退行性改变、先天性畸形、缺血性坏死、结缔组织疾病及创伤等。其中风湿性心脏病(简称风心病)是我国常见的心脏瓣膜病之一,它是由反复风湿热发生所造成的心脏瓣膜损害。风湿热是一种自身免疫性结缔组织疾病,主要累及心脏和关节,也可侵犯皮下组织、脑、浆膜及小血管等,与甲族乙型溶血性链球菌感染密切相关,患者多有反复链球菌扁桃体炎或咽峡炎病史。多发于冬春季节,寒冷潮湿环境下及医疗较差的地区。主要累及 40 岁以下人群,女性居多。最常累及的瓣膜是二尖瓣。急性风湿热后,至少需 2 年始形成明显二尖瓣狭窄。目前随着风湿热的减少,其发生率有所降低,而非风湿性的瓣膜病,如瓣膜黏液样变性和老年人的瓣膜钙化,日益增多。

一、二尖瓣疾病

(一)二尖瓣狭窄

1.病因、病理

二尖瓣狭窄的最常见病因是风湿热,近半数患者有反复链球菌感染病史如扁桃体炎、咽峡炎等。虽然青霉素在预防链球菌感染的应用,使风湿热、风湿性心瓣膜病的发病率下降,但是风湿性二尖瓣狭窄仍是我国主要的瓣膜病。急性风湿热后,需要两年多形成明显二尖瓣狭窄,急性风湿热多次发作较一次发作出现狭窄早。先天性畸形、结缔组织病也是二尖瓣狭窄的病因。

风湿热导致二尖瓣不同部位的粘连融合,导致二尖瓣狭窄,二尖瓣开放受限,瓣口截断面减少。二尖瓣终呈漏斗状,瓣口常为"鱼口"状。瓣叶钙化沉积累及瓣环,使其增厚。

慢性二尖瓣狭窄可导致左心房扩大及房壁钙化,尤其在出现房颤时左心耳、左心房内易发生血栓。

2.病理生理

正常二尖瓣口的面积是 $4\sim6cm^2$,当瓣口面积减小到对跨瓣血流产生影响时,即定义为狭窄。二尖瓣狭窄可分为轻、中、重度三个狭窄程度,瓣口面积 $1.5cm^2$ 以上为轻度,$1\sim1.5cm^2$ 为中度,$<1cm^2$ 为重度。测量跨瓣压差可以判断二尖瓣狭窄的程度。重度二尖瓣狭窄跨瓣压差显著增加,可达 $20mmHg$。

随着瓣口的狭窄,当心室舒张时,血液自左房进入左室受阻,使左心房不能正常排空,致左心房压力增高,当严重狭窄时,左房压可高达 $25mmHg$,才可使血流通过狭窄的瓣口充盈左室,维持正常的心排血量。左房压力升高,致使肺静脉压升高,肺的顺应性减少,出现劳力性呼吸困难、心率增快,左房压会更高。当有促使心率增快的诱因出现时,急性肺水肿被诱发。

左心房压力增高,肺静脉压升高,使肺小动脉收缩,最终导致肺血管的器质性闭塞性改变产生肺动脉高压、增加右室后负荷,使右心室肥大,甚至右心衰竭,出现体循环淤血的相应表现。

3.临床表现

(1)症状:最常出现的早期症状是劳力性呼吸困难,常伴有咳嗽、咯血。首次出现呼吸困难常以运动、精神紧张、性交、感染、房颤、妊娠为诱因。随着瓣膜口狭窄加重,可出现阵发性夜间呼吸困难,严重时可导致急性肺水肿,咳嗽、咳粉红色泡沫痰。常出现心律失常是房颤,可有心悸、乏力、疲劳,甚至可有食欲减退、腹胀、肝区疼痛、下肢水肿症状。

部分患者首发症状为突然大量咯鲜血,并能自行止住,往往常见于严重二尖瓣狭窄患者。

(2)体征:可出现面部两颧绀红、口唇轻度发绀,称"二尖瓣面容"。

心尖部可触及舒张期震颤;心尖部可闻及舒张期隆隆样杂音是最重要的体征;心尖部第一心音亢进及二尖瓣开放拍击音;肺动脉瓣区第二心音亢进、分裂。

(3)并发症

①房颤:是早期常见的并发症,亦是患者就诊的首发症状。房颤发生率随左房增大和年龄增长而增加。发生前常出现房性期前收缩,初始是阵发性房扑和房颤,之后转为慢性房颤。

②急性肺水肿:是重度二尖瓣狭窄的严重并发症,如不及时救治,可能致死。

③血栓栓塞:约有 20% 患者发生体循环栓塞,偶尔为首发症状。发生栓塞的 80% 患者是有房颤病史。血栓脱落引起周围动脉栓塞,以脑动脉栓塞常见。左心房带蒂球形血栓或游离漂浮球形血栓可能突然阻塞二尖瓣口,导致猝死。而肺栓塞发生常是房颤或右心衰竭时,在右房有附壁血栓形成脱落所致。

发生血栓栓塞的危险因素有房颤。直径>55mm 的大左心房。栓塞史。心排血量明显降低。

④右心衰竭:是晚期常见并发症,也是二尖瓣狭窄主要死亡原因。

⑤感染:因本病患者常有肺淤血,极易出现肺部感染。

4.实验室检查

(1)X线:左房增大,后前位见左缘变直,右缘双心房影。左前斜位可见左主支气管上抬,右前斜位可见食管下端后移等。

(2)心电图:二尖瓣狭窄重者可有"二尖瓣型 P 波",P 波宽度>0.12s,并伴有切迹。

(3)超声心动图:是明确诊断和量化的可靠方法。

(4)心导管检查:当临床表现、体征与超声心动图检查的二尖瓣口面积不一致,而且考虑介入或手术治疗时,可进行心导管检查,正确判断狭窄程度。

5.治疗原则

内科治疗以保持和改善心脏代偿功能、积极预防及控制风湿活动及并发症发生为主。有风湿活动的患者应长期应用苄星青霉素肌内注射 120 万 U/月。无症状者要避免剧烈活动和诱发并发症的因素。

外科手术是治疗本病的根本方法,如二尖瓣交界分离术、人工心瓣膜置换术等。对于中、重度单纯二尖瓣狭窄,瓣叶无钙化,瓣下组织无病变,左房无血栓的患者,也可应用经皮瓣膜球囊扩张术介入治疗。

(二)二尖瓣关闭不全

1.病因、病理

心脏收缩期二尖瓣的关闭要依靠二尖瓣的瓣叶、瓣环、腱索、乳头肌和左心室的结构及功能的完整性,任何部分出现异常均可导致二尖瓣关闭不全。

(1)瓣叶：风湿热损害最常见，约占二尖瓣关闭不全患者 1/3,女性为多见。风湿性病变造成瓣膜僵硬、变性,瓣缘卷缩,瓣膜交界处的粘连融合,导致二尖瓣关闭不全。

各种原因所致二尖瓣脱垂,心脏收缩时进入左心房影响二尖瓣的关闭;感染性心内膜炎、肥厚型心肌病、先天性心脏病心内膜垫缺损均能使瓣叶结构及功能损害,导致二尖瓣关闭不全。

感染性心内膜炎、二尖瓣创伤性损伤、人工瓣损伤等都可造成瓣叶穿孔,发生急性二尖瓣关闭不全。

(2)瓣环：各种原因引起的左室增大或伴有左心衰竭,都可使瓣环扩大,导致二尖瓣关闭不全。但随心脏缩小、心功能改善,二尖瓣关闭不全情况也会改善。

二尖瓣环钙化和退行性变,多发生于老年女性患者,亦导致二尖瓣关闭不全。严重二尖瓣环钙化累及传导系统,可引起不同程度的房室或室内传导阻滞。

(3)腱索：先天性或各种继发性的腱索病变,如腱索过长、腱索的粘连挛缩或断裂,均可导致二尖瓣关闭不全。

(4)乳头肌：冠状动脉灌注不足致使乳头肌血供不足,使其功能失调,导致二尖瓣关闭不全。如是暂时性乳头肌缺血,出现二尖瓣关闭不全也是短暂的。乳头肌坏死是心肌梗死的常见并发症,会造成永久性二尖瓣关闭不全。虽然乳头肌断裂发生率低,但一旦发生,即可出现严重致命的二尖瓣关闭不全。

乳头肌脓肿、肉芽肿、淀粉样变和结节病等,也是二尖瓣关闭不全的病因。一侧乳头肌缺如、降落伞二尖瓣综合征等先天性乳头肌畸形,也可使二尖瓣关闭不全。

2.病理生理

心室收缩时,二尖瓣关闭不全,部分血液反流入左心房,使左心房承接肺静脉和反流的血液,而使左房压力增高,心室舒张期左心房有过多的血液流入左心室,左心室压力增高,导致左心房和左心室代偿性肥大。当左室功能失代偿,不仅心搏出量减少,而且加重反流,导致左房进一步扩大,最后引起左心衰竭,出现急性肺水肿,继之肺动脉高压。持续肺动脉高压又必然导致右心衰竭,最终为全心衰竭。

3.临床表现

(1)症状：轻者可无症状,风心病患者可从首次风湿热后,无症状期常可超过 20 年。重者出现左心功能不全的表现如疲倦、心悸、劳力性呼吸困难等,后期可出现右心功能不全的表现。

急性二尖瓣关闭不全,轻度反流可有轻度的劳力性呼吸困难。重度反流如乳头肌断裂,将立刻发生急性左心衰竭,甚至发生急性肺水肿或心源性休克。

(2)体征：心脏搏动增强并向左下移位;心尖区全收缩期粗糙吹风样杂音是最重要体征,第一心音减弱,肺动脉瓣区第二心音亢进。

(3)并发症：二尖瓣关闭不全的并发症与二尖瓣狭窄的并发症相似,但心力衰竭情况出现较晚。感染性心内膜炎较二尖瓣狭窄常见;房颤、血栓栓塞较二尖瓣狭窄少见。

急性二尖瓣关闭不全,重度反流,可短期内发生急性左心衰竭,甚至发生急性肺水肿或心源性休克,预后差。

4.实验室检查

(1)X线:左房增大,伴肺淤血。重者左房左室增大,可有间质性肺水肿征。左侧位、右前斜位可见因二尖瓣环钙化而出现的致密、粗的C形阴影。

(2)心电图:急性者常见有窦性心动过速。重者可有左房增大左室肥厚,ST-T非特异改变。也可有右心室肥厚征,常出现房颤。

(3)超声心动图:脉冲式多普勒超声、彩色多普勒血流显像明确诊断的敏感性高。

(4)放射性核素心室造影:通过左心室与右心室心搏量的比值评估反流程度,当比值>2.5则提示严重反流。

(5)左心室造影:左心室造影是二尖瓣反流程度的"金标准",通过观察收缩期造影剂反流入左心房的量,评估二尖瓣关闭不全的轻重程度。

5.治疗原则

(1)急性:治疗的目的是降低肺静脉压,增加心排血量,纠正病因。内科治疗一般为术前过渡措施,降低心脏的前后负荷,减轻肺淤血,减少反流,增加心排血量。外科治疗是根本措施,根据病因、病情情况、反流程度和对药物治疗的反应,进行不同手术方式。

(2)慢性

内科治疗:①无症状、心功能正常者无需特殊治疗,应定期随访。②预防感染性心内膜炎;风心病患者应预防风湿活动。③房颤处理如二尖瓣狭窄,但除因心功能恶化需要恢复窦性心律外,多数只需控制心室率。慢性房颤、有栓塞史或左房有血栓的患者,应长期抗凝治疗。

外科治疗:是恢复瓣膜关闭完整性的根本措施。为保证手术效果,应在发生不可逆的左心室功能不全之前进行。手术方法有瓣膜修补术和人工瓣膜置换术两种。

二、主动脉瓣疾病

(一)主动脉瓣狭窄

1.病因、病理

(1)风心病:风湿性炎症使主动脉瓣膜交界处粘连融合,瓣叶纤维化、钙化、僵硬、挛缩畸形,造成瓣口狭窄。同时伴有主动脉瓣关闭不全和二尖瓣狭窄。

(2)先天性畸形:先天性二尖瓣畸形是最常见的先天性主动脉瓣狭窄的病因,而且二尖瓣畸形易并发感染性心内膜炎。成年期形成的椭圆或窄缝形狭窄瓣口,是成人孤立性主动脉瓣狭窄的常见原因。

(3)退行性病变:退行性老年钙化性主动脉瓣狭窄,常见于65岁以上老人,常伴有二尖瓣环钙化。

2.病理生理

由于主动脉瓣狭窄,使左心室后负荷加重,收缩期排血受阻而使左心室肥大,导致左心功能不全。

主动脉瓣狭窄严重时可以引起心肌缺血,其机制为:①左心室肥大、心室收缩压升高、射血时间延长,增加心肌耗氧量。②左心室肥大,心肌毛细血管密度相对减少。③心腔内压力在舒张期增高,压迫心内膜下冠状动脉。④左心室舒张末压升高使舒张期主动脉-左心室压差降低,冠状动脉灌注压降低。后两条造成冠状动脉血流减少。供血减少,心肌耗氧量增加,如果有运动等负荷因素,就可出现心肌缺血症状。

3.临床表现

(1)症状:劳力性呼吸困难、心绞痛、晕厥是主动脉瓣狭窄典型的三联征。劳力性呼吸困难为晚期肺淤血引起的首发症状,进一步可发生夜间阵发性呼吸困难、端坐呼吸,甚至急性肺水肿。心绞痛常因运动等诱发,休息后缓解。晕厥多数发生于直立、运动中或后即刻,少数也有在休息时发生。

(2)体征:主动脉瓣区可闻及响亮、粗糙的收缩期吹风样杂音是主动脉瓣狭窄最重要的体征,可向颈部传导。主动脉瓣区可触及收缩期震颤。

(3)并发症

①心律失常:约10%患者可发生房颤,将导致临床表现迅速恶化,可出现严重的低血压、晕厥、肺水肿。心肌供血不足时可发生室性心律失常。病变累及传导系统可致房室传导阻滞。室性心律失常、房室传导阻滞常是导致晕厥,甚至猝死的原因。

②心脏性猝死:一般发生在有症状者。

③感染性心内膜炎:虽不常见,但年轻患者较轻的瓣膜畸形也比老年钙化性瓣膜狭窄的患者,发生感染性心内膜炎的危险性大。

④心力衰竭:可见左心衰竭。因左心衰竭发生后,自然病程明显缩短,因而少见终末期的右心衰竭。

⑤消化道出血:出血多为隐匿性慢性,多见于老年瓣膜钙化患者,手术根治后出血常可停止。

⑥栓塞:少见。

4.实验室检查

(1)X线:心影正常或左心房、左心室轻度增大,升主动脉根部可见狭窄后扩张。重者可有肺淤血征。

(2)心电:重度狭窄者左心房增大、左心室肥厚并有 ST-T 改变。可有房颤、房室传导阻滞、室内阻滞及室性心律失常。

(3)超声心动图:是明确诊断、判断狭窄程度的重要方法。特别二维超声心动图探测主动脉瓣异常十分敏感,有助于确定狭窄的病因,但不能准确定量狭窄程度。应用连续波多普勒,测定通过主动脉瓣的最大血流速度,计算出跨膜压和瓣口面积。

(4)心导管检查:当超声心动图不能确定狭窄程度,又要进行外科手术治疗,应进行心导管检查。常以左心室-主动脉收缩期压差,判断狭窄程度,平均压>50mmHg 或峰压≥70mmHg

为重度狭窄。

5.治疗原则

(1)内科治疗：治疗目的是明确狭窄程度，观察进展情况，选择合理手术时间。

①感染：预防感染性心内膜炎；预防风湿热活动。

②心律失常：积极治疗心律失常，预防房颤，一旦出现房颤，应及时转为窦性心律。

③心绞痛：可用硝酸酯类药治疗心绞痛。

④心力衰竭：限制钠盐摄入，谨慎使用洋地黄和利尿药药物，不可使用作用于小动脉的血管扩张药，避免使用β受体阻滞药等负性肌力药物。

⑤无症状：无症状的轻度狭窄患者要每2年复查1次。中、重度狭窄的患者每6~12个月复查1次，同时要避免剧烈体力活动。

(2)介入治疗：经皮球囊主动脉瓣成形术与经皮球囊二尖瓣成形术不同，临床应用范围局限。另外经皮球囊主动脉瓣成形术不能代替人工瓣膜置换术，只对高危患者在血流动力学方面产生暂时的轻微的益处，不能降低死亡率。

(3)外科治疗：人工瓣膜置换术是治疗成人主动脉瓣狭窄的主要方法。儿童、青少年的非钙化性先天性主动脉瓣严重狭窄者，可在直视下行瓣膜交界处分离术。

（二）主动脉瓣关闭不全

1.病因、病理

主要由于主动脉瓣和(或)主动脉根部疾病所致。

(1)急性

①创伤：造成升主动脉根部、瓣叶的损伤。

②主动脉夹层：使主动脉瓣环扩大、一个瓣叶被夹层挤压、瓣环或瓣叶被夹层血肿撕裂，常发生在马方综合征、特发性升主动脉扩张、高血压、妊娠。

③感染性心内膜炎：致使主动脉瓣膜穿孔、瓣周脓肿。

④人工瓣膜撕裂。

(2)慢性

①主动脉瓣疾病：绝大部分患者的主动脉瓣关闭不全是由于风心病所致，单纯主动脉瓣关闭不全少见，常因瓣膜交界处伴有程度不同狭窄，常合并二尖瓣损害。感染性心内膜炎是单纯性主动脉瓣关闭不全的常见病因，赘生物使瓣叶损害、穿孔，瓣叶结构损害、脱垂及赘生物介于瓣叶之间，均影响主动脉瓣关闭。即便感染控制，瓣叶纤维化、挛缩也继续发展。临床上表现为急性、亚急性、慢性主动脉瓣关闭不全。先天性畸形，其中在儿童期出现主动脉瓣关闭不全，二叶主动脉瓣畸形是单纯性主动脉瓣关闭不全的1/4。室间隔缺损也可引起主动脉瓣关闭不全。主动脉瓣黏液样变，瓣叶舒张期脱垂入左心室，致使主动脉瓣关闭不全。强直性脊柱炎也可瓣叶受损，出现主动脉瓣关闭不全。

②主动脉根部扩张疾病：造成瓣环扩大，心脏舒张期瓣叶不能对合。如梅毒性主动脉炎、马方综合征、特发性升主动脉扩张、重症高血压和(或)动脉粥样硬化而导致升主动脉瘤以及强

直性脊柱炎造成的升主动脉弥散性扩张。

2.病理生理

由于主动脉瓣关闭不全,在舒张期左心室接受左心房流入的血液及主动脉反流来的血液,使左心室代偿性肥大和扩张,逐渐发生左心衰竭,出现肺淤血。

左心室心肌重量增加使心肌耗氧量增加,主动脉舒张压低致使冠状动脉血流减少,两方面造成心肌缺血,使左心室心肌收缩功能降低。

3.临床表现

(1)症状:轻者可无症状。重者可有心悸、心前区不适、心绞痛、头部强烈的震动感,常有体位性头晕。晚期可发生左心衰竭。

急性患者重者可出现低血压和急性左心衰竭。

(2)体征:第二主动脉瓣区可听到舒张早期叹气样杂音。颈动脉搏动明显;脉压增大;周围血管征常见,如点头征(De Musset 征)、颈动脉和桡动脉扪及水冲脉、股动脉枪击音(Traube 征)、股动脉听诊可闻及双期杂音(Duroziez 征)和毛细血管搏动征。主动脉根部扩大患者,在胸骨右侧第 2、3 肋间可扪及收缩期搏动。

(3)并发症:常见的是感染性心内膜炎;发生心力衰竭急性患者出现早,慢性患者则出现于晚期;可出现室性心律失常,但心脏性猝死少见。

4.实验室检查

(1)X 线:急性期可有肺淤血或肺水肿征。慢性期左心房、左心室增大,升主动脉继发性扩张。并可累及整个主动脉弓。左心衰竭时可有肺淤血征。

(2)心电图:急性者常见有窦性心动过速和 ST-T 非特异改变,慢性者可有左心室肥厚。

(3)超声心动图:M 型显示二尖瓣前叶或室间隔舒张期纤细扑动,是可靠诊断征象。急性患者可见二尖瓣期前关闭,主动脉瓣舒张期纤细扑动是瓣叶破裂的特征。

(4)放射性核素心室造影:可以判断左心室功能;根据左、右心搏量比值估测反流程度。

(5)磁共振显像:诊断主动脉疾病极为准确,如主动脉夹层。

(6)主动脉造影:当无创技术不能确定反流程度,并准备手术治疗时,可采用选择性主动脉造影,半定量反流程度。

5.治疗原则

(1)急性:外科人工瓣膜置换术或主动脉瓣修复术是根本的措施。内科治疗目的是降低肺静脉压,增加心排血量,稳定血流动力学。

(2)慢性

①内科治疗:积极控制感染;预防感染性心内膜炎;预防风湿热。应用青霉素治疗梅毒性主动脉炎。当舒张压>90mmHg 时需用降压药。左心衰竭时应用血管紧张素转换酶抑制药和利尿药,需要时可加用洋地黄类药物。心绞痛可使用硝酸酯类药物。积极控制心律失常,纠正房颤。无症状的轻度、中度反流患者应限制重体力活动,每 1~2 年复查 1 次。无症状的中度主动脉瓣关闭不全和左室扩大者,也需使用血管紧张素转换酶抑制药,延长无症状期。

②外科治疗:人工瓣膜置换术或主动脉瓣修复术是严重主动脉瓣关闭不全的主要治疗方

法,为不影响手术后的效果,应在不可逆心功能衰竭发生之前进行,但须遵守手术适应证,避免过早手术。

三、心瓣膜疾病护理措施

(一)活动与休息

按心功能分级安排适当的活动,合并主动脉病变者应限制活动,风湿活动时卧床休息,活动时出现不适,应立即停止活动并给予吸氧 3～4L/min。

(二)饮食护理

给予高热量、高蛋白、高维生素易消化饮食,以协助提高机体抵抗力。

(三)病情观察

1.体温观察

定时观测体温,注意热型,体温超过 38.5℃时给予物理降温,半小时后测量体温并记录降温效果。观察有无风湿活动的表现,如皮肤出现环形红斑、皮下结节、关节红肿疼痛等。

2.心脏观察

观察有无心力衰竭的征象,监测生命体征和肺部、水肿、肝大的体征,观察有无呼吸困难、乏力、尿少、食欲减退等症状。

3.评估栓塞

借助各项检查评估栓塞的危险因素,密切观察有无栓塞征象,一旦发生应立即报告医师,给予溶栓、抗凝治疗。

(四)风湿的预防与护理

注意休息,病变关节应制动、保暖,避免受压和碰撞,可用局部热敷或按摩,减轻疼痛,必要时遵医嘱使用止痛药。

(五)心衰的预防与护理

避免诱因,积极预防呼吸道感染及风湿活动,纠正心律失常,避免劳累、情绪激动。严格控制入量及输液滴速,如发生心力衰竭置患者半卧位,给予吸氧,给予营养易消化饮食,少量多餐。保持大便通畅。

(六)防止栓塞发生

1.预防措施

鼓励与协助患者翻身,避免长时间蹲、坐,勤换体位,常活动下肢,经常按摩、用温水泡脚,以防发生下肢静脉血栓。

2.有附壁血栓形成患者护理

应绝对卧床,避免剧烈运动或体位突然改变,以免血栓脱落,形成动脉栓塞。

3.观察栓塞发生的征兆

脑栓塞可引起言语不清、肢体活动受限、偏瘫;四肢动脉栓塞可引起肢体剧烈疼痛、皮肤颜色及温度改变;肾动脉栓塞可引起剧烈腰痛;肺动脉栓塞可引起突然剧烈胸痛和呼吸困难、发绀、咯血、休克等。

（七）亚急性感染性心内膜炎的护理

应做血培养以查明病原菌;注意观察体温、新出血点、栓塞等情况。注意休息,合理饮食,补充蛋白质和维生素,提高抗病能力。

（八）用药护理

遵医嘱给予抗生素、抗风湿热药物、抗心律失常药物及抗凝治疗,观察药物疗效和不良反应。如阿司匹林导致的胃肠道反应,柏油样便,牙龈出血等不良反应;观察有无皮下出血、尿血等;注意观察和防止口腔黏膜及肺部有无二重感染;严密观察患者心率/律变化,准确应用抗心律失常药物。

（九）健康教育

1.解释病情

告诉患者及家属此病的病因和病程发展特点,将其治疗长期性和困难讲清楚,同时要给予鼓励,建立信心。对于有手术适应证的患者,要劝患者择期手术,提高生活质量。

2.环境要求

居住环境要避免潮湿、阴暗等不良条件,保持室内空气流通,温暖干燥,阳光充足,防风湿复发。

3.防止感染

在日常生活中要注意适当锻炼,注意保暖,加强营养,合理饮食,提高机体抵抗力,加强自我保健,避免呼吸道感染,一旦发生,应立即就诊、用药治疗。

4.避免诱发因素

协助患者做好休息及活动的安排,避免重体力劳动、过度劳累和剧烈运动。要教育患者家属理解患者病情并要给予照顾。

要劝告反复发生扁桃体炎患者,在风湿活动控制后2～4个月可手术摘除扁桃体。在拔牙、内镜检查、导尿、分娩、人工流产等手术前,应告诉医师自己有风心病史,便于预防性使用抗生素。

5.妊娠

育龄妇女要在医师指导下,根据心功能情况,控制好妊娠与分娩时机。对于病情较重不能妊娠与分娩患者,做好患者及配偶的心理工作,接受现实。

6.提高患者依从性

告诉患者坚持按医嘱服药的重要性,提供相关健康教育资料。同时告诉患者定期门诊复诊,对于防止病情进展也是重要的。

第五节 胃炎的护理

胃炎是指任何病因引起的胃黏膜炎症,常伴有上皮损伤和细胞再生,是最常见的消化道疾病之一。按临床发病的缓急和病程的长短,可分为急性胃炎和慢性胃炎。

一、急性胃炎

急性胃炎是多种原因引起的急性胃黏膜炎症。临床常急性发病,可有明显上腹部症状,内镜检查可见胃黏膜充血、水肿、出血、糜烂、浅表溃疡等一过性的急性病变。急性胃炎主要包括:急性幽门螺杆菌(简称 H.pylori)感染引起的急性胃炎、除幽门螺杆菌之外的病原体感染及其毒素对胃黏膜损害引起的急性胃炎和急性糜烂出血性胃炎。后者是指由各种病因引起的、以胃黏膜多发性糜烂为特征的急性胃黏膜病变,常伴有胃黏膜出血和一过性浅溃疡形成。

(一)病因与发病机制

引起急性糜烂出血性胃炎的常见病因有以下几种。

1.药物

常见的有非甾体类抗炎药(NSAID)如阿司匹林、吲哚美辛等,某些抗肿瘤药、口服氯化钾及铁剂等。

2.应激

严重创伤、大面积烧伤、大手术、颅内病变、败血症及其他严重脏器病变或多器官功能衰竭等均可使机体处于应激状态而引起急性胃黏膜损害。

3.乙醇

由乙醇引起的急性胃炎有明确的过量饮酒史,乙醇有亲脂性和溶脂能力,高浓度乙醇可直接破坏胃黏膜屏障,引起上皮细胞损害、黏膜出血和糜烂。

(二)临床表现

1.症状

急性糜烂出血性胃炎通常以上消化道出血为主要表现,一般出血量较少,呈间歇性,可自止,但也可发生大出血引起呕血和(或)黑粪。部分 H.pylori 感染引起的急性胃炎患者可表现为一过性的上腹部症状。不洁食物所致者通常起病较急,在进食污染食物后数小时至 24h 发病,表现为上腹部不适、隐痛、食欲减退、恶心、呕吐等,伴发肠炎者有腹泻,常有发热。

2.体征

多无明显体征,个别患者可有上腹轻压痛。

(三)实验室检查

1.内镜检查

胃镜检查最具诊断价值,急性胃炎内镜下表现为胃黏膜局限性或弥散性充血、水肿、糜烂、表面覆有黏液和炎性渗出物,以出血为主要表现者常可见黏膜散在的点、片状糜烂,黏膜表面有新鲜出血或黑色血痂。

2.粪便隐血检查

以出血为主要表现者,粪便隐血试验阳性。

(四)治疗要点

(1)针对病因,积极治疗原发疾病。

(2)去除各种诱发因素。嗜酒者宜戒酒,如由非甾体类抗炎药引起,应立即终止服药并用抑制胃酸分泌药物来治疗,如患者必须长期使用这类药物,则宜同时服用抑制胃酸分泌药物。

(3)对症治疗:可用甲氧氯普胺(胃复安)或多潘立酮(吗丁啉)止吐,用抗酸药或 H_2 受体拮抗药如西咪替丁、雷尼替丁或法莫替丁等以降低胃内酸度,减轻黏膜炎症。保护胃黏膜可用硫糖铝、胶体铋等。

(五)护理措施

1.常规护理

(1)一般护理

①休息:患者要注意休息,减少活动,避免劳累。急性出血时应卧床休息。

②饮食:一般进无渣、温热、半流质饮食。少量出血时可给牛奶、米汤等流质饮食,以中和胃酸,利于胃黏膜的修复。呕血者应暂禁食,可静脉补充营养。

③环境:为患者创造整洁、舒适、安静的环境,定时开窗通风,保证空气新鲜及温、湿度适宜,使其心情舒畅。

④出血期间协助患者用生理盐水漱口,每天 2 次。

⑤评估:评估患者的心理状态,有针对性地疏导,解除患者的紧张情绪。

(2)药物治疗的护理:观察药物的作用、不良反应、服用时的注意事项,如抑制胃酸的药物多于餐前服用、抗生素类多于餐后服用;并询问患者有无过敏史,严密观察用药后的反应;应用止泻药时应注意观察排便次数,观察粪便的颜色、性状及量,腹泻控制后及时停药;保护胃黏膜的药物多是餐前服用,个别药例外;应用解痉镇痛药,如山莨菪碱或阿托品,使用后会出现口干等不良反应,并且青光眼及前列腺增生症者禁用。保证患者每天的液体入量,根据患者情况和药物性质调节滴注速度,合理安排所用药物的前后顺序。

(3)高热的护理 高热 39℃以上者应行物理降温,如头置冰袋或用冰水冷敷,用酒精或温水擦浴。效果不理想者遵医嘱给予解热药。对畏寒患者应注意保暖。患者退热时往往大量出汗,应及时给予更换衣裤、被盖,并进行保暖,防止湿冷受寒而上呼吸道感染。

(4)消化道出血的急救与护理:①患者有呕血、便血等出血病史,出现面色苍白,表情淡漠,出冷汗,脉搏细数,肠鸣音亢进,应首先考虑有出血情况,严密观察血压。②患者出现呕血,立即去枕平卧,头偏向一侧,绝对卧床,禁食,及时备好吸引器。③立即通知值班医师或主管医师。④迅速建立静脉通路(大号针头),同时验血型、交叉配血,加快患者的输液速度,如已有各血立即取血。⑤测血压、脉搏、体温,每隔 15～30min 监测 1 次,并做好记录。⑥给予吸氧,保持呼吸道通畅,同时注意保暖。⑦密切观察病情变化,注意呕吐物及粪便的颜色、性质、量,做好记录。⑧食管静脉曲张破裂出血,备好三腔二囊管,配合医师置三腔二囊管进行止血。⑨按医嘱给予止血药及扩容药。⑩正确记录 24h 出入量,必要时留置导尿,做好重症护理记录。做好心理指导,消除紧张、焦虑情绪。如经内科治疗出血不止,应考虑手术治疗,做好术前准备。

(5)预防窒息及抢救护理:①应嘱患者呕血时不要屏气,尽量将血轻轻呕出,以防窒息。②准备好抢救用品,如吸引器、鼻导管、气管插管和气管切开包等。③出现窒息时立即开放气道,上开口器。④立即清除口腔、鼻腔内血凝块,用吸引器吸出呼吸道内的血液及分泌物。⑤迅速抬高患者床尾,使其成头低足高位。如患者意识清醒,鼓励用力咳嗽,并用手轻拍背部帮助支气管内淤血排出。如患者意识不清则应迅速将患者上半身垂于床边并一手托扶,另一手轻拍患侧背部。⑥清除患者口、鼻腔内的淤血。用压舌板刺激其咽喉部,引起呕吐反射,使其能咯出阻塞于咽喉部的血块,对牙关紧闭者用开口器及舌钳协助。⑦如以上措施不能使血块排出,应立即用吸引器吸出淤血及血块,必要时立即行气管插管或气管镜直视下吸取血块。气道通畅后,若患者自主呼吸未恢复,应行人工呼吸,给予高流量吸氧或按医嘱应用呼吸中枢兴奋药。

(6)腹痛的护理:①明确诊断后可遵医嘱给予局部热敷、按摩、针灸或给予镇痛药物等缓解腹痛症状,同时应安慰、陪伴患者以使其精神放松,消除紧张、恐惧心理,保持情绪稳定,以增强患者对疼痛的耐受性。②非药物镇痛方法:可以用分散注意力法,如数数、谈话、深呼吸等。③行为疗法:如放松技术、冥想、音乐疗法等。

(7)恶心、呕吐与上腹不适的护理:①评估症状是否与精神因素有关,关心和帮助患者,消除紧张情绪。②及时为患者清理呕吐物、更换衣物,协助患者采取舒适体位。③避免不良刺激。严重呕吐患者要密切观察,及时纠正水、电解质平衡紊乱。一般呕吐物为消化液和食物时有酸臭味,混有大量胆汁时呈绿色,混有血液呈鲜红色或棕色残渣。

(8)呕血、黑粪的护理:①排除鼻腔出血及进食大量动物血、铁剂等所致呕吐物呈咖啡色或黑粪。②必要时遵医嘱给予输血、补液、补充血容量治疗。

2.健康指导

(1)饮食指导①急性期病情较重,排便次数多,常伴呕吐,严重者会出现脱水和电解质紊乱。此时应禁食,使胃肠道彻底休息,依靠静脉输液补充水和电解质。②病情较轻的患者,可饮糖盐水,补充水和盐,纠正水盐代谢紊乱。③病情缓解后的恢复期,首先试食流质饮食。④一般患者呕吐停止后可选用清流质软食,注意少量多餐,以每天 6～7 餐为宜。开始可给少量米汤、藕粉、杏仁霜等,待症状缓解、排便次数减少,可改为全流质食物。⑤尽量少用产气及其他含脂肪多的食物,如牛奶及其他奶制品、蔗糖、过甜食物以及肉类。

(2)心理指导

①解释症状出现的原因:患者因出现呕血、黑粪或症状反复发作而产生紧张、焦虑、恐惧心理。护理人员应向其耐心说明出血原因,并给予解释和安慰。应告知患者,通过有效治疗,出

血会很快停止,并通过自我护理和保健,可减少疾病的复发。

②心理疏导:耐心解答患者及家属提出的问题,向患者解释精神紧张不利于呕吐的缓解,特别是有的呕吐与精神因素有关,紧张、焦虑还会影响食欲和消化能力,而树立信心及情绪稳定则有利于症状的缓解。

③应用放松技术:利用深呼吸、转移注意力等放松技术,减少呕吐的发生。

(3)出院指导:向患者及家属进行卫生宣传教育,本病是胃的一种急性损害,只要去除病因和诱因就能治愈,也可以防止其发展为慢性胃炎。应向患者及家属讲明病因,如是药物引起,应告诫今后禁用此药;如疾病需要必须使用,应遵医嘱配合服用制酸药以及胃黏膜保护药。指导患者饮食要有规律性、少食多餐,避免刺激性食物和对胃有损害的药物或遵医嘱从小量开始、饭后服药;要节制烟、酒。遵医嘱坚持服药,如有不适,及时来医院就诊,并定期门诊复查。嘱患者进食要有规律,避免生、冷、硬及刺激性食物和饮料。

二、慢性胃炎

慢性胃炎系指不同病因引起的胃黏膜的慢性炎症或萎缩性病变,是一种十分常见的消化道疾病,占接受胃镜检查患者的 $80\%\sim90\%$,男性多于女性,随年龄增长发病率逐渐增高。根据病理组织学改变和病变在胃的分布部位,将慢性胃炎分为非萎缩性、萎缩性和特殊类型三大类。

(一)病因与发病机制

1.幽门螺杆菌(Hp)感染

目前认为 Hp 感染是慢性胃炎主要的病因。

2.饮食和环境因素

长期 H.pylori 感染增加了胃黏膜对环境因素损害的易感性;饮食中高盐和缺乏新鲜蔬菜及水果可导致胃黏膜萎缩、肠化生以及胃癌的发生。

3.自身免疫

胃体萎缩为主的慢性胃炎患者血清中常能检测出壁细胞抗体和内因子抗体,尤其是伴有恶性贫血的患者检出率相当高。

4.其他因素

机械性、温度性、化学性、放射性和生物性因子,如长期摄食粗糙性与刺激性食物、酗酒、咸食、长期服用非甾体类抗炎药或其他损伤胃黏膜的药物、鼻咽部存在慢性感染灶等。

(二)临床表现

1.症状

大多数慢性胃炎患者无任何症状。有症状者主要表现为非特异性的消化不良症状,如上腹部隐痛、进食后上腹部饱胀、食欲缺乏、反酸、嗳气、呕吐等。少数患者有呕血与黑粪,自身免疫胃炎可出现明显厌食和体重减轻,常伴贫血。

2.体征

本病多无明显体征,有时可有上腹部轻压痛,胃体胃炎严重时可有舌炎和贫血的相应体征。

(三)实验室检查

1.胃镜及胃黏膜活组织检查

是最可靠的确诊方法,并常规做幽门螺杆菌检查。

2.幽门螺杆菌检测

包括侵入性(如快速尿素酶测定、组织学检查等)和非侵入性(如^{13}C或^{14}C尿素呼气试验等)方法检测幽门螺杆菌。

(四)治疗要点

1.消除或削弱攻击因子

(1)根除 H.pylori 治疗:目前根除方案很多,但可归纳为以胶体铋剂为基础和以质子泵抑制药为基础的两大类。

(2)抑酸或抗酸治疗:适用于有胃黏膜糜烂或以胃灼热,反酸上腹饥饿痛等症状为主者,根据病情或症状严重程度,选用抗酸药。

(3)针对胆汁反流、服用非甾体类抗炎药等做相关治疗处理。

2.增强胃黏膜防御

适用于有胃黏膜糜烂出血或症状明显者,药物包括兼有杀菌作用的胶体铋,兼有抗酸和胆盐吸收的硫糖铝等。

3.动力促进剂

可加速胃排空,适用于上腹饱胀、早饱等症状为主者。

4.中医中药

辨证施治,可与西药联合应用。

5.其他

抗抑郁药、镇静药,适用于睡眠差、有精神因素者。

(五)护理措施

1.基础护理

(1)休息与体位:急性发作或症状明显时应卧床休息,以患者自觉舒适体位为宜。平时注意劳逸结合,生活有规律,避免晚睡晚起或过度劳累,保持心情愉快。

(2)饮食:注意饮食规律及饮食卫生,选择营养丰富易于消化的食物,少量多餐,不暴饮暴食。避免刺激性和粗糙食物,勿食过冷过热易产气的食物和饮料等。养成细嚼慢咽的习惯,使食物和唾液充分混合,以帮助消化。胃酸高时忌食浓汤、酸味或烟熏味重的食物,胃酸缺乏者可酌情食用酸性食物如山楂等。

(3)心理护理:因腹痛等症状加重或反复发作,患者往往表现出紧张、焦虑等心理,有些患者因担心自己所患胃炎会发展为胃癌而恐惧不安。护理人员应根据患者的心理状态,给以关心、安慰,耐心细致地讲授有关慢性胃炎的知识,指导患者规律的生活和正确的饮食,消除患者紧张心理,使患者认真对待疾病,积极配合治疗,安心养病。

2.疾病护理

(1)疼痛护理:上腹疼痛时可给予局部热敷与按摩或针灸合谷、足三里等穴位,也可用热水袋热敷胃部,以解除胃痉挛,减轻腹痛。

(2)用药护理:督促并指导患者及时准确服用各种灭菌药物及制酸剂等,以缓解症状。

3.健康指导

(1)劳逸结合,适当锻炼身体,保持情绪乐观,提高免疫功能和增强抗病能力。

(2)饮食规律,少食多餐,软食为主;应细嚼慢咽,忌暴饮暴食;避免刺激性食物,忌烟戒酒、少饮浓茶咖啡及进食辛辣、过热和粗糙食物;胃酸过低和有胆汁反流者,宜多吃瘦肉、禽肉、鱼、奶类等高蛋白低脂肪饮食。

(3)避免服用对胃有刺激性的药物(如水杨酸钠、吲哚美辛、保泰松和阿司匹林等)。

(4)嗜烟酒者患者与家属一起制定戒烟酒的计划并督促执行。

(5)经胃镜检查肠上皮化生和不典型增生者,应定期门诊随访,积极治疗。

第六节　消化性溃疡的护理

消化性溃疡(PU)主要指发生在胃和十二指肠球部的慢性溃疡,由于溃疡的形成与胃酸及胃蛋白酶的消化作用有关,故称为消化性溃疡,凡是能与酸接触的胃肠道任何部位均可发生溃疡,但以胃溃疡(GU)和十二指肠溃疡(DU)多见,其中十二指肠溃疡更为常见。消化性溃疡在人群中发病率约为10%,可发病于任何年龄,以中年多见。DU好发于青壮年,GU好发于中老年,男性患病较女性多见。

一、病因与发病机制

PU的病因及发病机制迄今尚不完全清楚,比较一致的观点是:PU的发生是多种因素相互作用,尤其是对胃十二指肠黏膜有损害,作用的侵袭因素与黏膜自身防御/修复因素之间失去平衡所致。当侵袭因素增强和(或)防御/修复因素削弱时,就可能出现溃疡,这是溃疡发生的基本机制。GU和DU发病机制各有侧重,前者着重于防御/修复因素的削弱而后者则侧重于侵袭因素的增强。

(一)胃十二指肠黏膜防御和修复机制

(1)胃黏膜屏障。

(2)黏液-HCO_3^-屏障。

（3）黏膜的良好血液循环和上皮细胞强大的再生能力。

（4）外来及内在的前列腺素和表皮生长因子等。

一般而言，只有当某些因素损害了这一机制才可能发生胃酸/胃蛋白酶侵袭黏膜而导致溃疡形成。

（二）胃十二指肠黏膜损害机制

近年的研究已明确，幽门螺杆菌（Hp）感染和非甾体类抗炎药（NSAID）是损害胃十二指肠黏膜屏障导致 PU 的最常见病因。

1.幽门螺杆菌感染

胃黏膜受 Hp 感染，在其致病因子如尿素酶、细胞空泡毒素及其相关蛋白等作用下，出现局部炎症反应及高促胃液素血症，生长抑素合成、分泌水平降低，胃蛋白酶及胃酸水平升高，造成胃、十二指肠黏膜损伤引起炎症，进而发展成溃疡。

2.非甾体类抗炎药

NSAID 除了降低胃、十二指肠黏膜的血流量，对胃黏膜的直接刺激和损伤作用外，还可抑制环氧化酶活性，从而使内源性前列腺素合成减少，削弱胃黏膜的保护作用。

3.胃酸和胃蛋白酶

消化性溃疡的最终形成是由于胃酸/胃蛋白酶对黏膜的自身消化所致。胃蛋白酶是主细胞分泌的胃蛋白酶原经盐酸激活转变而来，它能降解蛋白质分子，对黏膜有侵袭作用，其活性受到胃酸制约，胃酸的存在是溃疡发生的决定因素。

4.其他因素

吸烟、遗传、胃十二指肠运动异常、应激和精神因素、饮食失调等。

二、临床表现

典型的 PU 具有以下特点：①慢性过程；②发作呈周期性；③发作时上腹部疼痛呈节律性。

（一）症状

（1）上腹痛：是消化性溃疡的主要症状，性质可为钝痛、灼痛、胀痛或剧痛，但也可仅为饥饿样不适感。一般不放射，范围比较局限，多不剧烈，可以忍受。GU 疼痛多位于剑突下正中或偏左，DU 多位于上腹正中或稍偏右。节律性疼痛是消化性溃疡的特征性临床表现，GU 多在餐后 0.5~1h 痛，下次餐前消失，表现为进食—疼痛—缓解的规律；而 DU 疼痛常在两餐之间发生（饥饿痛），直到再进餐时停止，规律为疼痛—进食—缓解，疼痛也可于睡前或午夜出现，称夜间痛。

（2）部分病例无上述典型疼痛，而仅表现为上腹隐痛不适、反酸、嗳气、恶心、呕吐等消化不良的症状，以 GU 较 DU 为多见。病程较长的患者因影响摄食和消化功能而出现体重减轻或因慢性失血而有贫血。

（二）体征

发作期于上腹部有一固定而局限的压痛点,缓解期无明显体征。

（三）并发症

1.出血

是消化性溃疡最常见的并发症,DU 比 GU 易发生。出血量与被侵蚀的血管大小有关,可表现为呕血与黑粪,出血量大时甚至可排鲜血便,出血量小时,粪便隐血试验阳性。

2.穿孔

当溃疡深达浆膜层时可发生穿孔,若与周围组织相连则形成穿透性溃疡。穿孔通常是外科急诊,最常发生于十二指肠溃疡。表现为腹部剧痛和急性腹膜炎的体征。当溃疡疼痛变为持续性,进食或用抗酸药后长时间疼痛不能缓解,并向背部或两侧上腹部放射时,常提示可能出现穿孔。此时腹肌紧张,呈板状腹,有压痛、反跳痛,肝浊音界缩小或难以叩出,肠鸣音减弱或消失,X 线片可见膈下游离气体。

3.幽门梗阻

见于 $2\%\sim4\%$ 的病例,主要由 DU 或幽门管溃疡周围组织充血水肿所致。表现为餐后上腹部饱胀,频繁呕吐宿食,严重时可引起水和电解质紊乱,常发生营养不良和体重下降。

4.癌变

少数 GU 可发生癌变,尤其是 45 岁以上的患者。

三、实验室检查

（一）胃镜及胃黏膜活组织检查

是确诊 PU 的首选检查方法,胃镜下可直接观察胃和十二指肠黏膜并摄像,还可以直视下取活组织做幽门螺杆菌检查和组织病理学检查,对诊断消化性溃疡和良恶性溃疡的鉴别准确性高于 X 线钡剂检查。

（二）X 线钡剂检查

适用于对胃镜检查有禁忌或不愿接受胃镜检查者。多采用钡剂和空气双重对比造影方法。

（三）幽门螺杆菌检测

可分为侵入性和非侵入性两大类。侵入性方法需经胃镜取胃黏膜活组织进行检测,目前常用的有快速尿素酶试验、组织学检查和幽门螺杆菌培养。其中快速尿素酶试验操作简便、快速、费用低,是侵入性检查中诊断 Hp 感染的首选方法。非侵入性检查主要有 ^{13}C 或 ^{14}C 尿素呼气试验、血清学检查和粪便 Hp 抗原检测等,前者检测 Hp 感染的敏感性和特异性高,可作为根除 Hp 治疗后复查的首选方法。

(四)胃液分析

GU 患者胃酸分泌正常或稍低于正常,DU 患者则常有胃酸分泌过高。但溃疡患者胃酸分泌水平个体差异很大,与正常人之间有很大的重叠,故胃酸测定对 PU 诊断的价值不大,目前临床已较少采用。

(五)粪便隐血试验

活动性 DU 或 GU 常有少量渗血,使粪便隐血试验阳性,经治疗 1～2 周转阴。若 GU 患者粪便隐血试验持续阳性,应怀疑有癌变可能。

四、治疗要点

消化性溃疡以内科治疗为主,目的是消除病因、控制症状,促进溃疡愈合、防止复发和避免并发症的发生。目前根除 Hp 和抑制胃酸的药物是治疗溃疡病的主流,黏膜保护药物也起重要的作用。

(一)药物治疗

1.降低胃酸药物

包括抗酸药和抑制胃酸分泌药两类。

(1)抗酸药:为一类弱碱药物,口服后能与胃酸作用形成盐和水,能直接中和胃酸,并可使胃蛋白酶不被激活,迅速缓解溃疡的疼痛症状。常用药物有氢氧化铝凝胶、铝碳酸镁、复方氢氧化铝、乐得胃等。

(2)抑制胃酸分泌的药物

①H_2 受体拮抗药(H_2RA):能阻止组胺与其 H_2 受体相结合,使壁细胞分泌胃酸减少。常用药物有西咪替丁、雷尼替丁和法莫替丁。不良反应较少,主要为乏力、头晕、嗜睡和腹泻。

②质子泵抑制药(PPI):作用于壁细胞分泌胃酸终末步骤中的关键酶 H^+-K^+-ATP 酶(质子泵),使其不可逆失活,从而有效地减少胃酸分泌,其抑酸作用较 H_2RA 更强而持久,是已知的作用最强的胃酸分泌抑制药。常用的药物有奥美拉唑、兰索拉唑、泮托拉唑、雷贝拉唑和埃索美拉唑等。

2.保护胃黏膜药物

(1)胶体次枸橼酸铋(CBS):在酸性环境中,通过与溃疡面渗出的蛋白质相结合,形成一层防止胃酸和胃蛋白酶侵袭的保护屏障。CBS 还能促进上皮分泌黏液和 HCO_3^-,并能促进前列腺素的合成;此外,CBS 还具有抗 Hp 的作用。一般不良反应少,但服药能使粪便呈黑色。为避免铋在体内过量地蓄积,不宜长期连续服用。

(2)硫糖铝:其抗溃疡作用与 CBS 相仿,但不能杀灭 Hp。由于该药在酸性环境中作用强,故应在三餐前及睡前 1h 服用,且不宜与制酸剂同服,不良反应轻,主要为便秘。

(3)米索前列醇:具有抑制胃酸分泌、增加胃十二指肠黏膜的黏液和碳酸氢盐分泌和增加黏膜血流等作用。常见不良反应为腹泻,因可引起子宫收缩,孕妇忌服。

3.根除幽门螺杆菌治疗

根除 Hp 可使大多数 Hp 相关性溃疡患者完全达到治疗目的。目前推荐以 PPI 或胶体铋为基础加上两种抗生素的三联治疗方案。疗程 1 周,Hp 根除率 90% 以上。对于三联疗法失败者,一般用 PPI＋铋剂＋两种抗生素组成的四联疗法。

表 1-3　根除 Hp 的三联疗法方案

PPI 或胶体铋剂	抗菌药物
奥美拉唑 40mg/d	克拉霉素 500～1000mg/d
兰索拉唑 60mg/d	阿莫西林 1000～2000mg/d
胶体次枸橼酸铋 480mg/d	甲硝唑 800mg/d
选择一种	选择两种
上述剂量分 2 次服,疗程 7 天	

（二）手术治疗

适用于伴有急性穿孔、幽门梗阻、大量出血经内科积极治疗无效者和恶性溃疡等并发症的消化性溃疡患者。

五、护理措施

（一）常规护理

1.基础生命体征观察

(1)大量出血后,多数患者在 24h 内出现低热,一般不超过 38.5℃,持续 3～5 天。

(2)出血时先出现脉搏加快,再出现血压下降。

(3)注意测量坐卧位血压和脉搏(如果患者卧位改坐位血压下降＞20mmHg,心率上升＞10 次/min,提示血容量明显不足,是紧急输血的指征)。

2.活动与体位

病室环境应安静、舒适;疼痛剧烈者应给予卧床休息,避免头晕跌倒;有大出血时应绝对卧床休息,并取平卧位、下肢稍抬高,出现休克时应注意保暖,并给予氧气吸入;呕吐时头偏向一侧;床边悬挂防跌倒牌,休克患者平卧位拉起床挡。做好禁食患者的口腔护理,解释禁食的目的。

3.饮食护理

出血期禁食。关注补液量是否恰当,防止血容量不足。恢复期根据医嘱给予适当饮食,如流质、无渣半流等。饮食从流质、无渣(低纤维)半流到低纤维普食。

4.心理指导

教育患者及家属保持良好的心态,正确对待疾病,安慰鼓励患者,出血患者急需心理支持,保持情绪稳定。

(二)专科护理

1.对症护理

(1)帮助患者减少或去除加重或诱发疼痛的因素,停服非甾体抗炎药物;避免食用刺激性食物;戒除烟酒。因酒精可刺激黏膜引起损伤,烟中的尼古丁不仅能损伤黏膜,刺激壁细胞增生和胃酸分泌,还可降低幽门括约肌张力,使胆汁易反流入胃,并抑制胰腺分泌,削弱十二指肠腔内对胃酸的中和能力。

(2)如十二指肠溃疡表现空腹痛或午夜痛,指导患者在疼痛前进食制酸性食物,如苏打饼干或服用制酸药物,以防疼痛发生,也可采用局部热敷或针灸镇痛。

(3)发生并发症时应有针对性地采取相关护理措施,并通知医师,协助救治。

(4)确定有急性穿孔时,应立即禁食、禁水,留置胃管抽吸胃内容物并做胃肠减压。

(5)患者若无休克症状可将床头抬高 $35°\sim45°$,以利于胃肠漏出物向下腹部及盆腔引流,并可松弛腹肌,减轻腹痛及有毒物的吸收。

(6)迅速建立静脉通道,做好备血等各项术前准备工作。

(7)幽门梗阻频繁呕吐者需禁食、置胃管进行连续的胃肠减压。

(8)每天清晨和睡前可给 3% 氯化钠溶液或 2% 碳酸氢钠溶液洗胃,加强支持疗法,静脉补液,$2000\sim3000mL/d$,以保证机体能量供给。

2.药物治疗护理

遵医嘱给患者进行药物治疗,并注意观察药效及不良反应。

(1)生长抑素及其类似物:善宁和思他宁静脉推注时需注意药物的连续性、速度,注意有无不良反应,如恶心、呕吐等。静脉推注生长抑素前需先缓慢手推 $250\mu g$,停止用药>5min 应重新手推 $250\mu g$。

(2)根除幽门螺杆菌治疗:幽门螺杆菌阳性患者,常服用杀幽门螺杆菌的三联用药:质子泵抑制药＋阿莫西林(需做青霉素皮试)＋克拉霉素。疗程一般为 7 天。

(3)保护胃黏膜治疗:胃黏膜保护药主要有硫糖铝、达喜等,达喜一般餐后 2h 嚼服。硫糖铝片只在酸性条件下有效,故对十二指肠溃疡疗效好;应在餐后 $2\sim3h$ 给药,也可与抗胆碱药同服,不能与多酶片同服,以免降低二者的效价;可有口干、恶心、便秘等不良反应。铋剂在酸性环境中才能起作用,故应餐前服用,并向患者说明服药期间粪便可呈黑色。

(4)抗酸分泌治疗:临床常用抑制胃酸分泌药物有 H_2 受体拮抗药(如雷尼替丁、西咪替丁等)和质子泵抑制药(如奥美拉唑、泮托拉唑、雷贝拉唑等),胃溃疡质子泵抑制药的疗程一般为 $6\sim8$ 周,十二指肠溃疡质子泵抑制药的服药疗程 $4\sim6$ 周,质子泵抑制药需餐前 30min 服用;抗酸药乳剂给药前要充分摇匀,服用片剂时应嚼服;抗酸药与奶制品相互作用可形成络合物,要避免同时服用。酸性的食物及饮料不宜与抗酸药同服。氢氧化铝凝胶能阻碍磷的吸收,老年人长期服用应警惕引起骨质疏松。H_2 受体拮抗药长期使用可导致乏力、腹泻、粒细胞减少、皮疹,部分男性患者可有乳房轻度发育等不良反应,亦可能出现头痛、头晕、疲倦等反应,治疗过程中应向患者解释并注意观察,出现不良反应时应及时告知医师;另外,这类药物口服给药,空腹吸收快,药物应在餐中或餐后即刻服用,也可将一天剂量一次在夜间服用,但不能与抗酸药同时服用;静脉给药时注意控制速度,速度过快可引起低血压和心律失常。质子泵抑制药可引起头晕,特别是用药初期,应嘱患者避免开车或做其他必须注意力高度集中的事。

3.输血护理

(1)立即配血,建立静脉通道,配合医师迅速、准确地实施输血、输液,输注速度根据病情需要而定,也可测定中心静脉压,调整输液量和速度;输血输液过程中应加强观察,防止发生急性肺水肿。

(2)遵医嘱应用止血药物和其他抢救药物,并观察其疗效和不良反应,如去甲肾上腺素可引起高血压,故有高血压的患者应慎用。

(3)向患者和家属说明安静休息有利于止血,躁动会加重出血;要关心、体贴和安慰患者,抢救工作要忙而不乱,以减轻患者的紧张情绪;要经常巡视病房,大出血和有休克时应陪伴患者,使之有一种安全感;解释各项检查、治疗措施,听取和解答患者及家属的提问,以消除他们的疑问;患者呕血和黑粪后要及时清除血迹和污物,以减少对患者的不良刺激。

4.其他应急措施及护理

(1)消化道出血:①凡年龄在45岁以上、有长期溃疡病史反复发作者,8h内输血400～800mL,血压仍不见好转者或大出血合并幽门梗阻或穿孔时,需做好术前准备。②冰生理盐水洗胃法:其作用主要是利用冰生理盐水来降低胃黏膜的温度,使血管收缩,血流量减少,以达止血目的。洗胃过程中要密切观察患者腹部情况,有无急性腹痛、腹膜炎,并观察心跳、呼吸和血压的变化。

(2)活动无耐力:活动后乏力、虚弱、气喘、出汗、头晕、黑矇、耳鸣。注意休息,适量活动,贫血程度轻者可参加日常活动,无需卧床休息。对严重贫血者,应根据其活动耐力下降程度制订休息方式、活动强度及每次活动持续时间。增加患者的营养,提供高蛋白、高维生素、易消化饮食,必要时静脉输血、血浆、白蛋白。

(3)穿孔:应早期发现,立即禁食,补血,补液,迅速做好术前准备,置胃管给予胃肠减压,争取6～12h紧急手术。

(4)幽门梗阻:轻症患者可进流质饮食,重症患者需禁食、静脉补液,每天清晨和睡前准备3%氯化钠溶液或2%碳酸氢钠溶液洗胃,保留1h后排出。必要时行胃肠减压,一般连续吸引72h,使胃得到休息,幽门部水肿消退,梗阻松解;准确记录出入量,定期复查血电解质。

(5)癌变。

(三)健康指导

1.休息与活动

保持乐观情绪。指导患者规律生活,避免过度紧张、劳累,选择适当的锻炼方式,提高机体抵抗力。向患者及家属讲解引起及加重溃疡病的相关因素。

2.用药指导

教育患者按医嘱正确服药,学会观察药物疗效及不良反应,不随便停药、减量,防止溃疡复发。指导患者慎用或勿用致溃疡药物,如阿司匹林、咖啡因、泼尼松等。若出现呕血、黑粪应立即就医。

3.饮食指导

(1)进餐和少量多餐,让患者养成定时进餐的习惯,每餐不宜过饱,以免胃窦部过度扩张而刺激胃酸分泌。在病变活动期还应少量多餐,每天 4~6 餐,使胃酸分泌有规律。症状缓解后应及时恢复正常餐次饮食。

(2)忌食刺激性强的食物,机械性刺激较强的食物包括生、冷、粗、硬类(如水果、蔬菜等)以及产气性食物(如洋葱、芹菜、玉米、干果等)。化学性刺激强的食物多为产酸类或刺激胃酸大量分泌类,如浓肉汤、咖啡、油炸食物、酸辣、香料等调味品及碳酸饮料类等。应戒除烟、酒。

(3)选择营养丰富、易消化的食物。主食以面食为主,因面食较柔软、含碱、易消化,不习惯于面食者可以用软饭、米粥代替。蛋白质类食物具有中和胃酸作用,适量饮用脱脂淡牛奶能稀释胃酸,宜安排在两餐之间饮用,因其钙质吸收可刺激胃酸分泌,故不宜多饮。脂肪到达十二指肠时可使小肠分泌肠抑促胃液素,抑制胃酸分泌,但又因其可使胃排空延缓而促进胃酸分泌,故应摄入适量的脂肪。协助患者建立合理的饮食习惯和结构。

4.心理指导

(1)不良的心理因素可诱发和加重病情,而消化性溃疡的患者因疼痛刺激或并发出血,易产生紧张、焦虑等不良情绪,使胃黏膜保护因素减弱、损害因素增加,导致病情加重。

(2)应为患者创造安静、舒适的环境,减少不良刺激。

(3)多与患者交谈,使患者了解疾病的诱发因素、疾病过程和治疗效果,增强治疗信心,克服焦虑、紧张心理。

(4)针对溃疡病患者临床心理特点,心理护理工作首先要重视患者的情绪变化。

(5)除了通过解释、支持、暗示等基本心理护理技术以外,应选择认知调整指导模式。

(6)要耐心倾听患者的痛苦与忧伤,了解患者的不良精神因素及各种应激。

(7)在取得患者绝对信任的基础上,指导患者调整各种不良的生活方式与饮食习惯,消除各种心理社会压力。例如,帮助患者建立正确的自我观念,不苛求自己,不给自己造成过重的压力;要学会放松自己,做到接受自己和喜欢自己;学会表达自己的内心感受,让别人理解自己;应适当处理自己的不良情绪,不过分压抑自己。在人际关系处理上学会顺其自然,不过分关注自己,克服以自我为中心;也不要过分地迎合别人,以致委曲求全。

5.出院指导

(1)向患者及家属讲解引起溃疡病的主要病因,以及加重和诱发溃疡病的有关因素。

(2)本病治愈率较高,但易复发,病程迁延,易出现相应并发症,故积极消除诱因、合理饮食、按时服药,对预防复发十分重要。

(3)指导患者合理安排休息时间,保证充足的睡眠,生活要有规律,避免精神过度紧张,长时间脑力劳动后要适当活动,保持良好的心态。

(4)指导患者规律进食,少量多餐,强调正确饮食的重要性。

（5）嘱患者按医嘱服药,指导患者正确服药的方法,学会观察药效及不良反应,不随便停用药物,以减少复发,尤其在季节转换时更应注意。

（6）嘱患者注意病情变化,定期复诊,及早发现和处理并发症,如上腹疼痛节律发生变化并加剧或出现呕血、黑粪应立即就医。

（7）养成排便后观察粪便的习惯。

6.随访指导

定期复诊(规则治疗 1 个月应复查)。若出现上腹疼痛节律发生变化或加剧等症状应及时就诊。

第七节　溃疡性结肠炎的护理

溃疡性结肠炎(UC)是一种病因不明的直肠和结肠慢性非特异性炎症性疾病。病变主要限于大肠黏膜与黏膜下层,临床表现为腹泻、黏液脓血便、腹痛和里急后重。病情轻重不等,多反复发作或长期迁延呈慢性经过。本病可发生于任何年龄,以 20～40 岁为多见。男女发病率无明显差别。

一、病因与发病机制

本病的发生可能为免疫、遗传等因素与外源性刺激相互作用的结果。

（一）免疫因素

在部分患者血清中可检测到抗结肠上皮细胞抗体,故认为本病发生和自身免疫反应可能有关。本病还可能存在对正常肠道菌丛的免疫耐受缺失。

（二）环境因素

环境因素中饮食、吸烟或尚不明确的因素可能起一定作用。

（三）遗传因素

目前认为本病为多基因病,且不同人由于不同基因引起。

（四）感染因素

目前一般认为感染是继发或为本病的诱发因素。

（五）神经精神因素

精神紧张、过劳可诱发本病发作,而焦虑、抑郁等也可能是本病反复发作的继发表现。但近年来临床资料说明本病有精神异常或精神创伤史者,并不比一般人群多见。

病变部位以直肠和乙状结肠为主,也可延伸到降结肠,甚至整个结肠,极少数累及小肠。

二、临床表现

(一)症状

1.消化系统症状

(1)腹泻:是本病均有的症状,因炎症刺激使肠蠕动增加及肠腔内水、钠吸收障碍所致。因病变的部位和轻重不同可表现为稀便、黏液便、水样便、血便、黏液血便等,特别是黏液血便被视为本病活动时必有的症状,也常常是轻型患者的唯一表现。便次的多少有时可反映病情的轻重,轻者每日 3～4 次或腹泻与便秘交替出现;重者每日排便次数可多至 30 余次,粪质多呈糊状及稀水状,混有黏液、脓血,病变累及直肠则有里急后重。

(2)腹痛:轻型及病变缓解期可无腹痛或呈轻度至中度隐痛,少数绞痛,多局限左下腹及下腹部,亦可全腹痛。疼痛的性质常为痉挛性,有疼痛—便意—便后缓解的规律,常伴有腹胀。若并发中毒性结肠扩张或炎症波及腹膜,可有持续性剧烈腹痛。

(3)其他症状:可有腹胀,严重病例可有食欲缺乏、恶心及呕吐。

2.全身表现

急性期或急性发作期常有低度或中度发热,重者可有高热及心动过速,病程发展中可出现消瘦、衰弱、贫血、水与电解质平衡失调及营养不良等表现。

3.肠外表现

部分患者可出现皮肤结节性红斑、外周关节炎、口腔复发性溃疡、巩膜外层炎等肠外症状,这些症状在结肠炎控制或结肠切除后可缓解或恢复。

(二)体征

轻、中型患者有左下腹轻压痛,有时可触及痉挛的降结肠或乙状结肠。重型及暴发型患者常有明显压痛和鼓肠。若有腹肌紧张、反跳痛、肠鸣音减弱应注意肠穿孔、中毒性结肠扩张等并发症。

(三)并发症

1.中毒性巨结肠

溃疡性结肠炎病变广泛严重,累及肌层及肠肌神经丛时,可发生中毒性巨结肠。多见于暴发型或重型患者,常见诱因为大量应用抗胆碱能药物、麻醉药及低血钾等。临床表现为病情急剧恶化。

2.结肠癌变

国外报道本病 5%～10% 发生癌变,国内发生率较低。癌变主要发生在重型病例,其病变累及全结肠和病程漫长的患者。

3.结肠大出血

发生率约 3%,多见于严重型及暴发型。

4.其他

结肠假性息肉,结肠狭窄,肛门周围瘘管和脓肿等。

三、实验室检查

(一)血液检查

可有轻、中度贫血,重症患者白细胞计数增高及红细胞沉降率加速。严重者血清白蛋白及钠、钾、氯降低。

(二)粪便检查

常有黏液脓血便,镜下可见红、白细胞。

(三)结肠镜检查

结肠镜检查能直接观察肠黏膜的表现,并可取活组织进行病理学检查,是本病最有价值的诊断方法。

(四)X线钡剂灌肠检查

钡剂灌肠造影是诊断本病的重要手段之一,可表现为黏膜皱襞紊乱,有溃疡形成时可见肠壁边缘呈锯齿状,结肠袋消失,管壁变硬,肠腔变窄,肠管缩短呈水管状。气钡双重造影可显示微小溃疡与糜烂。

四、治疗要点

治疗目的在于尽快控制急性发作,维持缓解,减少复发,防治并发症。

(一)一般治疗

急性发作期,特别是重型和暴发型者应住院治疗,卧床休息,及时纠正水与电解质平衡紊乱,若有显著营养不良低蛋白血症者可输全血或血清白蛋白。

(二)药物治疗

1.柳氮磺胺吡啶(简称 SASP)

一般作为首选药物,适用于轻型或重型经肾上腺糖皮质激素治疗已有缓解者,疗效较好。不良反应有恶心、呕吐、皮疹、粒细胞减少等。

2.肾上腺糖皮质激素

适用对于氨基水杨酸类药物疗效不佳的轻、中型患者,尤其适用于暴发型或重型患者。

3.免疫抑制药

对糖皮质激素疗效不佳或依赖性强者,可试用硫唑嘌呤或巯嘌呤。

4.微生态制剂

近年来有人根据溃疡性结肠炎肠道菌群失调学说,提出用微生态制剂来治疗溃疡性结肠炎,部分病例有效。

5.灌肠治疗

适用于轻型而病变局限于直肠、左半结肠的患者。常用琥珀酸钠氢化可的松 100mg,地塞米松 5mg,加生理盐水 100mL 保留灌肠。

(三)手术治疗

对内科药物治疗无效,有严重合并症者,应及时采用手术治疗。一般采用全结肠切除加回肠造瘘术。为避免回肠造瘘缺点,近年采用回肠肛门小袋吻合术。

五、护理措施

(一)一般护理

轻者应鼓励适量运动,劳逸结合,重者应卧床休息,以减少胃肠蠕动及体力消耗。急性活动期患者应进食无渣流质饮食,病情严重者暂禁食,遵医嘱静脉补充营养、水电解质。病情缓解后给予少渣、柔软、易消化、富营养的食物,如蛋羹、鱼丸、菜泥等。注意饮食卫生,饮食有节制,少食多餐。禁生冷、粗硬、辛辣刺激性食物,忌纤维素多的蔬菜,慎用牛奶和乳制品。在饮食调理过程中,注意哪些食物患者食用后有不适或过敏反应,应详细记录,逐渐摸索出适合患者的食谱。

(二)病情观察

(1)观察排便次数、粪便的量、性状,并做记录。腹泻严重者观察生命体征变化、准确记录出入量,注意皮肤黏膜有无脱水表现。

(2)观察腹痛的部位、性质变化,了解病情变化及进展情况,如腹痛性质突然发生变化,要警惕肠穿孔、大出血等并发症的发生。

(3)使用抗胆碱能药物的患者应注意观察腹泻、腹部压痛及肠鸣音的变化,如出现鼓肠、肠鸣音消失、腹痛加剧等,要考虑中毒性巨结肠的发生,应及时通知医生处理。

(三)腹泻护理

准确记录大便次数与性质,血便量多时应估计出血量并及时留取化验标本,并通知医师,必要时遵医嘱给予止泻药物。中医应用腹部热敷或艾条灸脐部可缓解泄泻。久泻腹痛者用小茴香或食盐炒热后布包热敷腹部或用肉桂、小茴香等量研粉,盐炒布包敷脐部,有温肾止泻之效。针灸脾俞穴、章门、中脘、天枢、足三里等穴,可健脾止泻。

(四)用药护理

(1)向患者及家属说明药物的作用、用法、不良反应等,指导正确用药。

(2)柳氮磺吡啶(SASP)不良反应观察及护理:其不良反应分为两类,一类是剂量相关的不良反应如恶心、呕吐、食欲减退、头痛、可逆性男性不育等,可嘱患者餐后服药,减轻消化道反应。另一类不良反应属于过敏,有皮疹、粒细胞减少、自身免疫性溶血、再生障碍性贫血等,因此服药期间必须定期复查血象,一旦出现此类不良反应,应改用其他药物。柳氮磺吡啶属于磺胺类药,用药期间嘱患者多饮水,以减少药物在肾小管内形成结晶。

（3）药物保留灌肠:宜在晚睡前执行,先嘱患者排净大便,行低压保留灌肠,灌肠毕嘱患者适当抬高臀部,以延长药物在肠道停留时间,便于药物充分吸收。

（五）心理护理

本病病程长,病情易反复,患者易产生焦虑或抑郁情绪,丧失治疗的信心。护士应鼓励、宽慰患者,避免不良情绪影响病情,使患者保持平静、乐观心态,积极应对疾病。

（六）健康教育

（1）使患者及家属认识到本病一般呈慢性迁延过程,病程长,症状易反复,从而主动从身心休息、饮食及合理用药等方面学会自我护理,尽量延长缓解期。如生活规律,劳逸结合,保持心情舒畅,避免受凉。讲究饮食卫生,饭前便后要洗手,食具要经常消毒。

（2）告知患者及家属遵医嘱坚持服药的重要性及药物不良反应的观察,以利于其出院后正确用药。

（3）定期复查,以便医生根据病情调整治疗方案或药物剂量。如出现腹泻、腹痛加剧、便血等异常情况,应及时到医院就诊。

第八节　肝硬化的护理

肝硬化是一种以肝组织弥散性纤维化、假小叶和再生结节形成为特征的慢性肝病。临床上常以肝功能损害和门静脉高压为主要表现,晚期常出现消化道出血、肝性脑病等严重并发症。本病是我国常见疾病和主要死亡病因之一。发病高峰年龄在 35～48 岁,男女比例为 3.6～8∶1。

一、病因与发病机制

肝硬化由多种病因引起,我国以病毒性肝炎为主要原因,国外以酒精中毒多见。

（一）病毒性肝炎

通常由慢性病毒性肝炎逐渐发展而来,主要见于乙型、丙型和丁型肝炎病毒重叠感染。而甲型、戊型病毒性肝炎不演变为肝硬化。

（二）酒精中毒

长期大量酗酒,乙醇、乙醛(酒精中间代谢产物)的毒性作用引起酒精性肝炎,可逐渐发展为酒精性肝硬化。

（三）血吸虫病

长期或反复感染血吸虫,虫卵沉积在汇管区,引起纤维组织增生,导致肝纤维化和门静脉高压症。

（四）胆汁淤积

肝外胆管阻塞或肝内胆汁淤积持续存在时,可引起原发性或继发性胆汁性肝硬化。

（五）循环障碍

慢性充血性心力衰竭、缩窄性心包炎等可致肝脏长期淤血,肝细胞缺氧、坏死和纤维组织增生,逐渐发展为肝硬化。

（六）其他

患慢性炎症性肠病、长期营养不良可引起肝细胞脂肪变性和坏死;某些代谢障碍疾病可引起代谢产物沉积在肝脏,也损害肝细胞,久之可发展为肝硬化。长期反复接触化学毒物如四氯化碳、磷、砷等,可引起中毒性肝炎,最终演变为肝硬化。

二、临床表现

本病一般起病隐匿,病程发展缓慢,潜伏可达 3～5 年或更长。临床上将肝硬化分为肝功能代偿期和失代偿期,但两期界限常不清。

（一）代偿期

症状轻且无特异性,常以疲乏无力、食欲减退为主要表现,可伴腹胀、恶心、轻微腹泻等。多因劳累或发生其他疾病时症状明显,休息或治疗后可缓解。肝轻度肿大,质变硬,脾轻度肿大。

（二）失代偿期

主要表现为肝功能减退和门静脉高压症。

1.肝功能减退的表现

(1)全身症状:营养状况较差,消瘦乏力,可有低热,皮肤干枯,面色灰暗无光泽(肝病面容)。

(2)消化道症状:食欲明显减退,可有厌食,进食后常感上腹饱胀不适、恶心、呕吐;稍进油腻肉食易引起腹泻。

(3)出血倾向和贫血:有皮肤紫癜、鼻出血、牙龈出血或胃肠出血等倾向,这与肝合成凝血因子减少、脾功能亢进和毛细血管脆性增加等有关。患者常有贫血,与营养不良、肠道吸收障碍、脾功能亢进以及胃肠道失血等因素有关。

(4)内分泌紊乱:由于肝功能减退,肝脏对雌激素灭活能力减退,雌激素在体内蓄积,抑制垂体的分泌功能,使雄激素分泌减少。雌激素增多、雄激素减少时,男性患者可有性欲减退、睾丸萎缩、乳房发育等;女性有月经失调、闭经等。患者面颈、上胸、上肢部位可见蜘蛛痣;在手掌大小鱼际及指端腹侧有红斑,称为肝掌,这些均与雌激素增多有关。

由于肝功能减退,醛固酮和抗利尿激素灭活作用减弱,可致继发性醛固酮和抗利尿激素增多,使水钠潴留,对腹水形成起重要促进作用。

2.门静脉高压症的表现

脾大、侧支循环的建立和开放、腹水是门静脉高压的三大表现,其中侧支循环开放对诊断门静脉高压有重要意义。

（1）脾大：多为轻、中度肿大，由于脾淤血所致。晚期脾大常伴白细胞、血小板和红细胞计数减少，称为脾功能亢进。

（2）侧支循环的建立和开放：临床上有三支重要的侧支开放。①食管和胃底静脉曲张，是由于门静脉系的胃冠状静脉和腔静脉系的食管静脉等开放沟通。当门静脉压力明显增高、粗糙坚硬食品机械损伤或剧烈咳嗽、呕吐致腹内压突然增高时，可引起曲张静脉破裂导致出血；②腹壁和脐周静脉曲张，是由于门静脉高压时脐静脉重新开放，表现为脐周与腹壁纡曲的静脉；③痔静脉扩张，是门静脉系的直肠上静脉与下腔静脉的直肠中、下静脉沟通，可扩张形成痔核，破裂时引起便血。

（3）腹水：是肝硬化最突出的临床表现。患者常有明显腹胀感，大量腹水时可出现呼吸困难、脐疝及双下肢水肿，腹部膨隆呈蛙腹状，腹壁皮肤绷紧发亮，叩诊有移动性浊音，部分患者还可出现胸腔积液。

3.肝触诊

早期肝脏表面尚光滑，质地变硬；晚期可触及结节或颗粒状，一般无压痛，伴有肝细胞坏死或炎症时可有轻压痛。

（三）并发症

包括上消化道出血、肝性脑病、感染、功能性肾衰竭、原发性肝癌、水电解质酸碱平衡紊乱及肝肺综合征。

三、实验室检查

（一）血常规

代偿期多正常，失代偿期可有贫血，脾功能亢进时白细胞和血小板计数减少。

（二）尿常规

黄疸时尿胆红素阳性，有时可有管型尿、血尿、尿蛋白阳性。

（三）肝功能检查

代偿期各项指标可正常或轻度异常。失代偿期丙氨酸氨基转移酶（ALT）增高、白蛋白降低、球蛋白增高，凝血酶原时间延长。重症者血胆红素可增高。

（四）免疫学检查

免疫球蛋白 IgG 增高最为显著，半数以上患者 T 淋巴细胞低于正常，部分患者体内出现自身抗体如抗核抗体。

（五）腹水检查

呈漏出液，若合并原发性腹膜炎时，可呈渗出液。

(六)其他检查

食管吞钡 X 线检查可见食管或胃底静脉曲张。肝穿刺活组织检查可确诊为肝硬化,腹腔镜检查可见肝脏表面呈结节状改变,取活体组织可协助确诊。内镜检查可见静脉曲张部位及其程度,并可进行止血和预防止血治疗。超声波检查可示肝脾大小及外形、门静脉有无高压等。

四、治疗要点

本病关键在于早期诊断,针对病因和症状进行治疗,以缓解和延长代偿期,对失代偿期患者主要是对症治疗、改善肝功能及并发症治疗。

(一)支持治疗

失代偿期患者进食不佳,应静脉输入高渗葡萄糖,并加维生素 C、胰岛素、氯化钾等,必要时可应用复方氨基酸、白蛋白或输新鲜血。

(二)药物治疗

目前尚无特效药物,平日可用多种维生素(包括维生素 K)及消化酶,也可采用中西药联合治疗。

(三)腹水的治疗

1.限制钠、水的摄入

进水量限制在 1000mL/d 左右,盐的摄入限制在 1.2～2g/d,部分患者可产生利尿、腹水消退作用。

2.增加钠、水的排泄

目前主张螺内酯和呋塞米联合应用,螺内酯为潴钾利尿药,氢氯噻嗪或呋塞米为排钾利尿药,可起协同作用,并减少电解质紊乱。利尿不宜过猛,以每天体重减轻不超过 0.5kg 为宜,以避免诱发肝性脑病、肝肾综合征。

3.放腹水并输注白蛋白

腹水量大引起腹胀、呼吸困难、行走困难时,为减轻症状可做穿刺放腹水。单纯放腹水只能临时改善症状,因放腹水会丢失蛋白质,短期内腹水又迅速复原,故同时静脉输注白蛋白,可提高疗效。

4.提高血浆胶体渗透压

每周定期输注新鲜血或白蛋白、血浆,对恢复肝功能和消退腹水有帮助。

5.腹水浓缩回输

放出腹水,通过浓缩处理后再静脉回输,不但可消除水、钠潴留,还能提高血浆白蛋白浓度及有效血容量,并能改善肾血液循环,对顽固性腹水的治疗提供一种较好的方法。不良反应有发热、感染、电解质紊乱等,但有感染的腹水不可回输。

（四）手术治疗

各种分流术和脾切除术；经颈静脉肝内门体分流术（TIPS）等。

（五）肝移植手术

肝移植手术是晚期肝硬化的最佳治疗方法，可提高患者存活率。

五、护理措施

（一）休息与活动

肝功能代偿期患者可参加一般轻工作；肝功能失代偿期或有并发症者，须卧床休息，病室环境要安静、舒适；大量腹水患者可采取半卧位、坐位或取其自觉舒适的体位，使膈肌下降，以利于减轻呼吸困难；肢体水肿者，可抬高下肢，以利静脉回流，减轻水肿。并告知患者休息有利于保证肝、肾血流量，避免加重肝脏负担，促进肝功能的恢复；卧床休息时使用床栏，防止坠床。

（二）病情观察

（1）密切观察患者精神、表情、行为、言语、体温、脉搏、呼吸、血压的变化以及有无扑翼样震颤、皮肤黏膜、胃肠道有无出血等，及时发现有无感染、出血征兆及肝性脑病先兆表现。

（2）观察患者的食欲、有无恶心呕吐、对饮食的爱好等；评估其营养状况，包括每日营养摄入量、体重、化验室检查的有关指标变化。

（3）观察腹水和皮下水肿的消长情况，准确记录出入液量、测量腹围及体重，在患者有进食量不足、呕吐、腹泻时或遵医嘱使用利尿剂及放腹水后更应加强观察。

（4）及时送检各类标本，监测血常规、大便隐血、肝功能、电解质及血氨等的变化，尤其在使用利尿剂、抽腹水后和出现吐泻时应密切观察电解质的改变。

（三）饮食护理

既保证饮食中的营养供给又必须遵守必要的饮食限制是改善肝功能、延缓肝硬化病情进展的基本措施。以高热量、高蛋白质、低脂、维生素、矿物质丰富而易消化的食物为原则，并根据病情变化及时调整，必要时遵医嘱给予静脉内营养补充。严禁饮酒。分述如下。

1.总热量

充足的热量可减少对蛋白质的消耗，减轻肝脏负担，有利于组织蛋白的合成。肝硬化患者要有足够的热量，每日食物热量以 2500～2800kcal 较为适宜。按体重计，每日每千克体重约需热量 35～40kcal。

2.蛋白质

蛋白饮食对保护肝细胞、修复已损坏的肝细胞有重要意义，应适量供给，一般每日供给 100～120g。血浆蛋白减少时，则需大量补充蛋白质，可供 1.5～2g/(kg·d)，有腹水或使用糖皮质激素治疗者可增至每天 2～3g/(kg·d)。但在肝功能严重受损或出现肝昏迷先兆症状时，则要严格限制进食蛋白量，控制在 30g/d 左右，以减轻肝脏负担和减少血中氨的浓度。蛋白质主要来源以豆制品、鸡蛋、牛奶、鱼、瘦肉、鸡肉等为主,尤其是豆制品,因其所含的蛋氨酸、芳香氨基酸和产氨氨基酸较少,且含可溶性纤维,可避免诱发肝性脑病或防止便秘。

3.糖类

供应要充足,每日以 300～500 克为宜。充足的糖类可保证肝脏合成并贮存肝糖原,对防止毒素对肝细胞的损害是必要的。但是过多地进食糖类,不仅影响食欲,而且容易造成体内脂肪的积聚,诱发脂肪肝及动脉硬化等症,患者体重也会日渐增加,进一步加重肝脏的负担,导致肝功能日渐下降。

4.脂肪

适量摄入可保证足够的总热量,也有助于增加患者的食欲,但不宜过多。肝硬化患者的肝脏胆汁合成及分泌均减少,使脂肪的消化和吸收受到严重影响。过多的脂肪在肝脏内沉积,不仅会诱发脂肪肝,而且会阻止肝糖原的合成,使肝功能进一步减退。一般来说,每日以 40～50 克为宜。禁用动物油,可采用少量植物油。

5.维生素

维生素要全面而丰富。B 族维生素对促进消化、保护肝脏和防止脂肪肝有重要生理作用。维生素 C 可促进新陈代谢并具有解毒功能。脂溶性维生素 A、D、E 对肝都有不同程度的保护作用。新鲜蔬菜和水果含有丰富维生素,如苹果、柑橘、柚子等,日常食用可保证维生素的摄取。

6.矿物质

肝硬化患者体内多有锌和镁离子的缺乏,在日常饮食中应适量摄取含锌和镁丰富的饮食,如瘦猪肉、牛肉、羊肉、鱼类以及绿叶蔬菜或乳制品等。

7.盐和水

有腹水者,应予少盐或无盐饮食,大量腹水时,钠盐的摄入量限制在 0.6～1.2g/d。水的摄入量限制在 1500mL/d 以内。如血清钠小于 130mmol/L,每日摄水量应控制在 1000mL 以下。若有稀释性低钠血症,血清钠小于 125mmol/L,摄水量应限制在 300～500mL/d(由于 1g 钠约潴留 200mL 水,故限制钠的摄入比水更为重要)。要教会患者如何安排每日摄入的食盐量,并向患者介绍各种食物的成分,例如含钠量高的食物有咸肉、咸鱼、酱菜、罐头食品及酱油、含钠味精等,应尽量减少食用;多食含钠较少的粮谷类、瓜茄类和水果等。

8.少食多餐

肝硬化患者的消化能力降低,每次进食不宜过量,以免加重肝脏负担。要少食多餐,尤其是在出现腹水时,更要注意减少进食量,以免增加饱胀不适的感觉。食谱应多样化,讲究色美味香及软烂可口易消化,以增加患者的食欲。

9.避免食物诱发上消化出血

有食管胃底静脉曲张者,应避免进食坚硬、粗糙的食物,以防止刺伤食管造成破裂出血。可指导患者进食菜泥、果泥、肉末、软饭、面食等,且进餐时应细嚼慢咽;服用片剂的药物应先磨成粉末再行服用。

（四）对症护理

（1）上消化道出血。

（2）皮肤黏膜出血：①避免外力碰撞身体或肢体局部长时间束缚（如测血压、静脉穿刺扎止血带等），导致皮下出血；②做好口腔护理，保持口腔清洁和完整，避免感染和出血。指导患者选择合适的牙具，避免使用刷毛太硬的牙刷，切勿用牙签剔牙，以防牙龈损伤或出血；③有牙龈出血者，用软毛牙刷或含漱液清洁口腔；④避免用力擤鼻、挖鼻孔，鼻衄时，可以局部冰敷。

（3）腹水/水肿的皮肤护理：①选择宽松合适、柔软舒适的衣裤，以免衣物过紧影响肢体血液循环；②协助患者勤修剪指甲，告知勿搔抓皮肤以免破损感染；③每日温水擦身，动作宜轻柔，避免用力擦拭致破损或皮下出血，尤其是水肿部位。指导患者避免使用碱性香皂与沐浴液，并使用性质温和的护肤乳液，以减轻皮肤干燥及瘙痒症状；④长期卧床患者协助床上翻身，预防压疮的发生；⑤阴囊水肿明显时，可使用软垫或托带托起阴囊，以利于水肿消退和防止摩擦破损。

（4）腹腔穿刺放腹水护理：①协助医师准备穿刺用物及药品；②术前向患者说明穿刺的目的、注意事项，并测量体重、腹围、生命体征，嘱患者排空小便，以免误伤膀胱；③术中观察患者面色、脉搏、呼吸及有无不适反应；④术毕以无菌敷料覆盖穿刺部位，并以腹带加压收紧包扎，以免腹内压骤降致回心血量突然减少发生虚脱；⑤协助患者取侧卧位，以减轻穿刺点的表面张力，防止和（或）减轻溢液，术后至少卧床休息12h；⑥及时送检腹水标本，记录抽出腹水的量、性质和颜色；⑦术后注意观察患者血压、脉搏、意识、尿量及不良反应；监测血电解质的变化；⑧观察穿刺部位敷料有无渗出，渗出液量及色，及时更换浸湿敷料、腹带。

（五）用药护理

①指导患者正确的服药方法、时间及有可能出现的不良反应，并观察服药后的效果，慎用安眠镇静剂。②使用利尿剂应注意：遵医嘱小剂量、间歇利尿；监测神志、体重、尿量及电解质，利尿治疗以每天减轻体重不超过0.5kg为宜，以免诱发肝性脑病、肝肾综合征；使用排钾利尿剂者应注意补钾；观察腹水，渐消退者可将利尿剂逐渐减量。③指导患者不可随意增减药量及擅自服用他药，以免加重肝功能损害。

（六）心理护理

关心体贴患者，懂得去聆听其倾诉，了解其疾苦，排解其忧郁，消除其顾虑，以积极乐观的生活态度影响患者，增强患者战胜疾病，应对变化的信心、力量和能力。同时要让患者明白七情伤体的道理，自觉地克服不良情绪，而做到心境平和，气机调畅，提高机体的抗病力。

六、健康教育

（1）向患者讲解与肝硬化预后的相关知识，使之掌握自我护理的方法，学会自我观察病情变化，要求患者及家属掌握各种并发症的诱因及其主要表现，出现异常及时就诊。

（2）指导患者合理安排生活起居，注意休息，生活规律，保证充足的休息与睡眠；失代偿期更应多卧床休息,避免疲劳;指导患者学会自我观察大小便的色、质、量,学会自测并动态地观察体重、腹围、尿量;保持大便通畅,切忌怒责;便秘时可按医嘱服用乳果糖等调节排便;指导患者学会自我调摄,防止诸如上呼吸道、胃肠道、皮肤等各类感染。

(3)指导患者根据病情制定合理的饮食计划和营养搭配,切实落实饮食计划。饮食宜丰富维生素、蛋白质,高热量,易消化;禁止饮酒。忌辛辣、粗糙、坚硬、肥厚、刺激性食物及浓茶、咖啡等。

(4)指导患者了解常用的对肝脏有毒的药物,用药应遵医嘱,不能随意服用或更改剂量,以免加重肝脏损害,避免使用镇静安眠药。

(5)指导患者保持平和心情,防止郁怒伤肝。

第九节　上消化道出血的护理

上消化道出血(UGIH)是指屈氏韧带以上的消化道(食管、胃、十二指肠、胰、胆及胃空肠吻合术后的空肠)病变引起的出血。如有呕血、黑便而无周围循环衰竭者称为显性失血;仅表现为大便隐血试验阳性,而无其他表现者,称为隐性出血。上消化道大量出血是指在数小时内的失血量超出 1000mL 或循环血容量丢失 20% 以上者,主要表现为黑便和(或)呕血,常引起急性周围循环衰竭。上消化道大出血是临床常见急症,目前的死亡率与病因误诊率仍较高,分别为 10% 与 20% 以上,应引起重视。

一、病因与发病机制

导致上消化道出血的原因很多,可为上消化道疾患或门静脉高压所致食管、胃底静脉曲张破裂,还可因上消化道邻近器官(胆道、胰腺等)病变累及食管、胃、十二指肠或全身性疾病(如血液及造血系统疾病、尿毒症、结缔组织疾病等)引起。一般来说,临床上常见病因有消化性溃疡、食管胃底静脉曲张破裂、急性胃黏膜损伤和胃癌四种。分述如下。

(一)消化性溃疡

此类原因引起的上消化道出血最常见,占 50%~60%,其中 2/3 是因十二指肠溃疡所致出血。多为十二指肠壶腹部后壁或胃小弯穿透溃疡腐蚀黏膜下小动脉或静脉所致。出血量与侵蚀血管大小和范围有关,少量出血仅表现为粪隐血阳性,严重大出血可见呕吐鲜血伴黑便,导致失血性休克。患者出血前溃疡疼痛加重,出血后疼痛减轻或缓解。内镜检查可确定溃疡部位形态、大小及数目,有无活动性出血,组织活检可鉴别恶性溃疡。

(二)食管胃底静脉曲张破裂

为肝硬化门静脉高压的严重并发症之一,占上消化道出血的 25%。该部位曲张静脉缺乏周围组织的支持与保护,易被粗糙的食物损伤或被反流胃液腐蚀破裂而出血,也可因腹内压突然增加的因素导致出血,如用力排便,剧烈咳嗽等。多数骤然发病,以大量呕血伴黑便为典型症状,出血量多而迅猛,易导致失血性休克和诱发肝性脑病,死亡率、再出血率高。患者有各种原因引起的肝硬化病史,检查有肝脾肿大、腹水等门静脉高压表现。内镜检查、食管钡餐造影是确诊的主要方法。

(三)急性胃黏膜损伤

占上消化道出血的 $15\%\sim30\%$。各种严重疾病,如创伤、烧伤或大手术后、休克、肾上腺皮质激素治疗后、脑血管意外或其他颅脑病变等,引起的应激状态可导致应激性溃疡,与由某些药物、乙醇引起的急性糜烂性出血性胃炎统称为急性胃黏膜损伤。其特点是:发病时多有上述诱因;起病急骤,常以出血为首要症状;病变部位多见于胃体的高位后壁及小弯侧,呈多发性糜烂或浅表性溃疡;出血者可在短期内反复发生。

(四)胃癌

胃癌很少引起大量胃肠出血,多为少量出血,但溃疡型癌可引起大出血。由于癌组织缺血坏死,其表面发生糜烂或溃疡,开始可伴慢性少量出血。当癌组织溃疡侵蚀血管时便可发生大出血。多见于中老年人,过去可无胃病史或虽有胃痛病史但其疼痛规律发生改变,临床常见症状为反复上消化道出血,伴食欲减退、体重下降等消耗症状。内镜检查可确诊。

二、临床表现

上消化道大出血的临床表现取决于出血病变的性质、部位、失血量与速度、患者年龄、心肾功能等情况。

(一)呕血与黑便

呕血与黑便为上消化道大出血的特征性表现。呕血可伴黑便,而黑便不一定有呕血。一般情况下幽门以上出血者以呕血为主,幽门以下出血者可只表现为黑便。呕血为鲜红色血液表明出血量大而且出血速度快,在胃内停留时间短;咖啡色样表明出血量少而速度慢,血液在胃内停留时间长,为血液经胃酸作用变成酸性血红蛋白所致。大便的色泽也取决于血液在胃肠道内停留时间的长短。柏油样糊状便是血红蛋白中的铁经肠道内硫化物作用形成硫化铁所致,常提示上消化道出血。如出血量大且速度快,肠道蠕动加快,血液在肠道停留时间短,粪便往往呈紫红色。空回肠及右半结肠病变引起小量渗血时,也可有黑便,应与上消化道出血区别。

(二)失血性周围循环衰竭

失血量过大、失血速度过快、出血不止或治疗不及时可致急性周围循环衰竭,引起机体的组织血液灌注减少和细胞缺氧,进而可因缺氧、代谢性酸中毒和代谢产物的蓄积,造成周围血管扩张,毛细血管广泛受损,以致大量体液淤积于腹腔内脏与周围组织,使有效血容量锐减,严重影响心、脑、肾的血液供应,最终形成不可逆休克,导致死亡。在出血性周围循环衰竭发展过程中,临床上可出现头晕、心悸、恶心、口渴、黑矇或晕厥,皮肤灰白或湿冷,按压甲床呈苍白且不易恢复;静脉充盈差,体表静脉塌陷;患者感到疲乏无力,进一步出现精神萎靡、烦躁不安,甚至反应迟钝、意识模糊、脉搏细数(120 次/min 以上)、收缩压低于 80mmHg,呈休克状态。老年人器官储备功能低下,加之老年人常有脑动脉硬化、高血压、冠心病、慢支等,虽出血量不大,也可引起多器官功能衰竭,增加死亡危险因素。

(三)氮质血症

可分为以下 3 种。

1.肠源性氮质血症

指在上消化道大量出血后,数小时内大量血液蛋白的分解产物在肠道被吸收,以致血中氮质升高。大多在出血后数小时尿素氮开始上升,24～48h 达高峰。大多不超过 14.3mmol/L,随出血停止 3～4 日后降至正常。

2.肾前性氮质血症

是由于失血性周围循环衰竭造成肾血流暂时性减少,肾小球滤过率和肾排泄功能降低,以致氮质潴留。在纠正低血压、休克后,血中尿素氮可迅速降至正常。

3.肾性氮质血症

是由于严重而持久的休克造成肾小管坏死或因失血更加重了原有肾病的肾脏损害,临床上可出现尿少或无尿。

(四)发热

大量出血后,多数患者在 24h 内出现低热,可持续数日降至正常。发热的原因可能是由于血容量减少、贫血、周围循环衰竭、血分解蛋白的吸收等因素导致体温调节中枢功能障碍。分析发热原因时要考虑寻找其他因素,如继发感染等。

(五)血象变化

急性大出血后早期因为有周围血管收缩与红细胞重新分布等生理调节,血象可暂无变化。此后,大量组织液渗入血管以弥补血容量不足,血红蛋白和红细胞数值因血液稀释而降低。一般在出血后 3～4h,才出现失血性贫血的血象改变。失血刺激造血系统,血细胞增殖活跃,外周血网织红细胞增多。一般出血 24h 内网织红细胞即见增高,4～7 天可达 5%～15%,出血停止后逐渐降至正常,如出血不止可持续升高。白细胞计数在出血后 2～5h 升高,可达 $10 \times 10^9/L \sim 20 \times 10^9/L$,血止后 2～3 天恢复正常。但肝硬化食管胃底静脉曲张破裂出血的患者,如同时有脾功能亢进,则白细胞计数可不增高。

(六)对消化性溃疡疼痛及肝功能的影响

消化性溃疡患者出血后疼痛往往减轻或消失。在肝硬化的病例中,在原有肝功能不良的基础上并发大出血,使肠道内积血,血红蛋白代谢产生氨类,加上贫血和缺氧,加重肝细胞损害,从而可诱发或加重肝功能衰竭。

三、辅助检查

(一)实验室检查

检测血、尿常规、呕吐物及大便隐血试验、肝肾功能,有助于估计失血量及有无活动性出血,可判断治疗效果及协助病因诊断。

(二)胃镜检查

上消化道出血病因确诊的首选方法。上消化道出血后 24～48h 内进行紧急内镜检查,可以不失时机地直接观察到出血部位,获得病因诊断,精确性大于 90%,同时可经内镜对出血灶进行紧急的止血治疗。一般认为,患者收缩压>90mmHg,心率<110 次/min,血红蛋白浓度>70g/L 时,进行胃镜检查较为安全。

(三)X 线钡剂检查

对明确病因亦有价值。仅适用于出血停止且病情基本稳定数天的患者。

(四)其他

选择性动脉造影、放射性核素显像、胶囊内镜及小肠镜检查等主要适用于不明原因的消化道出血。

四、诊断要点

根据引起上消化道出血疾病的病史,有呕血与黑便、周围循环衰竭的表现、大便隐血阳性、红细胞、血红蛋白低于正常的实验室证据可做出上消化道出血的诊断。纤维胃镜检查可明确出血原因。

五、治疗要点

上消化道大出血抢救原则为:迅速补充血容量,纠正水电解质失衡,预防和治疗失血性休克,给予止血治疗,同时积极进行病因诊断和治疗。

(一)一般治疗

患者卧床休息,保持呼吸道通畅,吸氧,大出血者暂禁食。严密监测心率、血压、呼吸、尿量及意识变化,观察呕血及黑便情况,定期复查血红蛋白浓度、红细胞计数、血细胞比容与血尿素氮。必要时进行心电监护。

(二)补充血容量

尽快建立有效的静脉输液通道,立即配血。在配血过程中,可先输葡萄糖盐水或平衡盐溶液,开始输液宜快。紧急情况下遇血源缺乏,可用右旋糖酐或其他血浆代用品暂时代替输血。但 24h 内右旋糖酐不宜超过 1000mL,以免抑制网状内皮系统,加重出血的倾向。

（三）止血治疗

1.食管胃底静脉曲张破裂大出血的止血措施

（1）药物止血

①血管升压素：通过收缩内脏血管，减少内脏血流，从而降低门静脉压。常用垂体后叶素 $10\sim20U$ 静脉注射，然后 $0.2\sim0.4U/min$ 持续静脉滴注；止血后逐渐减量至 $0.1U/min$，维持 $12\sim14h$。主要不良反应有腹痛、血压升高、心肌缺血，心绞痛甚至心肌梗死。为防止血管升压素造成的全身反应，需加用硝苯地平、硝酸甘油等。有冠心病、高血压病者或妊娠妇女忌用。

②生长抑素及其类似物：这类药物可以通过收缩内脏血管，显著减少内脏血流，降低门静脉压力，降低侧支循环的血流和压力，减少肝脏血流量，但又不引起体循环动脉血压的显著变化，已成为近年来治疗食管胃底静脉曲张破裂出血最常用的药物。施他宁，首次剂量给予 $250\mu g$ 静脉注射，继以 $250\mu g/h$ 速度静脉注射，持续 $24\sim48h$。该药半衰期极短，应注意滴注过程不能中断，若中断超过 5min，应重新注射首剂。奥曲肽，半衰期较长，首次 $100\sim200\mu g$ 静脉滴注，继以 $25\sim50\mu g/h$ 速度静脉滴注，连续 $36\sim48h$。

（2）气囊压迫止血：经鼻腔或口插入三腔二囊管，进入胃腔后先抽出胃内积血，再先后向胃囊和食管囊注入气体，压迫胃底食管曲张静脉。此法止血效果肯定，但患者痛苦大，并发症较多，可引发呼吸道阻塞和窒息；食管壁缺血、坏死、破裂；吸入性肺炎；心律失常等，故仅适用于药物治疗失败或无手术指征者暂时止血用。具体用法见"消化系统常用诊疗技术及护理"。

（3）内镜治疗：内镜直视下注射硬化剂或组织黏合剂至曲张的静脉或食管静脉曲张套扎术（EVL）是当前控制食管静脉曲张破裂出血的重要手段，但要严格掌握适应证及禁忌证。

（4）经皮经颈静脉肝穿刺肝内门体分流术（TIPS）：是在 B 超或 CT 的监视下的介入治疗技术。近年来国内外已逐步开展此项技术，但费用昂贵，尚难以普及。

（5）手术治疗：在大出血期间采用各种非手术治疗不能止血者，可考虑进行外科手术治疗。

2.非静脉曲张破裂大出血的止血措施

最常见于消化性溃疡。

（1）药物止血

①抑酸剂：主要是静脉内使用抑制胃酸分泌的药物，以提高胃内 pH 值，促使血小板聚集及血浆凝血功能的有效发挥。目前常用的有 H_2 受体拮抗剂、质子泵抑制剂，可静脉推注或静脉滴注。

②局部止血措施：a.冰盐水洗胃，通过胃管用 $4\sim14℃$ 冰水反复灌洗胃腔而使胃降温，从而使血管收缩、血流量减少，并可使胃分泌和消化受到抑制而达到止血目的。b.胃内注入去甲肾上腺素溶液。在生理盐水灌洗后，通过胃管注入 150mL 含去甲肾上腺素 $8\sim12mg$ 的生理盐水溶液，停留 30min 后抽出，每 $1\sim2h$ 重复 1 次，可使出血的小动脉强烈收缩而止血，但对老人不利。

（2）内镜下止血：在出血部位附近注射高渗盐水、无水乙醇、1：10000 肾上腺素溶液或凝血酶溶液等，也可选择在内镜下用激光、高频电灼、热探头或微波等热凝固方法进行止血。

（3）手术治疗：经积极内科治疗仍有活动性出血者，应掌握时机进行手术治疗，指征是：

①年龄 50 岁以上并伴动脉硬化、经治疗 24h 后出血不止;②严重出血经内科积极治疗后仍不止血;③近期曾有多次反复出血;④合并幽门梗阻、胃穿孔或疑有癌变者。

六、常见护理问题

(一)失血性休克

1.相关因素

与出血量大、出血速度快等有关。

2.临床表现

患者出现口干、乏力、出冷汗、皮温降低,静脉充盈差,血压下降等表现。

3.护理措施

(1)迅速建立静脉通道,恢复血容量。失血量过大、出血不止或治疗不及时,有效循环血量锐减,严重影响心、脑、肾等重要脏器血液供应,易形成不可逆的休克,导致死亡。护士应迅速建立两条以上的静脉通道,外周静脉和中心静脉留置管,防止脱针,立即抽血配血,做好输血的准备。在着手准备输血时,立即静脉输入 5%～10% 葡萄糖溶液或平衡液。强调不要一开始单独输血或代血浆而不输液,因为患者急性失血后血液浓缩,血较黏稠,此时输血并不能更有效地改善微循环的缺血、缺氧状态。因此,主张先输液或者紧急时输液、输血同时进行。

当收缩压在 6.67kPa(50mmHg)以下时,输液、输血速度要适当加快,甚至需加压输血,以尽快把收缩压升高至 10.67～12kPa(80～90mmHg)水平,血压能稳住则可减慢输液速度。在输入库存血较多时,每输入 600mL 血应静脉补充葡萄糖酸钙 10mL。对肝硬化或急性胃黏膜损害的患者,尽可能采用新鲜血。对于有心、肺、肾疾病的患者及老年患者,要防止因输液、输血量过多、过快引起的急性肺水肿。因此,必须密切观察患者的一般状况及生命体征变化,尤其要注意颈静脉的充盈情况。监测中心静脉压。补液量与速度根据血压、中心静脉压调整(表1-4),记录尿量。输液速度不宜过快,输液量不宜过多,否则可引起肝静脉压力升高,诱发食管、胃底静脉再次破裂出血。新鲜全血、血浆、白蛋白及高渗性药物要经过中心静脉通道输注。

血容量已补足的指征有下列几点:四肢末端由湿冷、发绀转为温暖、红润;脉搏由快、弱转为正常、有力;收缩压接近正常,脉压>4kPa(30mmHg);肛温与皮温差从>3℃转为<1℃;尿量>30mL/h;中心静脉压恢复正常(5～13cmH$_2$O)。

表 1-4 中心静脉压与补液的关系

中心静脉压	血压	原因	处理原则
低	低	血容量严重不足	充分补液
低	正常	血容量不足	适当补液
高	低	心功能不全或血容量相对过多	给强心药,纠正酸中毒,舒张血管
高	正常	容量血管过度收缩	舒张血管
正常	低	心功能不全或血容量不足	补液试验

补液试验:取等渗盐水 250mL,于 5～10min 静脉滴注,若血压升高而中心静脉压不变,提示血容量不足;若血压不变而中心静脉压升高 0.29～0.49kPa(3～5cmH$_2$O),则提示心功能不全

（2）绝对卧床休息，取平卧位并将下肢抬高 20°～30°，以保证脑部及重要脏器的供血供氧。

（3）保持呼吸道通畅：患者平卧，头偏向一侧，避免呕血时误吸而引起窒息。给予氧气吸入。常规备负压吸引器，吸痰管数根，有利于急救。

（4）心理护理：向患者说明安静休息有利于止血，要关心、安慰患者。抢救工作应迅速而不忙乱，以减轻患者的紧张情绪。经常巡视，大出血时陪伴患者，使其有安全感。呕血及黑粪后及时清除血迹、污物，以减少对患者的不良刺激。解释各项检查、治疗措施的必要性，听取并解答患者或其家属的提问，以减轻他们的疑虑。

（5）病情观察：大出血时严密监测患者的心率、血压、呼吸及意识变化，必要时进行心电监护。准确记录出入量，疑有休克时留置导尿管，测每小时尿量，应保持尿量＞30mL/h。症状体征的观察，如患者烦躁不安、面色苍白、皮肤湿、四肢冰凉则提示微循环血液灌注不足；而皮肤逐渐转暖、出汗停止则提示血液灌注好转。观察呕吐物及粪便的性状、颜色及量。定期复查红细胞计数、血细胞比容、血红蛋白、网织红细胞计数、血尿素氮，以了解贫血程度、出血是否停止。急性大出血时，经由呕吐物、鼻胃管抽吸和腹泻，可丢失大量水和电解质，故应密切监测血清电解质的变化。

继续或再次出血的判断：观察中出现下列迹象，如反复呕血，甚至呕吐物由咖啡色转为鲜红色；黑粪次数增多且粪质稀薄，色泽转为暗红色，伴肠鸣音亢进；周围循环衰竭的表现经补液、输血而未改善或好转后又恶化，血压波动，中心静脉压不稳定；红细胞计数、血细胞比容、红细胞测定不断下降，网织红细胞计数持续升高；在补液足够、尿量正常的情况下，血尿素氮持续或再次升高；门静脉高压的患者原有脾大，在出血后常暂时缩小，如不见脾恢复肿大亦提示出血未止。

（二）恐惧

1.相关因素

与消化道出血、健康受到威胁、担心疾病后果有关。

2.临床表现

主诉担心、害怕疾病，感到无能为力，睡眠差或不稳，紧张、沮丧。

3.护理措施

①保持病室安静、整洁。治疗和护理工作应有计划进行，不慌不乱。②尽量主动满足患者生理、心理需求，让患者对医护人员产生信任感。③耐心听取患者主诉。针对患者的顾虑给予确认、解释或指导。④介绍同室病友，帮助建立病友的互助、和谐关系，加强沟通。⑤耐心解释患者的症状、体征和病情的发展、治疗过程。减轻患者精神紧张、心理不安和恐惧。

（三）活动无耐力

1.相关因素

与血容量减少、虚弱、疲乏有关。

2.临床表现

患者诉心悸、乏力、头晕等症状。

3.护理措施

①休息与活动：精神上的安静和减少身体活动有利于出血停止。少量出血者应卧床休息。大量出血者应绝对卧床休息，协助患者取舒适体位，给予吸氧，注意保暖，治疗和护理工作应有计划地集中进行，以保证患者的休息和睡眠。病情稳定后，逐步增加活动量。②安全防护：轻症患者可起身稍事活动，可上厕所大小便。但应注意，在有活动性出血时，患者常因有便意而去厕所，在排便时或便后起立时晕厥。故应嘱患者坐起、站起时动作缓慢；出现头晕、心悸、出汗时立即卧床休息并告知护士；必要时由护士陪伴或改为床上排泄。重症患者应多巡视，并用床栏加以保护。③加强生活护理：在限制活动期间，护士应协助患者完成个人日常生活活动，如进食、口腔清洁、皮肤清洁和排泄。卧床者特别是老年人和重症患者应注意预防压疮。呕吐后及时漱口。排便次数多者应注意肛周皮肤清洁和护理。

（四）营养失调

1.相关因素

与出血、禁食、肝功能差、蛋白合成障碍有关。

2.临床表现

呈贫血貌，血压低于正常值，体重下降，皮肤灰暗。

3.护理措施

①出血禁食期间根据患者出入量、体重等计算每天所需补液量，并按时输入，保证每天足够的热能。②活动出血时应禁食。止血后1～2天可进高热量、高维生素流质饮食，无再出血者可渐改为半流质、软食饮食，限制钠和蛋白质的摄入，避免粗糙、坚硬、刺激性食物，如芹菜、韭菜、辛辣冷烫、大块肉粒、坚果等。保持室内环境清洁、愉快的进食。③和营养师一起制订饮食计划，根据患者热量需要供给高蛋白、高热量、高维生素饮食。④向患者解释摄取足够营养以满足身体需要，对保持和恢复身体健康的重要性。⑤指导肝硬化患者选择优质蛋白饮食，如牛奶、鸡蛋、鱼、虾、牛肉等，必要时可辅助进食些蛋白粉和氨基酸胶囊；肝功能白蛋白提示低于30g者静脉输注入血白蛋白。⑥溃疡出血患者避免干硬、油炸食品，应少量多餐，减轻胃的饱腹感。⑦每周测体重。

（五）有感知改变的危险

1.相关因素

与肝功能差、消化道大出血后肠腔内积血经细菌作用后致肠道内血氨升高有关。

2.临床表现

昏睡、躁动、烦躁不安、行为异常等。

3.护理措施

①加床栏，必要时使用约束带，预防患者坠床。②密切观察患者有无躁动、幻觉、谵语、扑翼样震颤等表现。③输血时宜输新鲜血，因库存血含氨较多，可诱发肝性脑病。门静脉高压出血患者烦躁时慎用镇静药。出血停止后遵医嘱及时给予乳果糖 60mL＋生理盐水 100mL 小

剂量不保留灌肠,促进肠道积血及时清除。出血停止后 3 天给予低蛋白饮食,可选择静脉给予人血白蛋白。

七、食管-胃底静脉曲张破裂出血的特殊护理措施及依据

除上述上消化道大量出血的基本护理措施外,本病患者的特殊护理措施补充如下。

(一)药物治疗护理

1.生长抑素的使用

生长抑素能选择性收缩内脏血管,降低门静脉血流量,是控制肝硬化门静脉高压引起的食管-胃底静脉曲张急性出血的首选药物,临床上常用施他宁或醋酸奥曲肽(商品名善宁),这些药物的半衰期仅为 2~3min。生长抑素使用疗程应至少维持 48h,预防早期再出血推荐治疗时间为 5 天。

护士要做到勤巡视、勤观察,一旦发生静脉外渗应立即再次静脉穿刺。使用生长抑素时最好应用输液泵泵入,以便更精确地控制输液速度和输液量。为了达到有效的血药浓度,常在滴注生长抑素前先静脉注射 0.1mg 此药,如注射过快可引起心悸、恶心等症状,因此护士应将药物缓慢注射或稀释后缓慢注射。

生长抑素常见的胃肠道反应有恶心、呕吐、腹痛、腹泻、腹胀,一般轻而短暂。偶有注射部位出现针刺感,伴红肿,可给予局部冷敷。

2.血管升压素的使用

垂体后叶素是治疗肝硬化门静脉高压引起上消化道出血的常用药,其治疗效果好、价格低廉,在临床上应用较广泛,但不良反应多,治疗过程中患者可出现面色苍白、出冷汗,护士应注意观察病情,测量血压、脉搏,正确判断此症状是出血先兆症状还是药物不良反应。

腹痛、肛门坠胀感、腹泻为常见的不良反应,患者会因便意频繁和不习惯在床上排便而自行如厕或持续坐在便盆上。为防止晕倒、压疮等意外事故发生,护士应告知患者及其家属,自行如厕会因低血压而晕倒,坐便盆过久易形成压疮,应注意调节好用药浓度和速度,并指导患者正确使用便器。

垂体后叶素对组织有损伤作用,液体外渗会导致组织的溃烂甚至坏死,因此在输液过程中护士应注意观察穿刺部位有无渗漏,做好交接班,一旦发现渗出应及时处理,可进行局部封闭和 50%硫酸镁外敷治疗。

血管升压素亦可引起血压升高、心律失常、心肌缺血,甚至发生心肌梗死,故滴数应准确,并严密观察不良反应。患有冠心病的患者忌用血管升压素。

(二)三腔二囊管的应用

1.适应证

(1)肝硬化伴食管下段、胃底静脉曲张破裂。

(2)食管下段,胃底溃疡并出血者(如高位溃疡),但食管上中段无法压迫止血。

2.操作前的准备

(1)器械准备:备齐用物(治疗盘、无菌碗、三腔二囊管、纱布、短镊子、生理盐水、20～50mL注射器2副、液状石蜡、棉签、胶布或固定套、弹簧夹、血管钳、治疗巾、小弯盘;负压吸引器;血压计、听诊器、护理记录单、牵引架、滑轮、绷带、牵引物),仔细检查,确保胃引流管、食管囊管及胃囊管通畅;做好各个气囊管腔的标记,检查气囊是否漏气,测试气囊的注射气量,并用注射器抽尽气囊残气量后夹闭导管备用。

(2)患者准备:向患者和其家属说明插管的重要性,解除患者思想顾虑,做好心理护理,取得患者合作与配合。

3.操作方法与步骤

(1)以液状石蜡充分润滑三腔二囊管前端和气囊,选择患者一侧较通畅的鼻腔,清洁后以液状石蜡润滑。

(2)患者取仰卧位,配合术者经鼻缓缓插入三腔二囊管,嘱患者同时做吞咽动作,直至插入65cm标记处抽取胃内容物,确保管端在胃内,并已到达幽门部。

(3)先缓慢向胃囊注气150～200mL,并用夹子夹住胃管腔底部,反折后将其用纱绳扎紧或血管钳夹紧,防止漏气。缓慢将胃囊管向外牵拉,使充气的胃囊压在胃底部,牵拉至有中度阻力感为止。在鼻腔出口处做好标记,将三腔二囊管与0.5kg重的沙袋相连,通过滑轮装置牵引,并固定于输液架上。

(4)用生理盐水通过三腔二囊管的胃管端,洗尽胃内血液后与胃肠减压器相连接,如发现再出血可向食管囊注气80～100mL;封闭管口,防止漏气,使气囊压迫食管下段的曲张静脉。

(5)用血压计测气囊内压力,一般胃囊压力为6.6kPa(49mmHg),食管囊压力为4～5.2kPa(30～39mmHg)。

4.护理

(1)一般护理:做好基础护理,每4h口腔护理1次;保持口鼻腔黏膜清洁湿润,用液状石蜡棉签涂抹口唇,防止干燥;及时清除分泌物及痂痂;保持皮肤清洁,预防压疮。

(2)病情观察:每30～60min监测1次生命体征,观察患者意识、神态,仔细记录呕血、便血量、颜色、性状及气囊压迫时间、充气量等。定时从胃内抽吸胃液以判定出血部位,观察出血有无停止。

(3)气囊护理:①放置三腔二囊管后每隔12～24min放松气囊和放气1次。放松气囊时先放食管囊,再放胃囊,如出血停止,无须再压迫;如有出血应重新充气并牵引,充气时先充胃囊,再根据需要向食管囊充气,持续牵引时间一般可达3～5天,具体情况视患者病情而定,防止压迫时间过长引起胃底、食管黏膜破裂、糜烂等并发症。②三腔二囊管牵引方向过高或过低都会压迫鼻腔上下组织而引起损伤,要注意避免。可在鼻孔处三腔二囊管下垫棉花,以免长期压迫造成局部溃疡。给患者翻身时可用血管钳从鼻部钳夹管子以防气囊和管腔回缩,从而保持一定牵引力。牵引绳与人体角度以45°为宜,拉力0.5kg。如管子向上、向外移位时应立即放松牵引,并将气囊放气,防止气囊压迫气管而发生呼吸困难和窒息。应在患者身边备好小剪刀,以防胃囊漏气三腔二囊管滑出,导致气囊梗在咽喉处压迫气管引起窒息,此时应立即剪断三腔二囊管紧急放气或立即用注射器抽出气囊内气体,使患者气道通畅。

(4)拔管:出血停止后24h即可放出气囊内气体,继续观察,如无出血可考虑拔管,拔管前口服液状石蜡30~50mL以充分分离食管壁及胃黏膜,抽尽囊内气体,缓缓拔出三腔二囊管,注意防止黏膜被撕脱而大出血。拔管后禁食24~48h,仍无出血,可给予流食,并逐渐过渡到半流食或软食。

5.不同阶段心理表现及护理

(1)插管阶段:①心理表现,当发生上消化道出血时,患者见到呕吐或便出大量血液时会十分紧张、害怕与恐惧,担心有生命危险;同时担心插管可能带来不良后果,显出极为烦躁不安的表现。②心理护理,施以认知疗法,以温和、关心、体贴的语言安慰患者,帮助患者了解插管止血的目的和必要性,克服紧张、害怕与恐惧等不良情绪;启动患者自身正常的心理防卫机制,增强自我应激能力。同时,运用转移注意力的语言,控制患者的冲动与愤怒等情绪,鼓励患者积极配合插管。

(2)置管阶段:①心理表现,置管后,因胃气囊压迫胃底、食管囊压迫咽喉部,尤其是初次置管患者感到十分不适,表现出不同程度的躁动不安。②心理护理,此时患者病情不稳定,不能对话。医护人员要以鼓励性的语言激励患者,特别是对初次置管的患者,鼓励他们尽量忍受因气囊压迫胃底、食管及咽喉部所产生的不适;帮助患者树立战胜困难的信心,减少烦恼,稳定情绪,做到安心静养。

(3)拔管阶段:①心理表现,拔管和拔管后患者的出血已经控制,病情相对稳定。由于医护人员从死神手里夺回自己的生命,多数患者均有一种欣喜的感觉;对于初发出血的患者,以前的紧张心理获得了明显的放松,显得心情开朗。但也有部分患者特别是再发出血的患者,因为担心日后出血复发,仍有郁郁寡欢、心事重重的表现。②心理护理:患者病情已稳定,可以进行对话。医护人员努力帮助患者从忧虑中解放出来,使之逐渐开心、快乐;引导帮助患者出院后努力克服不良心理因素,积极预防复发,此乃心理护理工作的一项重要任务。主动与患者沟通,了解其与疾病相关的各方面情况,消除其心理障碍,帮助每例患者分析和认识发生出血的诱因,调动其主观能动性。嘱患者出院后采取相应措施,积极克服和消除不良因素。

6.有感染的危险

(1)相关因素:与营养状态差、机体抵抗力下降、留置三腔二囊管有关。

(2)临床表现:咳嗽、发热。

(3)护理措施:①保持病房安静、温暖、清洁,限制陪客,每天开窗通风至少2次,每次30min左右;②监测体温及血常规,遵医嘱合理应用抗生素;③嘱患者绝对卧床休息,加强口腔护理,每次进食后用生理盐水漱口;④在执行治疗护理时严格无菌操作,做好手的消毒,防止交叉感染;⑤给患者进食高热量、优质蛋白、高维生素、易消化的食物,增强体质。

7.有皮肤完整性受损的危险

(1)相关因素:与消化道大出血时体位受限、插三腔二囊管患者怕动有关。

(2)临床表现:局部皮肤红、肿、热、痛。

（3）护理措施：①给予气垫床或减压床垫,骨突处给予软枕减压；②呕血、排黑粪后及时更换被服,保持床单位平整、清洁、干燥、无渣屑,避免局部刺激；③放取便盆时避免推拉拽等动作,每次便后应擦净,保持臀部皮肤清洁、干燥,以防发生湿疹和压疮；④出血期间帮助患者小角度侧身,病情稳定后鼓励患者抬臀、变换体位。

（三）食管静脉曲张破裂出血内镜下套扎治疗的护理

1.病情观察

绝对卧床休息 24h,每 30min 测脉搏、呼吸、血压各 1 次,持续 4h,观察患者生命体征有无变化,呕吐物及大便的质、量及颜色。术后 3~7 天是再出血的危险期,因套扎处组织结痂、坏死、脱落易发生出血。遵医嘱适量应用抗生素预防感染。各种抢救器械及药物处于备用状态。

2.饮食护理

饮食护理至关重要。24h 内禁饮食,3 天内进食温凉流质饮食,4~7 天进食半流质饮食,以后进食易消化、营养丰富的软食,忌烟酒,保持大便通畅。

3.并发症护理

术后 1~2 天若有咽喉部疼痛,系胃镜反复抽插引起。用生理盐水或复方硼酸液漱口,2~3 天后疼痛消失。患者会有不同程度的胸骨后不适,此乃套扎所致,一般 1~2 周后消失,症状重者可服用小剂量镇静药。

八、健康教育

（一）心理指导

患者常常出现一些消极心理状态,如忧虑、悲观、孤独感、被遗弃感等,既担心疾病的预后,又担心反复多次的住院加重家庭负担,甚至有的患者害怕家属和周围的朋友厌烦、歧视自己。针对这些心理障碍,医护人员应耐心、细致地做好患者的心理工作,正确疏导,鼓励其树立战胜疾病的信心,告之不良的情绪同样可诱发出血。把预后比较好的患者的情况,讲给他们听；同时做好家属的思想工作,不要歧视、厌烦患者,应关心、爱护、照料他们。患者的生活质量与家庭因素、社会等因素密切相关,故应加强与其家属的沟通,提高家庭支持的有效性,争取家庭在心理上、经济上的积极支持和配合,解除患者的后顾之忧。实践证明,家属的理解、支持、关心对患者有不可估量的作用。

（二）饮食指导

提倡进食半流质食物和软食,忌进食硬、粗糙、刺激性食物,以及含纤维素多的食物如韭菜、芹菜等。禁酒、浓茶、咖啡、酸辣、油煎及花生、瓜子、糖葫芦等食物。食物要多样化,易消化、清淡又富有营养。少食多餐,不可过饱。进食不可过快,做到细嚼慢咽。不可过热,宜温凉。对较大片剂药物应研碎后服用。需要特别强调的是,肝硬化食管静脉曲张患者无论何时均不能进硬食,特别是有棱角或多渣的食物,吞咽后在食管内可能造成曲张静脉破裂出血。同样,鼓励患者食水果,但食用苹果、梨时,应嚼碎,最好不要把水果渣吞下,因为总有很少部分可能带有硬棱角。

（三）生活方式指导

既要注意休息，又要适当活动，以不疲劳为宜，保持劳逸结合，动静结合。提倡散步、打太极拳等，不主张快跑、急走等剧烈运动。避免受凉感冒、咳嗽。要保持大便通畅，养成定时排便的习惯，切忌大便时用力过度和憋气。生活要有规律。养成良好的生活习惯，不可熬夜、酗酒、吸烟。

（四）随诊指导

出院后定期到医院做相关检查（如血常规、肝肾功能、肝纤三项、便常规及隐血试验等），同时进行肝、胆、脾 B 超检查。经济条件允许的患者尚可做 CT 或磁共振，以便动态了解病情变化，及时就诊。

（五）自我护理指导

提高患者和其家属的卫生常识，学会自我护理。掌握上消化道出血的基本医学知识以及引起上消化道出血的各种诱因，明白饮食控制的重要性。知道有黑粪或柏油样粪应立即休息，及时就诊。禁止使用对肝有损害的药物，不滥用药物。

通过对患者实施健康、正确的出院指导，能让患者充分认识到护理的重要性，掌握疾病护理要点。提高患者的自我护理能力和保健能力，消除疾病的危险因素，减少出血机会。有利于患者回归家庭、回归社会，提高生活质量。

第十节　风湿免疫系统疾病

一、类风湿关节炎

类风湿关节炎（RA）是一种的慢性、进行性关节病变为主的全身性自身免疫性疾病。其特征是对称性关节炎，以双手、腕、肘、膝、踝和足关节的疼痛、肿胀和晨僵为常见。

【常见病因】

病因学类风湿关节炎的发病可能是一种受抗原驱动的"激发-连锁免疫反应"的过程。感染和自身免疫是 RA 发病和病情迁延的中心环节，而内分泌、感染、遗传和环境因素则增加了RA 的易感性。这些因素在发病过程的不同阶段发挥了不同的作用。因此，RA 的发生是上述几种或多种因素共同的结果。

【临床表现】

1.起病方式

（1）慢性发病型：超过 50% 的 RA 患者呈隐匿性发病。该型起病多以全身症状为主，如疲乏、不适或伴有全身肌肉疼痛。关节肿痛可出现多个部位，此起彼伏。RA 患者的慢性关节炎可导致关节周围肌肉萎缩和肌无力等。部分患者可有低热、疲乏及体重减轻等全身表现。

(2)急性发病型:5%~15%的患者属急性发病型,尤其多见于老年患者,关节肿痛等症状可在几天内出现。

(3)亚急性发病型:该型占RA的5%~15%,其受累特点与急性型相似,一般在一周或数周内出现,全身表现较重。

2.关节受累的特点

本病最初受累的关节多为近端指间关节、掌指关节和腕关节在RA最具特征,其他为肘关节、颞颌关节及胸锁关节等。

3.典型的关节表现

(1)晨僵:清晨睡醒后感到病变关节或附近肌肉发僵,翻身及下床活动不灵,手握拳不紧,难以完成扣衣扣动作,以及步行困难等,需要经过肢体缓慢活动后,这种发僵感才能得到明显减轻。

(2)疼痛和触痛:多数患者有明显的关节疼痛和按压痛。

(3)肿胀:主要是由于关节腔积液、滑膜增生及组织间水肿而致。

(4)关节畸形:早期如未得到及时合理的治疗,大多数患者最终会发展为关节破坏和畸形。

(5)骨质疏松:与成骨细胞功能的降低、溶骨作用增加、钙吸收减少有关。

4.不同关节的表现

手关节呈梭形肿胀、"纽孔花"样畸形、"天鹅颈"样畸形、尺侧偏移畸形;腕关节呈尺腕背侧半脱位、腕骨桡侧移位伴月骨尺侧移位;也可累及足关节、膝关节。

5.关节外表现

为血管炎、类风湿结节、心脏和胸膜受累等。

【辅助检查】

1.血液化验

全血细胞计数、血沉、C反应蛋白(CRP)测定、类风湿因子、肝肾功等。

2.X线检查

手、足及病变部位。

3.关节液检查。

【治疗原则】

包括早期治疗、联合用药、个体化治疗方案、功能锻炼。

【护理】

1.护理评估

(1)病因:患者有无感染、遗传、寒冷、潮湿、外伤、吸烟等因素。

(2)主要临床表现:患者有无疲乏、不适、关节肿痛、晨僵、关节畸形表现和疼痛评分。

(3)精神情感状况。

(4)护理查体:触痛、关节肿胀、关节畸形、关节活动范围。

（5）辅助检查：类风湿因子、抗核周因子、抗角蛋白抗体红细胞、白细胞、血小板及急时相反应指标如 C 反应蛋白、血沉等。

2.护理要点及措施

（1）疼痛的护理：疼痛的关节可出现于多个部位，严重影响 RA 患者的生存质量。RA 患者的主要治疗目的在于减轻炎症，抑制病变不可逆骨质破坏，尽可能保护关节肌肉的功能。

①疼痛的评估：每日评估疼痛的程度，疼痛的程度可用视觉分级评定法（VAS）进行半客观量化。以 10cm 长的标尺，0 为不疼痛，10cm 为最大疼痛。患者自行在标尺上标出疼痛得分，护士应及时记录，并根据疼痛程度采取相应的护理措施。

②疼痛的干预：物理疗法如：热疗法、水疗法及按摩等可起到缓解疼痛。必要的药物治疗、音乐疗法及心理治疗均为有效的疼痛干预措施。

③认知—行为的干预对关节炎疼痛的管理：CBT 途径作为一种创新的治疗方法，有效的管理风湿性疾病患者疼痛和能力丧失问题。CBT 包括 3 个基本的因素即：治疗的基本理论、应对技能训练和应对训练中的预防挫折发生的方法。其中应对技能训练包括放松法、想象训练、活动与休息循环训练法、认知重建训练法。接受 CBT 治疗的患者有效地降低了病情进展、治疗费用、抑郁、焦虑和不能自理的水平。

（2）提高日常生活活动能力护理

①RA 患者日常生活活动能力的评价。手功能的评价，包括手的抓、握功能两个方面，抓握功能有手握、柱状握和精细拿捏三种类型；非抓功能是指将手静态地保持伸展或屈曲的位置上的功能，如折书报、抚平床单等职业能力。家庭社会经济状况评价了解患者的职业和家庭状况，有利于适时调整患者工作状态和心态。

②个人作业训练：根据患者病情鼓励做自己力所能及的工作。应鼓励尽量完成日常生活训练，如进食、取物、梳洗、拧毛巾、穿脱衣物等。对已出现功能障碍的患者，为达到生活自理。

③运动练习：在疾病的急性期、有全身症状以及其他活动性病变，是进行运动训练的禁忌证。亚急性期可做关节活动范围内的被动和主动运动、静力运动。慢性期主要进行伸展性锻炼，等长、等张的需氧锻炼。a.被动锻炼基本要点：一是固定，可减少关节负重，缓解疼痛，固定时可辅助牵引。二是注意被动活动，可用摆动、震动和牵张的形式进行。b.主动锻炼主要运动形式有：静力收缩（等长收缩），指只有肌肉收缩，肌肉长度保持不变，而没有关节活动。适用于保持和恢复患者的肌力。动力锻炼（等张性收缩），指肌肉收缩时伴有肢体移动，和关节在正常活动范围内的活动。锻炼时注意不要引起疼痛。c.耐力锻炼通过耐力锻炼可增加病人的氧容量，改善心肺功能，如骑车、游泳、舞蹈等锻炼。

（3）药物治疗的护理

①口服药物是治疗类风湿关节炎患者的主要途径，应讲解药物的治疗作用和不良反应。根据 RA 药物治疗须早期施用、缓慢起效、长期服药以及高度个体化的特点，护理上应加强药物治疗的心理护理，使病人放下思想包袱，早期接受治疗。

②加强患者的依从性，保证疗效。在抗风湿药物特别是慢作用药缓慢起效的过程中，坚持

在医师指导下长时程规则用药,增强其对治疗的依从性,避免多处就诊,反复调换用药,从而避免延误治疗时机。

③熟悉治疗药物种类,做好不良反应的监测。治疗类风湿关节炎的主要药物包括4类即非甾体抗炎药、病变缓解性抗风湿药、免疫抑制药和糖皮质激素。a.非甾体抗炎药(NSAIDs):是一类具有抗炎、解热和镇痛作用的药物,NSAIDs主要是通过抑制前列腺素(PG)环氧化酶(cox),阻止花生四烯酸转化为PG而发挥镇痛消炎和解热作用。目前常用的NSAIDs有:阿司匹林、吲哚美辛、萘普生、布洛芬双氯酚酸、美洛昔康、尼美舒利、塞来昔布等。NSAIDs的主要不良反应表现在以下几个方面。胃肠道不良反应:血液系统可见白细胞、血小板降低过敏反应神经系统症状,根据NSAIDs的不良反应,护士应合理给药时间,应在患者进食30min内给药,以减少胃部刺激症状。注意观察相应不适症状。b.具有阻止类风湿关节炎(RA)病情发展的一类药物统称改善病情抗风湿药(DMARDs),或病情缓解药。主要种类DMARDs包括慢作用抗风湿药和免疫抑制药两类。抗疟药(羟氯喹和氯喹)、柳氮磺胺吡啶、青霉胺、金制剂,他们不具备即刻的临床疗效,而是数周或数月后才开始缓慢起效,故称为慢作用抗风湿药。柳氮磺胺吡啶(SASP):不良反应主要有恶心、呕吐、厌食、肝损害、皮疹,偶见白细胞、血小板减少。对磺胺类药物过敏者勿用。抗疟药:临床上常用的抗疟药有羟氯喹和氯喹。服药后3~6个月起效。常见的不良反应为皮疹、视网膜损害,故应定期做眼底检查。羟氯喹比氯喹不良反应少。c.免疫抑制药:常用的免疫抑制剂有甲氨蝶呤(MTX)、来氟米特、环孢素A等。可能与抑制二氢叶酸还原酶有关,它使细胞内叶酸缺乏、核蛋白合成减少,从而抑制细胞增殖及复制。不良反应主要有肝损害、骨髓抑制、胃肠道症状、皮疹,偶有肺纤维化。d.糖皮质激素。能用非甾体消炎药控制症状的,应尽量不用糖皮质激素。糖皮质激素没有改变病情、阻止关节侵蚀破坏的作用,故应与病情改变药联合使用。RA是一个慢性病程,并多于中老年发病,激素相关的不良反应会更加明显。因此,使用糖皮质激素,特别是长期使用糖皮质激素不宜提倡,避免使用不当出现感染及无菌性骨坏死等危害。

3.健康教育

(1)避免使病情加重或复发的因素。环境潮湿、气候寒冷、过度疲劳、精神刺激及生活不规律等,都可使RA患者关节症状加重,应设法避免。

(2)坚持关节功能锻炼,保持关节的功能位。类风湿关节炎急性炎症控制后,即应开始关节功能锻炼。关节锻炼,可以增加肌力,防止关节挛缩、强直和肌肉萎缩。锻炼要循序渐进,持之以恒。类风湿关节炎患者可出现关节畸形、活动受限,个别关节可能完全不能活动因而影响工作和日常生活,甚至部分晚期病人生活不能自理。为了防止这种不良后果产生,应该告诉患者,患病后即应使自己的病变关节尽可能处于正常功能状态。

(3)定期复查。在接受药物治疗期间应定期到门诊复查,以便医师及时了解患者对药物治疗的反应、疗效,以及可能产生的不良反应,随时根据病情调整治疗方案。即使在治疗过程中疗效或不良反应均不明显,治疗方案暂时不变者,也应定期到门诊检查血、尿常规以及肝、肾功能。通常在接受药物治疗前先进行有关检查,便于和治疗后做对照。以后每2~4

周复查 1 次,如无异常,可延长至 1～2 个月甚至 3 个月或 6 个月复查 1 次。具体情况由接诊医师安排。

(4)合理饮食。补充足够的蛋白质、糖和维生素,食物以易消化为宜,避免刺激性以及生冷硬的食物。对于服用非激素类抗炎药物或皮质激素的患者,如有水肿或血压高并发症时,还需要适当控制水分和盐的摄入。

二、系统性红斑狼疮

系统性红斑狼疮(SLE)是一种原因未明,以多系统或器官病变和血清中出现多种自身抗体为特征的自身免疫性疾病,发病高峰年龄 15～45 岁,女性患病是男性的 9～13 倍。

【常见病因】

系统性红斑狼疮的病因目前不明,但普遍的看法认为是环境因素(药品、毒物、饮食、感染等)作用于一定遗传背景(包括组织相容抗原、细胞因子、细胞受体、细胞因子受体等)表达的不同型别,包括性激素的影响诸因素作用形成的结果。因此,遗传素质很强则弱的环境也可引起发病,反之遗传素质不很强,但环境刺激足够强也可致病。

【临床表现】

1.一般症状

疲乏无力,发热和体重下降。

2.皮肤黏膜

分为特异性和非特异性两类。

(1)特异性:表现为蝶形红斑、亚急性皮肤红斑狼疮、盘状红斑和新生儿狼疮。

(2)非特异性:表现为光过敏、脱发、口腔溃疡、皮肤血管炎、雷诺现象、荨麻疹样皮疹,少见的还有狼疮脂膜炎或深部狼疮及大疱性红斑狼疮。

3.骨骼肌肉

关节痛、关节炎、关节畸形。肌痛、肌无力、炎性肌病见于 5%～11% 的患者,但 CK 通常不超过 1000U。

4.心、肺

心包炎、心肌炎、心瓣膜病变、胸膜炎等病变。

5.肾

狼疮肾炎。

6.神经系统

抽搐、精神异常、器质性脑综合征、痴呆和意识改变等。

7.血液

贫血、白细胞减少、血小板减少、淋巴结肿大和脾大。

8.消化系统

食欲缺乏、恶心、呕吐、腹泻、腹水、肝大、肝功异常、胰腺炎等。

9.其他

甲状腺功能亢进或减退、干燥综合征等。

【辅助检查】

1.常规化验

贫血、白细胞、血小板减少、尿检异常、ESR 增快、肝功和肾功异常、血脂、CK 和 LDH 升高等。

2.免疫学检查

补体 C3、C4 和 CH50 降低,抗组蛋白,抗磷脂抗体和梅毒血清反应阳性。

3.皮肤狼疮带

皮损部位阳性率为 86%～90%,前臂非皮损部位 50%,非暴露部位为 30%。

【治疗原则】

1.基本治疗

(1)心理及精神支持。

(2)避免日晒或紫外线照射。

(3)预防和治疗感染及其他合并症。

(4)依据病情选用适当的锻炼方式。

2.药物治疗

(1)非甾体类消炎药(NSAIDs):适用于有低热、关节症状、皮疹和心包及胸膜炎患者,有血液系病变者慎用。

(2)抗疟药:氯喹,主要不良反应为心脏传导障碍和视网膜色素沉着,应定期行心电图和眼科检查。

(3)糖皮质激素:依据病情选用不同的剂量和剂型。

(4)免疫抑制药:①环磷酰胺:对肾炎、肺出血、中枢神经系统血管炎和自身免疫性溶血性贫血有效。②硫唑嘌呤:对自身免疫性肝炎、肾炎、皮肤病变和关节炎有帮助。③甲氨蝶呤:对关节炎、浆膜炎和发热有效,肾损害者需减量,偶有增强光过敏的不良反应。④环孢素 A(CsA),目前主要用于对其他药物治疗无效的 SLE 患者。⑤长春新碱:对血小板减少有效。

(5)其他治疗:大剂量免疫球蛋白冲击,血浆置换,适用于重症患者,常规治疗不能控制或不能耐受,或有禁忌证者。

(6)狼疮肾炎的治疗:①糖皮质激素;②免疫抑制药;③血浆置换与免疫吸附疗法;④大剂量免疫球蛋白冲击治疗;⑤其他:如抗凝血药,全身淋巴结照射及中药,肾功能不全者可行透析治疗。

【护理】

1.护理评估

(1)入院相关因素:首发症状及可能的诱发因素(感染、药物及妊娠)。

(2)皮肤完整性:皮疹形态、发生部位及与日晒、药物和妊娠的关系;有无脱发、黏膜溃疡、雷诺现象和口眼干燥。

(3)关节功能受损情况:受累关节是否对称,关节肿胀持续时间,晨僵情况,是否留有畸形;有无肌痛、肌无力。

(4)多系统受累情况:肾功能受损表现,如尿量、尿蛋白、血尿等;神经精神症状及病史;有无出血倾向:皮肤、牙龈、月经量。

(5)用药情况:激素和免疫抑制药的应用情况,包括剂型、剂量和用药时间及疗效和不良反应。

2.护理要点及措施

(1)加强主动预防观念:SLE 是一种免疫介导的疾病,在遗传易感因素基础上经不良因素诱发所致。SLE 病情特点之一,即复发和缓解交替出现,只有对危险因素有效控制,才能减少复发次数。部分患者有一定的自我监测病情的意识,但由于受多方面因素的限制,常常不能及时得到专科治疗指导。因此,与主动介绍预防本病复发或加重的相关因素非常重要。

(2)采取有效应对措施,减少并发症的发生:①SLE 为一种慢性疾病,临床表现呈多样性。病程中发生频次较高和症状较为严重的并发症为感染、高血压、和精神神经症状等,SLE 的活动指数与感染发生平行。为了减少并发症的发生,应加强对患者疾病知识的教育,增进患者自我照护能力。②糖皮质激素是治疗 SLE 的重要药物之一,治疗中常出现物质代谢和水盐代谢紊乱,需注意其不良反应的发生。糖皮质激素用药后应对电解质的变化监测,并将低血钾、低血钙的临床表现和常规纠治方法常识告诉患者.以保持正常的生理状态。

(3)加强患者自我保健教育,提高生活质量:由于病程长,病情变化大,患者院外生活脱离医护人员监控,所以加强自我保健对预后尤为重要。复发患者对治疗用药目的及不良反应了解不够,部分患者错误地认为该病能够彻底治愈,以致不能坚持正规治疗方案。针对这些情况,应加强对再入院患者疾病相关知识的教育,以达到良好的治疗效果。

(4)心理护理:SLE 患者心理压力较大,特别是糖皮质激素引起所有患者出现体象失调,使患者处于不良的心理状态。护理中要特别重视患者的心理状态,医护人员经常通过耐心细致的解释开导,调动患者主观能动性,以积极的心态去接受治疗。

(5)饮食护理:加强饮食护理,补充足够的蛋白质、糖和维生素,食物以易消化为宜,避免刺激性以及生冷硬的食物。

3.并发症护理

(1)狼疮肾炎患者的护理:肾脏表现是 SLE 最重要的临床表现之一,几乎所有的 SLE 患者在病程中均可出现肾脏受累,肾穿刺活检术成为确定肾脏病变的重要方法。主要护理要点如下。

①密切监测血压,每日 3 次,告知病人在血压较高的时候应卧床休息,避免猛起、猛坐。

②指导病人摄取低盐饮食,避免因摄入过多含钠食物如挂面、熏肉、火腿等食物导致体内水钠潴留引起水肿。

③高蛋白饮食。

④各班次详细准确地记录病人出入量,为医师提供准确的信息,以便及时调整药物治疗方案。

⑤留取 24h 尿蛋白标本,避免因患者操作不当而影响检查治疗的时间。

⑥应用肾上腺皮质激素时,应做好用药指导,药疗护士、治疗护士应在给药前介绍药物的主要作用和可能存在的不良反应,预防药物引起的骨质疏松和电解质紊乱。

⑦应用甲氨蝶呤等免疫抑制药时,多数患者会存在恶心、厌食等表现,应及时通知医师。

⑧应用环磷酰胺时,为预防出血性膀胱炎,注意督促患者饮水(24h 内饮温开水 3000mL),并及时观察尿色尿量。

(2)狼疮神经系统受累的护理:神经系统的各个部分均可受累,临床表现多种多样,包括头痛、头晕、注意力下降、各种运动障碍、颅内压升高、癫痫、卒中甚至昏迷状态,因癫痫发作比较突然,护理措施如下。

①立即通知值班医师。癫痫发作时护士必须在病人床旁。

②立即给予病人吸氧、吸痰,迅速将牙垫或压舌板放入病人口中,防止病人舌咬伤或者舌后坠。

③防止病人坠床,必要时给予约束带,但要征得家属同意。

④遵医嘱给予降颅压药物,如甘油果糖、甘露醇等药物,注意观察药物不良反应,如电解质失调等。

⑤遵医嘱给予镇静、抗惊厥药物治疗,注意密切观察病人的呼吸。

⑥做好家属的心理护理。

⑦护理记录单做好详细准确的记录。

4.健康教育

(1)饮食:患者应摄取足够的营养,如蛋白质、维生素、矿物质,饮食以清淡为宜。如果内脏器官受到侵犯,或蛋白尿严重,吃素则会加重营养不良,造成蛋白质过低,影响病情康复。肾病患者的水分、盐分宜做适度限制。若有糖尿病,淀粉与糖分宜适度控制。服用类固醇期间,由于食欲增加,应减少高热量饮食,避免体重快速增加。避免大量的烟、酒或刺激性食物。食物以熟食为佳,少食加工腌制食品。骨质疏松可以使用维生素 D、补充钙。

(2)运动:运动可以促进血液循环,增进心肺功能,保持肌肉、骨骼的韧性,对任何人都有助益,狼疮病人自不例外,只要不是伤害性、碰撞性的。不要过度疲劳。避免日晒过多,适当运动是应鼓励的。患者体力较差,宜避免过度劳累或过长的工作,对光敏感者宜避免阳光暴晒的工作。

(3)生活照顾:定期追踪、按时服药。定期追踪可早发现问题,尽早处置。接受药物治疗者每个月就诊 1 次,已停药者每 2～3 个月门诊复查 1 次。

(4)自我检查:养成每日检查身体各部位是否有红斑、瘀点、瘀斑、水肿、皮肤破损等症状,早期发现问题,尽早就诊。

(5)避免日晒:狼疮病人对阳光敏感,是紫外线的 β 波长所造成的,应尽量避免日照,外出时打伞、戴帽、戴墨镜或穿长袖衣衫。外出前 30min 涂抹防晒霜。

三、强直性脊柱炎

强直性脊柱炎(AS)是一种慢性进行性炎性疾病,主要侵犯骶髂关节、脊柱骨突、脊柱旁软组织及外周关节,并可伴发关节外表现。

【常见病因】

流行病学调查结果显示,强直性脊柱炎患病率 0.26%。已证实,强直性脊柱炎的发病与人类白细胞抗原(human leukocyte antigen,HLA)-B27 密切相关,并有家族发病倾向。

【临床表现】

腰背部或骶髂关节疼痛和(或)发僵:半夜因腰痛醒来,翻身困难;腰背部活动受限甚至脊柱畸形;少数患者发热、疲劳、消瘦、贫血;肌腱末端病;眼色素膜炎;主动脉瓣关闭不全、心脏扩大及传导障碍;肺纤维化;神经系统症状:阳痿、夜间尿失禁、膀胱和直肠感觉迟钝。

【辅助检查】

1.化验检查　全血细胞计数、血沉、C 反应蛋白(CRP)测定、HLA-B27、肝肾功能等,免疫学及血、尿、粪常规,必要时做尿粪培养。

2.X 线检查　骶髂关节及受累脊柱、外周关节。

3.关节液检查。

4.心电图、胸部 X 线正位片。

【治疗原则】

1.非药物治疗

(1)功能锻炼能够改善患者的预后。如特定的背部锻炼可改善强直性脊柱炎患者疼痛、僵硬、功能状态和生活质量。指导患者正确进行功能锻炼,目的在于保持脊柱功能位置,增强椎旁肌力和增加肺活量。站立时尽可能保持挺胸、收腹和双眼平视的姿势,坐位应保持胸部直立位。应睡硬板床,多取仰卧位,避免促进屈曲的体位。枕头要低,一旦出现胸椎及颈椎受累,应不用枕头。

(2)减少或避免引起持续疼痛的体力活动。定期测量身高,保持身高记录是防止不易发现的早期脊柱侧弯的好措施。

(3)坚持游泳,使全身得到锻炼,防止脊柱强直。

(4)对炎性或其他软组织的疼痛选择适合的物理治疗。

2.药物治疗

(1)非甾类消炎药:此药物可迅速改善患者腰背部的疼痛和发僵,减轻关节肿胀和疼痛,从而可增加关节活动范围,用药过程中应注意监测药物的不良反应。对患者的最佳选择要因人而异,强调个体化的原则。

(2)柳氮磺吡啶:特别适用于改善强直性脊柱炎患者外周关节的滑膜炎,不良反应包括消化道不适、皮疹、血细胞减少、头痛、头晕等。磺胺过敏者禁用。

(3)甲氨蝶呤:活动性强直性脊柱炎患者经柳氮磺吡啶和非甾类消炎药无效时,可用甲氨蝶呤,不良反应包括胃肠不适、肝损伤、肺间质炎症和纤维化、血细胞减少、脱发、头痛、头晕等,故在用药前后应定期复查血常规、肝功能及其他有关项目。

(4)糖皮质激素:少数病例即使使用大量消炎药也不能控制症状时,甲泼尼龙每日 15mg/kg 冲击治疗,连续 3 天,可缓解疼痛。对其他治疗不能控制的下背痛,在 CT 指导下行糖皮质激素骶髂关节注射,部分患者可改善症状,疗效可持续 3 个月左右。应注意口服糖皮质激素治疗不能阻止本病的发展,还会因长期治疗带来不良反应。

3.生物制剂

抗肿瘤坏死因子 α 单克隆抗体——Infliximab 用于治疗活动性或对消炎药无效的强直性脊柱炎。本品的主要不良反应为感染、严重的过敏反应及狼疮样病变。

4.局部治疗

强直性脊柱炎患者在病程中出现虹膜睫状体炎,应接受眼科专家的治疗和随访。单发或多发的肌腱末端炎,因部位表浅使用选择一些非甾类消炎药的外用剂型,如国内已上市的扶他林乳胶剂(含双氯芬酸)、优迈霜(含依托芬那酯)、布洛芬凝胶及普菲尼德(均含桐基布洛芬)等。在全身治疗的基础上,对单发或少数难以消退的非感染性关节腔积液,可采用关节腔穿刺,先抽出液体再注入糖皮质激素。

【护理】

1.护理评估

(1)病因:是否有家族病史或感染史。

(2)病情评估:采用国际通用的毕氏强直性脊柱炎患者病情评估法和毕氏强直性脊柱炎患者功能指数评估法,评估内容包括疲劳、脊柱痛、外周关节痛、局部压痛、晨僵 5 种不适症状。

(3)自我保健知识:包括功能锻炼和饮食营养保健常识掌握情况。

(4)营养评价:采用身高体重测量法。

(5)心理评估:采用症状自评量表(SCL-90)对患者的焦虑和抑郁状态进行评估。

2.护理要点及措施

(1)避免诱因,加强保健知识宣教。首先要增强患者的预防意识,告知患者避免感染、着凉,以减少或避免强直性脊柱炎的复发。其次,让患者了解强直性脊柱炎的早期临床表现,以便及早就医诊治,最大限度地减少强直性脊柱炎的误诊率、致残率。

(2)疼痛的管理:适度运动能舒松紧缩的肌肉,减轻痉挛,促进血液循环,防止致痛物质堆积,促进炎症消散。运动时肌肉收缩运动所产生的生物电,有助于钙离子沉积,从而减轻疼痛。主动运动能把注意力转移到运动上,起到分散注意力的作用,从而减轻疼痛。

运动过程中注意：①掌握运动方法，运动量因人而异。指导病人改变体位，尽量在非负重状态下进行，以减轻运动量，体力不支者开始可只做床上运动。②为保证病人充分休息，可为其提供多个软枕、硬板床和低枕，以保持各关节的功能位置。③白天避免长时间一种姿势不变，即便是看电视、输液亦不可长时间睡着不动，可选坐、卧位交替或在床边小范围走动。④运动要持之以恒。有研究结果显示运动干预减轻强直性脊柱炎引起的疼痛优于单纯药物治疗。

（3）功能锻炼：医疗体操对促进关节功能改善、维持脊柱生理弯曲、保持良好的扩胸活动度、防止或减轻肢体废用及肌肉萎缩、降低致残率起着重要的作用，是治疗 AS 必不可少的辅助手段，值得在 AS 患者中普及推广。

（4）加强营养供给：原则是给予充足的糖、蛋白质和脂肪、矿物质及维生素。

（5）重视 AS 患者可能出现的抑郁临床症状，如忧郁，易激怒，睡眠障碍，性兴趣减退，能力减退，兴趣丧失，自我评价低，生活空虚感等。早期诊断该病，早期治疗。

3.健康教育

患者的健康教育是强直性脊柱炎非药物治疗的重要组成部分，包括长期规律的体能锻炼。

（1）对患者及家属进行疾病知识教育，使得患者主动参与治疗健康教育、行为的治疗。患者的家庭成员应该参与有关疾病知识的了解，尽可能地关心患者。对家庭成员有症状的应尽明确诊断、早期治疗。

（2）咨询和自我帮助项目等工作的开展提高了强直性脊柱炎患者的对治疗的依从性，减轻他们的疼痛症状，可积极影响患者的健康状况、依从性和功能状态；同时可减少治疗花费。

（3）鼓励患者进行疾病防治知识的学习，医疗机构也应向患者提供多形式的健康教育资料，比如书籍、录像等。

（4）患者正确学会冷与热的使用，以减轻僵硬感。

（5）如果患者会游泳，应鼓励患者坚持进行规律的游泳锻炼。患者应进行每天 2 次的深呼吸运动，以保持良好的扩胸度。

（6）对于吸烟的患者应劝其戒烟。

四、干燥综合征

干燥综合征(SS)是一种侵犯外分泌腺体为主的慢性自身免疫性疾病，可伴有系统损害。

【常见病因】

病理特点为受累组织有大量淋巴细胞和浆细胞浸润。本病可单独存在（原发性），也可合并其他自身免疫性疾病（继发性）。

【临床表现】

1.腺体受累表现

（1）眼：灼热、刺痛、畏光、发痒、异物感等。

(2)口腔:口干、吞咽干食困难;舌、唇、口腔黏膜皲裂或溃疡;反复发生的腮腺肿大。

(3)耳鼻咽:鼻腔分泌物减少或呈干黄痂,鼻出血,声音嘶哑,反复发作中耳炎。

(4)呼吸系统:出现干咳和呼吸困难,肺功能异常,肺有间质改变。

(5)胃肠:胃酸减少、胃酸缺乏,萎缩性胃炎,亚临床型胰腺炎多见。

(6)皮肤:皮肤干燥、粗糙,少汗。

(7)生殖系:阴道干燥,外阴炎、阴道炎。

2.腺体外表现

(1)全身性:疲乏无力,低热。

(2)皮肤黏膜:雷诺现象;可触性紫癜样皮疹;结节性红斑,可有口腔黏膜溃疡。

(3)关节和肌肉:关节痛、关节炎和多肌炎。

(4)淋巴结病:淋巴结增生。血管免疫母细胞淋巴结病和淋巴瘤。

(5)神经系统:表现为癫痫、偏盲、多发性硬化样病变和脑神经病变。

(6)血液系统:贫血、白细胞减少和血小板减少。

(7)肝:肝大、肝功异常,部分患者合并有胆汁性肝硬化或慢性活动性肝炎。

【辅助检查】

1.确定眼干试验

Schirmer 试验。

2.确定口干试验

含糖试验。

3.化验及其他检查

血尿粪常规;血沉、C 反应蛋白(CRP)测定、肝肾功能、免疫球蛋白、超声检查等。

【治疗原则】

替代、补充治疗原则。

1.对症治疗

(1)眼干:用人工泪液替代治疗,以减轻眼干。

(2)口干:①注意口腔卫生,经常饮水保持口腔湿润,避免用脱水和阿托品类药物;②咀嚼无糖口香糖刺激唾液分泌;③必嗽平 16mg,每日 3 次,可以增加腺体分泌,减轻口干。

(3)有关节症状者可用 NSAIDs。

(4)有肾小管酸中毒者应补钾,纠正水、电解质紊乱。

2.氯喹

对纠正高球蛋白血症,降低血沉和改善贫血可能有帮助。

3.糖皮质激素

适用于:①有严重的系统损害如弥漫性肺间质纤维化、肾小球肾炎、慢性活动性肝炎等;②高球蛋白血症性紫癜;③坏死性血管炎;④广泛的淋巴结增生;⑤腮腺持续性、反复肿大。

【护理】

1.护理评估

(1)口、眼症状的发生时间、严重程度、进展情况。

(2)腮腺炎的症状和体征。

(3)有无夜尿增多,软瘫和骨折病史。

2.护理要点及措施

(1)戒烟酒。

(2)保持口腔清洁,勤漱口。

(3)人工泪液滴眼,睡眠前以眼药保护角膜

3.健康教育

(1)注意口腔及眼睛的卫生,减少摩擦,避免感染。

(2)预防感冒及其他病毒感染。

(3)精神舒畅,树立较长时间治疗的信心。

(4)应避免进食辛辣火热的饮料和食物,忌食辛辣、香燥、温热之品,并严禁吸烟、饮酒。

五、骨关节炎

骨关节炎(OA)又称骨关节病,是最常见的一种风湿病。它是几种机械因素和(或)生物因素引起的缓慢进行的、以关节软骨破坏和新骨形成为主要特点的退行性疾病。

骨关节炎的主要病理改变为软骨退行性变性和消失,以及关节边缘韧带附着处和软骨下骨质反应性增生形成骨赘,并由此引起关节疼痛、僵直、畸形和功能障碍。原发性骨关节炎是指随年龄老化而不和其他疾病相关的关节病变,继发性骨关节炎则由损伤、炎症、遗传及代谢、内分泌等疾病所引起。

骨关节炎可从 20 岁开始发病,骨关节炎的患病率随着年龄增长而增加,女性比男性多见。

【常见病因】

1.衰老与老化

发病随年龄的增高而增高,因为关节软骨基质随年龄而减少,发生纤维化,软骨营养不良而变薄,易受外界的机械力影响,软骨细胞受损,释放降解酶而软骨损失。绝经后妇女因性激素的失衡加剧了增龄因素所致的骨关节炎发生发展。

2.关节损伤与载荷传导紊乱

髌骨反复脱位、髋关节先天脱位、骨折复位不佳,青少年超载负荷运动。

3.骨内高压

骨内静脉回流受阻或动脉血流异常增多,关节内渗出增多均可使骨内压增高,影响骨组织血液供应,使关节软骨发生退行性改变。

4.肥胖

机械性压力增高。

5.遗传因素

主要是原发性骨关节炎,与人类白细胞抗原 A1(HLA-A1)、人类白细胞抗原 B8(HLA-B8)单倍体和抗胰蛋白异型相关。

【临床表现】

1.疼痛。疼痛是该病的主要症状,也是导致功能障碍的主要原因。特点为隐匿发作、持续钝痛,多发生于活动以后,休息可以缓解。

2.晨僵和黏着感。晨僵提示滑膜炎的存在。但和类风湿关节炎不同,时间比较短暂,一般不超过 30min。黏着感指关节静止一段时间后,开始活动时感到僵硬,如粘住一般,稍活动即可缓解。

3.受累关节局部有压痛,在关节主动或被动运动时可发现摩擦音,受累关节局部骨性增大、畸形,偶伴半脱位。近端指间关节的骨性膨大称为赫伯登(Heberden)结节,远端指间关节则称为布夏尔(Bouchard)结节。

4.其他症状。随着病情进展,可出现关节挛曲、不稳定、休息痛、负重时疼痛加重。

【辅助检查】

1.化验检查,包括红细胞沉降率(ESR)、C 反应蛋白(CRP)、血常规、尿常规、血生化。

2.X 线检查。

【治疗原则】

治疗的目的是减轻疼痛,缓解症状,阻止和延缓疾病的发展,保护关节功能,以防残疾。采用综合治疗,包括病人教育、药物治疗、理疗及外科手术治疗。

1.一般治疗

(1)宣传防病知识、保护关节:首先要让患者对该病有所认识,体育锻炼要循序渐进,防止关节过度运动和负重,避免关节机械性损伤。严重时应制动或石膏固定,以防畸形。减轻体重,使用把手、手杖以减轻受累关节负荷。与职业有关者,应调换工作。进行有关肌肉群的锻炼,可保持和改善关节活动,以增强关节的稳定性。

(2)物理疗法:热疗、水疗、红外线、超短波、电刺激等均可增强局部血液循环、缓解肌肉紧张,减轻疼痛等症状。

(3)推拿和中药:中医学的推拿、针灸治疗在减轻骨关节炎症状方面有明显效果。中药贴剂可活血止痛,有时亦有良效。

2.药物治疗

(1)改善症状的药物:镇痛药如对乙酰氨基酚有镇痛作用,但抗炎作用弱。非甾体消炎药(NSAIDs)有消炎、止痛的特点,用药后可减轻关节疼痛,改善关节活动度。

(2)糖皮质激素:不宜全身用药,仅在对其他治疗无效,关节有急性炎症发作表现或有关节周围滑膜炎,肌肤炎等可给予关节腔内或病变部位局部注射。不宜反复使用。同一部位两次注射间隔时间在 3 个月以上。

（3）使用软骨保护药：可缓解症状，维持和恢复关节功能。如聚氨基葡萄糖。

（4）黏弹性补充疗法：是向关节腔内注射大分子量的透明质酸（HA）溶液，减轻滑膜炎症、软骨破坏和改善关节功能，阻断局部病变的恶性循环。

3.外科和关节镜下治疗

采用关节镜下关节冲洗、骨软骨移植、软骨细胞或间质干细胞移植，关节畸形严重者可采取截骨矫形术，关节破坏、功能障碍严重者可行关节置换。

【护理】

1.护理评估

（1）手的受累：手指关节的退行性变表现在远端指间关节的赫伯登（Heberden）结节，好发于中指和示指，第一掌指关节的退行性变可引起腕关节桡侧部位的疼痛。赫伯登（Heberden）结节的发生与遗传及性别有关，女性多见，大多无明显疼痛，但可有活动不便和轻度麻木刺痛。

（2）膝的受累：原发性骨关节炎影响膝关节最为常见。患者常诉关节有喀嚓音，走路时感疼痛，休息后好转，久坐又站时觉关节僵硬，走动及放松肌肉可使僵硬感消失。症状时轻时重，甚至每天可有差别。关节肿大常由骨质增生，亦可由少量渗液所致，急性肿胀提示关节腔内出血。

（3）脊柱的受累：在颈椎，钩椎关节边缘的骨赘可使颈神经根穿离椎间孔时受挤压而出现反复发作的颈局部疼痛，可放射至前臂和手指，且可有手指麻木及活动欠灵等。椎体后缘的骨赘可突向椎管而挤压脊髓，引起下肢继而上肢麻木、无力，甚而有四肢瘫痪。椎动脉受压时可出现基底动脉供血不足的表现。在腰椎，腰4～5，腰5～骶1是最易发生椎间盘突出之处，主要症状为腰痛伴坐骨神经痛。脊柱的继发性骨关节炎多由于脊柱先天性畸形、侧凸、骨折和骨结核等引起。

（4）髋的受累：当病情发展严重时，髋关节屈曲内收，代偿性腰椎前凸，下背部疼痛，甚至不能行走。检查髋关节局部压痛，活动受限，"4"字试验阳性。

（5）多数关节的累及：原发性全身性骨关节炎，常发生于绝经期妇女。

2.护理要点及措施

（1）病情观察：①观察病人的生命体征；②观察病人疼痛情况，观察疼痛的部位和程度；③观察病人的自理能力和生活需要，有无担心、焦虑和情绪变化。

（2）症状护理

①减轻症状。维持或提高关节功能，防止身体残疾，并避免药物毒性反应。目前的治疗主要为对症措施，及时解除病人症状。

②疼痛护理。指导患者进行适当的功能锻炼，并减轻关节的负荷。包括使用手杖，减轻体重。疼痛时及时评估，报告医师，必要时使用镇痛药物。

③骨关节炎的护理用物理疗法。蒸汽浴、温泉浴、热疗器等对患者僵硬、疼痛症状有短期缓解作用。针灸及推拿对减轻骨关节炎症状也有一定疗效。

④骨关节炎的护理用品。戴弹力尼手套对缓解手部晨僵有一定效果，弹力护膝可增加关节的稳定性。手杖和步行器可减轻髋部负重。腰骶背部及睡硬板床对保持腰椎功能，减轻症

状都有帮助。

⑤颈椎病变可采用颈领及牵引。

3.健康教育

(1)向患者介绍疾病的相关知识。

(2)保持适度合理的运动,不过量运动并防止急慢性损伤,老年人应避免剧烈运动,以散步、太极拳等和缓运动为主。

(3)关节疼痛、僵硬、肿胀时应减量甚至停止运动。同时应注意保暖,保持合适体重,对防治该病均有好处。

(4)关节病变较重的老年朋友应扶手杖行走,减轻关节负担。

(5)生活要规律,饮食要适度,大便不宜干结。

(6)保证每天都吃一些富含维生素的食物,禁服铁或含铁的复合维生素。因为铁与疼痛、肿胀和关节损伤有关。

第十一节　贫血

一、缺铁性贫血

【概述】

缺铁性贫血(IDA)是因为体内储存铁缺乏,影响血红蛋白合成所引起的贫血。其特点是骨髓、肝、脾等器官组织中缺乏可染色铁,血清铁浓度、转铁蛋白饱和度和血清铁蛋白降低,典型的呈小细胞低色素性贫血。临床表现为疲乏无力、面色苍白、心悸气急、头晕眼花、食欲缺乏、腹胀、舌炎、口角炎等。其病因为慢性失血、铁吸收不良、摄入铁不足或需铁量增加。实验室检查示血清铁低于 $10.7\mu mol/L$。

【护理】

1.护理评估

(1)病史、身体评估:应了解患者饮食习惯,有无溃疡病史,间断痔疮出血;女患者是否有月经量多,妊娠期、哺乳期妇女应了解营养状况等。

(2)症状和体征:查体除贫血体征外,可能表现舌乳头萎缩、表面光滑,皮肤、毛发干燥,有时可见反甲。

(3)实验室检查:评估血常规结果,血红蛋白减少,血清铁、血清铁蛋白明显降低,骨髓细胞外铁染色消失。

(4)社会心理评估:评估患者的情绪及心理反应。

2.护理措施

(1)休息与活动:轻、中度贫血者活动量以不感到疲劳、不加重症状为度,血红蛋白在 40g/L

以下者应卧床休息。

(2)饮食护理:补充营养和含铁量丰富的食物,如肉类、动物血、香菇、肝、豆类、蛋黄、菠菜等,要注意多样化及均衡饮食。

(3)病情观察:观察贫血的一般症状,如全身倦怠、头晕、皮肤黏膜苍白、心悸、呼吸困难及水肿等。

(4)药物护理:①口服铁剂宜饭后或餐中服用,避免与茶、咖啡、蛋类、乳类等不利于铁剂吸收的食品同时服用;口服液体铁剂时应使用吸管,避免牙齿染黑。②注射铁剂应采取深部肌内注射,并经常更换注射部位。静脉注射铁剂的速度宜缓慢、匀速,备好急救药品以防发生过敏性休克。

(5)输血护理:输血治疗时,应做好输血前准备并密切观察输血反应。

3.健康指导

(1)帮助患者及家属掌握疾病的病因、治疗及自我护理的方法。

(2)加强营养,纠正偏食习惯,多食用含铁多的食物。

(3)遵医嘱按时、按量服药,定期复查血常规。

4.护理评价

经过治疗和护理,评价患者是否达到:①能正确认识本病,接受治疗和护理。②贫血得到改善,体力增强。③患者的血常规及血清铁蛋白、总铁结合力等化验结果均恢复正常。④患者了解自己贫血的病因并知道如何预防。

二、再生障碍性贫血

【概述】

再生障碍性贫血(AA)简称再障,是多种原因致造血干细胞的数量减少和(或)功能异常而引起的一类贫血。病因不明,主要表现为骨髓造血功能低下,全血细胞减少和贫血、出血、感染。急性再障发病急,贫血呈进行性加剧,常伴严重感染、内脏出血。慢性再障发病缓慢,以贫血表现为主,感染、出血均较轻。

【护理】

1.护理评估

(1)健康史:评估患者有无慢性疾病、家族史及病毒感染。

(2)诱发因素:评估患者居住及工作环境有无化学药物接触史、电离辐射接触史。

(3)症状和体征:评估患者有无贫血,皮肤瘀点、瘀斑,口鼻腔出血,是否存在感染症状。

(4)实验室检查:评估血常规及骨髓象的结果。

(5)社会心理评估:评估患者起病后情绪及心理反应。

2.护理措施

(1)休息与活动:根据患者贫血的程度适当休息与活动,轻、中度贫血者活动量以不感到疲劳、不加重症状为度;重度贫血者绝对卧床休息。

(2)病情观察:①急性型患者注意观察发热、出血部位及程度,警惕严重感染和颅内出血。②慢性型患者应观察贫血程度、药物疗效及有无转为急性型倾向。

(3)一般护理:①高热时按高热护理常规,避免用酒精擦浴。②严格执行无菌操作,做好患者全身皮肤清洁卫生,尤其要做好口腔、会阴部、肛门的护理,防止感染。③注意观察患者血常规变化,白细胞低者应住单人病室或层流病室以减少感染的发生。

(4)心理护理:向患者及家属讲解疾病的发病原因及坚持长期治疗的意义,树立战胜疾病的信心。

3.健康指导

(1)识别和避免诱发因素:在医生指导下应用药物,避免接触和滥用对造血系统有损害的化学、物理因素和药物。

(2)预防感染和出血:注意个人卫生,饮食宜营养、清淡并保证清洁,注意保暖,避免受凉。适当活动,避免外伤。

(3)识别病情变化:如出现内脏出血或头痛、呕吐等颅内出血的征兆时要及时联系医务人员以寻求帮助。

(4)社会家庭支持:让患者及家属认识到该病治疗周期长,要为患者创造一个愉悦氛围的环境,以利于疾病的恢复。

4.护理评价

经过治疗和护理,评价患者是否达到:①患者能耐受一般活动,生活能自理。②能说出预防感染的重要性。③能描述引起或加重出血的危险因素,并能采取有效的预防措施。④能正确认识和接受现存身体外形的变化,遵医嘱服药。

第二章 外科常见疾病的护理

第一节 甲状腺肿瘤

【病因与发病机制】

甲状腺肿瘤分良性和恶性两类。良性肿瘤最常见的是甲状腺腺瘤,病理形态学表现上分为滤泡状和乳头状囊性腺瘤两种,腺瘤周围有完整的包膜,多见于 40 岁以下的妇女。恶性肿瘤最常见的是甲状腺癌,约占全身恶性肿瘤的 1%,按病理类型可分为以下几种。

1.乳头状腺癌

约占成年人甲状腺癌的 60% 和儿童甲状腺癌的全部,多见于年轻人,常为女性,恶性程度低,生长较缓慢,较早便出现颈部淋巴结转移,但预后较好。

2.滤泡状腺癌

多见于中年人,中度恶性,发展较迅速,主要经血液循环转移至肺、肝和骨及中枢神经系统,预后不如乳头状癌。

3.未分化癌

多见于老年人,高度恶性,发展迅速,早期即可发生颈部淋巴结转移,并经血液转移至肺、骨等处。

4.髓样癌

较少见,恶性程度中等,可兼有颈淋巴结侵犯和血行转移,预后不如乳头状腺癌,但较未分化癌好。

在儿童时期出现的甲状腺结节 50% 为恶性,发生于男性,特别是年轻男性的单个结节,应警惕恶性的可能。判断甲状腺肿瘤是良性还是恶性,关系到治疗方案及手术方式的选择。

【临床表现】

1.甲状腺腺瘤

大部分患者无任何不适症状,无意中或体检时发现颈部肿块。多为单发,呈圆形或椭圆形,局限在一侧腺体内,位置常靠近甲状腺峡部,质地较软,但较周围甲状腺组织硬,表面光滑,边界清楚,无压痛,能随吞咽上下移动。若乳头状囊性腺瘤因囊壁血管破裂而发生囊内出血,此时肿瘤体积可在短期内迅速增大,局部出现胀痛。

2.甲状腺癌

发病初期多无明显症状,在甲状腺组织内出现单个、固定、质硬而凹凸不平的肿块。肿块逐渐增大,吞咽时肿块上下移动速度减低。晚期常压迫喉返神经、气管、食管,出现声嘶、呼吸困难或吞咽困难。如压迫颈交感神经节,可产生霍纳(Horner)综合征,颈丛浅支受侵时可有耳、枕、肩等处疼痛。局部转移常在颈部出现硬而固定的淋巴结,远处转移多见于扁骨(颅骨、胸骨、盆骨等)和肺。

有些人的甲状腺肿块并不明显,而以颈、肺、骨骼的转移癌为突出症状。髓样癌由于肿瘤本身可产生激素样活性物质,如5-羟色胺和降钙素,患者可出现腹泻、心悸、颜面潮红和血钙降低等症状。还可伴有其他内分泌腺体的增生。

3.辅助检查

(1)颈部 B 超:用来测定甲状腺肿物的大小及其与周围组织的关系。

(2)放射性核素扫描:多为"冷或凉"结节。

(3)CT/MRI 检查:能更清楚地定位病变范围及淋巴结转移灶。

(4)穿刺细胞学检查:用以明确甲状腺肿块的性质。

【治疗】

甲状腺多发结节一般多属良性病变,但多发结节可有继发功能亢进或癌变,故仍以手术治疗为妥。甲状腺单发结节,尤其是硬而有弹性者,B 超为囊性的,可用甲状腺素治疗,如肿块消失则不须行手术。对发展快、质地硬的实质性肿块,特别伴有颈部淋巴结肿大的,或在小儿、青少年及男性患者的单发结节,恶性可能性极大,须及时手术治疗。

【护理评估】

评估患者性别、年龄、甲状腺肿物增长速度。评估患者有无压迫症状,如呼吸困难、吞咽困难、声音嘶哑、面部淤血、发绀、水肿、浅表静脉怒张等。

【护理要点】

1.术前护理要点

(1)按普通外科疾病术前一般护理常规。

(2)全面评估患者身体情况:包括健康史及其相关因素、身体状况、生命体征,以及意识、精神状态、行动能力等。

(3)皮肤的准备:男性患者刮胡子,女性患者发际低者需要理发。

(4)胃肠道的准备:术前 1d 晚 22:00 禁食水。

(5)体位训练:术前指导患者进行头颈过伸位的训练。

(6)心理护理:通过交流和沟通,了解患者及其家属情绪和心理变化,采取诱导方法逐渐使其接受并正视现实;医护人员应热情、耐心、服务周到,对患者给予同情、理解、关心、帮助,告诉患者不良的心理状态会降低机体的抵抗力,不利于疾病的康复。解除患者的紧张情绪,以更好地配合治疗和护理。

(7)术前常规在床旁准备气管切开包和抢救药品。

2.术后护理要点

(1)按普通外科术后一般护理常规。

(2)观察生命体征变化:术后密切观察患者血压、脉搏、氧饱和度等变化,注意观察患者的主诉,及时发现可能发生的内出血。

(3)体位:患者术后清醒返回病房后,给予去枕平卧位,头偏向一侧;麻醉完全清醒后若病情允许,可取半卧位,减轻术后颈部切口张力,以利呼吸和引流。为防止术后伤口出血,避免剧烈咳嗽。术后 6h 内持续低流量吸氧。

(4)甲状腺引流管的护理:术后患者留置甲状腺切口引流管,活动、翻身时要避免引流管打折、受压、扭曲、脱出等。保持引流通畅,定时挤压引流管,避免因引流不畅而造成皮下血肿,甲状腺切口引流管引流的血性液应每日更换引流袋,以防感染。

(5)引流液的观察:术后引流液的观察是重点,每日记录和观察引流液的颜色、性质和量,如在短时间内引流出大量血性液体,应警惕发生继发性大出血的可能,同时密切观察血压和脉搏的变化,发现异常及时报告医师给予处理。

(6)手术伤口护理:密切观察伤口有无渗血,一旦发现,应观察出血量、速度、血压、脉搏,如有呼吸困难等征象,应及时报告医师进行处理。除药物止血外,必要时准备手术止血。

(7)并发症的观察和护理。

①出血:多发生在术后 48h 内。表现:颈部迅速肿大、呼吸困难、烦躁不安,窒息。伤口渗血或出血的护理如下。

预防术后出血:适当加压包扎伤口敷料。予半坐卧位,减轻术后颈部切口张力。避免大声说话、剧烈咳嗽,以免伤口裂开出血。术后 6h 内进食温凉流质、半流质饮食,避免进过热饮食,减少伤口部位充血。

观察伤口:观察伤口渗血情况及颈后有无渗血;注意患者呼吸情况,有无呼吸困难;观察患者颈部情况,有无颈部肿大。如发生出血,应立即剪开缝线,消除积血,必要时送手术室止血。

观察伤口引流液的颜色、性质、量,并准确记录。如有异常及时通知医师。

②呼吸困难和窒息:表现为颈部压迫感、紧缩感或梗阻感,还可表现为进行性呼吸困难、呼吸费力、烦躁、发绀及气管内痰鸣音。护理如下。

观察病情:术后 24~48h,严密观察病情变化,每 2h 测量血压、脉搏、呼吸 1 次,观察伤口敷料及引流管引流液的情况,尤应注意颈部敷料有无渗血。

预防术后出血:适当加压包扎伤口敷料。予半坐卧位,减轻术后颈部切口张力。避免大声说话、剧烈咳嗽,以免伤口裂开出血。术后 6h 内进食温凉流质、半流质饮食,避免进过热饮食,减少伤口部位充血。

保持呼吸道通畅:术前指导患者有效咳嗽排痰的方法,术后督促、强化并示范,即先深吸一口气,然后用手按压伤口处,快速用力将痰咳出,但避免剧烈咳嗽,以免伤口裂开。痰液黏稠不易排出时,给予雾化吸入,每天 2～3 次,并协助患者翻身拍背,促进痰液排出。

及时处理:发现患者有颈部紧缩感和压迫感、呼吸费力、烦躁不安、心动加速、发绀时,应立即检查伤口。如果是出血引起,立即就地松开敷料,剪开缝线,敞开切口,迅速除去血肿;如血肿清除后患者呼吸仍无改善,则应立即施行气管切开,并予吸氧;待患者情况好转后,再送手术室进一步检查止血和其他处理。

手术后如近期出现呼吸困难,宜先试行插管,插管失败后再做气管切开。

③喉返神经损伤:可分暂时性(2/3 以上的患者是暂时性损伤)和持久性损伤两种。一侧喉返神经损伤,多引起声音嘶哑,可由健侧声带代偿性地向患侧过度内收而恢复发音;两侧喉返神经损伤可导致两侧声带麻痹,引起失声、呼吸困难,甚至窒息,多需立即做气管切开。评估患者有无声音嘶哑、失声,如果症状出现,注意给予安慰和解释,以减轻其恐惧和焦虑,使其积极配合治疗。同时应用促进神经功能恢复的药物,结合理疗、针灸,促进声带功能的恢复(暂时性损伤可在术后几周内恢复功能)。注意声带的休息,避免不必要的谈话。在后期要多与患者交流,并要求患者尽量用简短的语言回答或点头,亦可使用写字板,鼓励患者自己说出来,以提高其自信心,促进声带功能的恢复。

④喉上神经损伤:喉上神经外支损伤可引起环甲肌瘫痪,使声带松弛,患者发音产生变化,常感到发音弱、音调低、无力、缺乏共振、最大音量降低。喉上神经内支损伤,可使咽喉黏膜的感觉丧失,易引起误咽,尤其是喝水时呛咳。要指导患者进食,或进半固体饮食,一般理疗后可恢复。

⑤手足抽搐:手术时甲状旁腺被误切、挫伤或其血液供应受累,都可引起甲状旁腺功能低下。随着血钙浓度下降,神经肌肉的应激性显著提高,引起手足抽搐。症状多在术后 1～2d 出现。多数患者症状轻且短暂,仅有面部、唇或手足部的针刺、麻木或强直感;经 2～3 周后,未受损伤的甲状旁腺增生、代偿,症状消失。严重者可出现面肌和手足有疼痛感觉的持续性痉挛,每天发作多次,每次持续 10～20min 或更长,甚至可发生喉和膈肌痉挛,引起窒息死亡。预防的关键在于切除甲状腺时,注意保留位于腺体背面的甲状旁腺。饮食适当限制肉类、乳品和蛋类等食品,因其含磷较高,影响钙的吸收。指导患者口服葡萄糖酸钙或乳酸钙 2～4g,每日 3 次,症状较重或长期不能恢复者,可加服维生素 D_3,以促进钙在肠道内的吸收。最有效的治疗是口服双氢速甾醇油剂,有提高血钙含量的特殊作用。抽搐发作时,遵医嘱立即静脉注射 10%葡萄糖酸钙或氯化钙 10～20ml。

【健康教育】

(1)甲状腺全部切除的患者需终身服用甲状腺素制剂以满足机体对甲状腺素的需要。常用甲状腺制剂有甲状腺素片、左甲状腺素钠片等。要使患者了解不正确地用药可导致严重心血管并发症。嘱患者:①每天按时服药;②出现心慌、多汗、急躁或畏寒、乏力、精神萎靡不振、嗜睡、食欲缺乏等甲状腺激素过多或过少表现时应及时报告医师或护士,以便调整剂量;③不随意自行停药或变更剂量;④随年龄变化,药物剂量有可能需要变更,故最好每年至少到医院复查 1 次。

(2)告诉患者有些甲状腺癌恶性程度不高,例如发病占甲状腺癌 60% 左右的乳头状腺癌,手术治疗预后良好。滤泡状腺癌占 20%,预后也不错。局限于甲状腺的癌症手术切除通常可以治愈。在积极治疗的同时,良好的心理、躯体和社会适应状态是战胜癌症的主要力量。

第二节　冠心病

冠心病是冠状动脉粥样硬化性心脏病的简称,亦称缺血性心脏病,是指各种原因造成的冠状动脉管腔狭窄,甚至完全闭塞,使冠状动脉血流不同程度地减少,心肌血氧供应与需求失去平衡而导致的心脏病。

动脉粥样硬化是一种常见的病变,早期病变发生于幼年,经长期发展过程后,累及全身大、中动脉。冠状动脉阻塞性病变主要位于冠状动脉近段的 1/3～1/2 处,最常见于前降支,其次为右冠状动脉,再次为左旋支及左主干,病变多为局限或节段性的。动脉粥样硬化可造成冠状动脉狭窄或阻塞,从而引起心肌损伤,造成心肌肥厚、心肌间质纤维化、心肌梗死。

心肌氧代谢增加时,主要靠冠状动脉血流量的增加来维持心肌能量供应。正常人体冠状动脉血流的最大储备为静息状态下的 4～5 倍。动脉粥样硬化时,除管腔狭窄外,还存在管壁弹性和顺应性降低,影响血管扩张,导致冠状动脉血流储备力下降。运动时就会发生供血不足、心肌耗氧和心肌供氧不平衡,从而引起心绞痛。心绞痛发作时,心肌发生电生理、代谢及功能的改变。如果冠状动脉因斑块内出血或血管痉挛引起完全闭塞,可导致心肌梗死。

【临床表现】

1.心绞痛

发作时可有心率增快,暂时血压升高、冷汗、面色苍白、表情焦虑等。有时出现第三、第四心音奔马律。也可有心尖部暂时性收缩期杂音,出现交替脉。

(1)疼痛部位:位于胸骨体中段和上段之后,可波及心前区,约手掌大小范围,甚至整个前胸,边界表达不清。可放射至左肩、左臂内侧,部分患者疼痛部位可不典型。

(2)疼痛性质:常为压迫感、发闷、紧迫感,也可为烧灼感,偶可伴有濒死感。患者可因疼痛感而被迫停止原来的活动,直至症状缓解。

(3)持续时间:多在 3～5min,一般不超过 15min。

2.急性心肌梗死

心率增快或变慢,心尖部可闻及舒张期奔马律,心音减低。

(1)疼痛:为最早最突出的症状,性质与心绞痛相似,程度更剧烈。

(2)全身症状:发热、心动过速、白细胞计数增高、红细胞沉降率增快。

(3)心源性休克:疼痛时血压下降,同时伴有烦躁不安、面色苍白或发绀、皮肤湿冷、脉搏细速、尿量减少、反应迟钝时,则为休克。

（4）心律失常：是急性心肌梗死的主要死亡原因。以室性心律失常最多见。前24h发生率最高，也最危险。

（5）心力衰竭：约50％患者在疼痛和休克好转后，出现呼吸困难、咳嗽发绀、烦躁等左心衰竭的表现，重者可发生急性肺水肿。

3.辅助检查

（1）心电图检查：发作期可见ST段压低＞0.1mV，T波低平或倒置，Q-T间期不正常。运动负荷试验：运动中出现典型心绞痛，心电图有ST段水平形或斜形压低，≥0.1mV，持续2min即为运动负荷试验阳性。

（2）动态心电图：记录患者24h心电图，可发现与心绞痛发作密切相关的缺血性心电图ST-T改变及各种心律失常。

（3）放射性核素造影：对心肌缺血是有价值的无创伤性检查方法。

（4）心肌灌注显像：注射造影剂后，缺血心肌部位由于血流量减少，局部摄取降低，表现为放射稀疏区，该检查可显示1.5cm以上的缺血部位及范围，但不能显示冠脉狭窄的部位及程度。

（5）放射性核素心室造影：可反映心室的射血分数、每搏量、心脏指数、左心室舒张末容积和左心室收缩末容积、左心室壁局部运动变化。

（6）正电子断层显像（PET）：该检查主要为了研究心肌代谢，确定冬眠心肌和顿抑心肌。

（7）冠状动脉造影：为有创性检查，具有一定危险性，适用于拟行手术治疗的患者，可发现冠脉系统病变的范围和程度，是确诊的最可靠方法。

【治疗】

1.开胸手术治疗体外循环冠状动脉旁路移植术（CCABG）

CCABG是指在手术中建立体外循环并使心脏在一段时间内停止搏动，将自身的内乳动脉（桡动脉、胃网膜动脉、腹壁下动脉等）与冠状动脉病变远端进行吻合，或取一段自体的大隐静脉在升主动脉与冠状动脉病变远端之间做一主动脉与冠状动脉的搭桥，从而使主动脉的血液通过移植的血管供应到冠状动脉远端，以恢复相应心肌的血液供应。

2.微创冠状动脉旁路移植术（OPCABG）

OPCABG是指在手术中不建立体外循环，在心脏保持搏动情况下，采用一些特殊装置使搭桥部位局部固定，然后进行冠状动脉旁路移植术。

3.全机器人冠状动脉旁路移植术（TE-CABG）

TE-CABG是指在手术时不开胸，采用右肺单肺通气，定位后于左侧胸壁打孔，采用床旁机械手臂经打孔处插入，视频监测下插入手术器械，术者在操作台操控机械手臂进行冠状动脉旁路移植术。

4.介入治疗

主要采用经皮腔内冠状动脉成形术（PTCA），有时还在病变部位放入冠状动脉血管内支架（STENT），主要适用于单支或局限性血管病变，以及急性心肌梗死时。

【护理评估】

全面评估患者的一般情况,包括体温、脉搏、呼吸、血压、意识、行动能力、健康史、精神状态及身心状况等。评估患者有无心梗、心绞痛的危险,以及患者心功能等级、有无高血压等。术后评估术中情况:麻醉方式、术中转流、循环阻断时间和术中各系统器官功能状况。术后病情:全麻后清醒程度、循环和呼吸功能、循环情况。

【护理要点】

(1)严密观察病情:观察患者生命体征的变化,包括生命体征、意识、肢体活动度、瞳孔、微循环状态等,同时注意心电波形的观察,认真做好特护记录。每30～60min 记录 1 次,必要时缩短记录时间。

(2)观察胸腔引流的颜色、性质以及量的多少,每小时挤压引流管并记录引流量。观察有无皮肤苍白、四肢发凉、静脉塌陷、呼吸困难、烦躁、活动后缺氧等循环不足表现。胸腔内手术后1～2h引流液应显著减少,引流液颜色,由深红逐渐转为淡红色到淡黄色。如在短时间内胸腔引流液骤增且颜色鲜红、质浓稠,胸液中血红蛋白与耳血检查结果相近似,结合临床表现可诊断胸内出血。胸内出血时,胸腔内可有凝血块形成,并逐渐增大,使纵隔移向健侧,因此对开胸手术后的患者,必须经常检查气管的位置,以便帮助了解胸内出血情况。

(3)呼吸系统护理:气道压高于 $25cmH_2O$,患者呛咳或者有痰鸣音时给予吸痰 1 次,并保持呼吸道通畅。拔除气管插管后,鼓励患者咳嗽、排痰,必要时行鼻导管吸痰。预防肺部并发症。另外,切口疼痛常会减弱胸部的呼吸运动,不敢咳嗽,使分泌物聚集,因此,适当镇痛,有利于预防肺部并发症,保持正常呼吸运动。

(4)血糖控制:若患者合并有糖尿病,应注意血糖的监测,每1～2h 测 1 次血糖,必要时使用输液泵控制输入胰岛素来调节血糖。

(5)引流管的护理:术后患者留置切口引流管及尿管,活动、翻身时要避免引流管打折、受压、扭曲、脱出等。引流期间保持引流通畅,定时挤压引流管,避免因引流不畅而造成感染。

(6)基础护理:满足患者生活上的合理需求,做好晨晚间护理,注射用盐酸氨溴索 15～30mg＋生理盐水 20ml,雾化吸入,每天 2 次,1:5000 呋喃西林液会阴冲洗,每天 1 次。

(7)使用多巴胺、硝酸甘油等血管活性药物时,应注意:严格遵医嘱配制,配制浓度应准确,通用单位为每分钟每千克体重多少微克;要有浓度小牌,严格交接班;采用微量注射泵控制输入;单独一条静脉通路,升压药不得从小静脉输入,不得在输入血管活性药的通路上静脉给药;用药时,应行同步的血流动力学监测,密切观察血压和心率变化,准确记录,随时将有意义的变化报告医师,据此调节用药量和药物种类。

【健康教育】

(1)冠心病病因、发病机制、临床表现、相关检查、手术特点。

(2)诱发冠心病的危险因素。

(3)饮食、休息、活动、用药等方面内容指导。

(4)有效吸氧的方法。

(5)戒烟的意义和方法。

(6)学会自我放松的技巧。

(7)出院前指导：出院前应向患者及家属详细介绍出院后有关事项，并将有关资料交给患者或家属；嘱患者遵医嘱按时用药，告诉患者如有异常及时来院就诊；鼓励患者树立信心，恢复健康人生活，保持良好心态；告诫患者术后做有氧运动，注意劳逸结合，避免过度劳累，适当进行户外活动及轻度体育锻炼，以增强体质，防止感冒及其他并发症，戒烟、禁酒；每半年复查1次。

第三节　三叉神经痛

三叉神经痛是指三叉神经支配区强烈的阵发性疼痛，包括前额、头皮、眼、鼻、唇、脸颊、上颌、下颌在内的面部神经痛，一般不能自愈，多为单侧发病，以右侧多见。三叉神经痛可分为原发性三叉神经痛和继发性三叉神经痛，原发性三叉神经痛女性多于男性，多在40岁以上发病，发病率可随年龄增长而增长，无遗传倾向。

【临床表现】

1.疼痛

存在特有的"扳机点"，常见的诱发因素有咀嚼运动、刷牙、洗脸、说话、打哈欠、面部机械刺激等。疼痛的发作频率和严重程度有逐渐加重的倾向，有发作间歇期，间歇期疼痛可消失。

2.伴随症状

疼痛发作时尚可出现面肌痉挛性收缩、口角向患侧歪斜、结膜充血、流泪等。

3.辅助检查

(1)CT和MRI：均为三叉神经痛的诊断和鉴别诊断的首选方法，CT简便迅速，阳性率高，但对脑干和颅后窝病变显示欠佳，易产生颅骨伪影。MRI可以清楚地显示颅后窝和脑干病变，无伪影，可更清晰地显示病变位置、大小及其周围组织的关系。

(2)增强薄层三维体积扫描时间飞跃法磁共振血管成像：可以明确显示三叉神经与邻近血管肿瘤性病变和血管性病变之间的关系。

(3)X线检查：用于检查有无颅底骨破坏、颅底的裂和孔有无畸形及颅底裂缝等，若颅底骨被破坏，则肿瘤侵犯三叉神经的可能性较大。

【治疗】

1.药物治疗

常用于发病初期或症状较轻者，经过一段时间的治疗，可达到完全治愈或症状得到缓解，目前被誉为金标准的药物是卡马西平，也可用苯妥英钠、巴氯芬等，但药物治疗不能达到根治，且要注意观察药物不良反应。药物治疗的效果随病程进展而下降。

2.封闭治疗

指用某种化学药物(如无水乙醇或甘油)直接注射于受累的三叉神经,使该神经分布区域内感觉丧失,从而达到止痛的目的。主要包括三叉神经周围封闭术、半月神经节封闭术、半月神经节后根甘油注射术等,操作技术简便、安全,适用于年老体弱、不愿接受开颅手术及有开颅手术禁忌者,对复发者可重复注射。

3.射频治疗

常用于药物治疗无效或不能耐受药物不良反应的患者和封闭治疗无效及各种手术复发者,主要并发症是面部感觉减退,但面部感染者、肿瘤压迫者、严重高血压、冠心病、肝肾功能损害者禁忌。

4.手术治疗

最常用的是微血管减压术(MVD)或粘连松解术。MVD是一种安全有效的手术方法,适用于典型和非典型三叉神经痛,优点是术后疼痛可长期消失,疗效较所有经皮手术高,术后并发面麻和感觉迟钝较经皮手术低。

【护理评估】

全面评估疼痛的位置、特点、发作和持续时间。询问患者是否有特别敏感的区域;平常活动中是否诱发疼痛;疼痛感觉如何,持续时间多久,是否有面肌抽搐现象;疼痛的频率、性质、强度和严重程度等。

【护理要点】

1.术前护理

(1)症状护理:观察患者疼痛的部位、性质,了解疼痛的原因与诱因;记录发作次数、持续时间及间歇时间、用药效果等,避免各种诱发因素,禁止触碰面部"扳机点",以免诱发疼痛。

(2)皮肤护理:疼痛发作时,为减轻疼痛,患者常揉搓患侧面颊,以致该处皮肤破溃和感染,因此要保持该处皮肤清洁卫生,防止感染。

2.术后护理措施

(1)病情观察:严密观察患者生命体征的变化,包括体温、血压、脉搏、呼吸、血氧饱和度。观察并记录生命体征,每小时1次。注意观察有无后组脑神经受累症状,如吞咽困难、饮水呛咳、心搏加快或减慢等,针对相应症状实施护理。

(2)角膜护理:三叉神经第一支神经纤维手术损伤时,容易发生角膜感觉丧失,造成角膜溃疡,术后需用眼罩保护患侧眼,并涂眼膏,一旦发生角膜溃疡,请眼科协助治疗。

(3)观察有无脑脊液耳漏,有问题及时通知医师采取措施。

(4)按时服药,对患者讲明服药注意事项及药理作用,不能随意加量、减量或停服。

【健康教育】

(1)告知患者选择适宜饮食,饮食宜清淡,注意增进营养,避免干硬、粗糙、辛辣饮食。

（2）根据患者不同心理给予疏导和支持，帮助患者树立战胜疼痛的信心，积极配合治疗。保持心情舒畅和充足的睡眠，每晚持续睡眠应达到 6～8h。注意劳逸结合，适当进行体育锻炼，以增强机体抵抗力。

（3）指导患者遵医嘱服药，服药期间，注意观察药物的疗效与不良反应，定时监测血药浓度；每周检查血常规，每月检查肝、肾功能。

（4）告知患者服药后不良反应表现，一旦出现应立即通知医师处理。

（5）出院前向患者及家属详细介绍出院后有关事项，并将有关资料交给患者或家属，告知患者遵医嘱按时来院复诊，如有异常情况应及时来院就诊。

第四节　急性阑尾炎

阑尾位于右髂窝部，外形呈蚯蚓状，长 5～10cm，直径 0.5～0.7cm。阑尾起源于盲肠根部，其体表投影约在脐与右髂前上棘连线中外 1/3 交界处，该点称为麦氏点，是阑尾手术切口的标记点。绝大多数阑尾属腹膜内器官。阑尾为一管状器官，管腔容积仅 0.1ml，远端为盲端，近端开口于盲肠，位于回盲瓣下方 2～3cm 处。阑尾系膜为两层腹膜包绕阑尾形成的一个三角形皱襞，其内含有血管、淋巴管和神经。

阑尾的组织结构与结肠相似，阑尾黏膜由结肠上皮构成。黏膜上皮细胞能分泌少量黏液，黏膜和黏膜下层含有丰富的淋巴组织，是阑尾感染常沿黏膜下层扩散的原因。此外，阑尾黏膜深部有嗜银细胞，是发生阑尾炎癌变的组织学基础。

急性阑尾炎是临床最常见的外科急腹症，可发生于任何年龄，以青壮年最多见，老年人和婴儿较少。急性阑尾炎是各种原因引起的阑尾急性感染。其原因可由阑尾管腔梗阻、细菌感染引起。常见的致病菌为大肠埃希菌、肠球菌和厌氧菌。临床分为单纯性、化脓性、坏疽穿孔性阑尾炎及阑尾周围脓肿四种。阑尾一旦发炎，如果得不到及时治疗，会危及生命。

【病因及病理分型】

1.病因

阑尾管腔梗阻，阑尾管腔细，开口狭小，弯曲成弧形，易于梗阻。淋巴结增生占 60%，粪石占 35%，异物、炎性狭窄、食物残渣、蛔虫、肿瘤等少见。管腔阻塞后，阑尾黏膜分泌黏液积聚，腔内压力上升，血供发生障碍，使阑尾炎症加剧。

2.病理分型

（1）单纯性阑尾炎：阑尾轻度肿胀，浆膜表面充血，失去正常光泽，并有少量纤维素性渗出物，各层组织均有充血、水肿和中性多核白细胞浸润，以黏膜和黏膜下层最为显著，黏膜上可出现小的溃疡，腔内可有少量炎性渗出液。

（2）化脓性阑尾炎：又称蜂窝织炎性阑尾炎。阑尾明显肿胀，浆膜面高度充血，并有脓性和纤维素性渗出物附着。各层组织除充血、水肿和大量中性粒细胞浸润外，常有壁间小脓肿，黏膜面可有溃疡和坏死,腔内常有积脓。腹腔内有少量浑浊渗液。

(3)坏疽性阑尾炎及穿孔:阑尾管壁已完全或部分坏死,外观呈暗紫色或黑色,表面及其周围有大量脓性、纤维素性渗出物,阑尾腔内积脓。如为嵌顿梗阻,则嵌顿远端坏死;如炎症或阑尾系膜血管血栓形成,则整个阑尾坏死,并为大网膜包裹。2/3 病例可见穿孔,细菌和脓液通过坏死区或穿孔进入腹腔。

3.急性阑尾炎的转归

(1)炎症消退:单纯性阑尾炎在黏膜尚未形成溃疡前,及时药物治疗可能使炎症消退而不遗留病理改变。早期化脓性阑尾炎如经治疗即使炎症消退,也将是瘢痕性愈合,致阑尾腔变狭窄、壁增厚,阑尾发生扭曲,易复发。

(2)炎症局限化:化脓或坏疽、穿孔后,阑尾被大网膜包裹形成阑尾周围脓肿或炎性包块,炎症被局限化,如脓液不多,可被逐渐吸收。

(3)炎症扩散:如机体防御功能差,或未予及时治疗,炎症扩散而致阑尾化脓、坏疽穿孔乃至弥散性腹膜炎,化脓性肝门静脉炎等,极少数患者细菌栓子可随血流进入门静脉在肝内形成脓肿,出现严重的脓毒血症,伴有高热、黄疸、肝大及感染性休克。

【临床表现】

1.症状

(1)腹痛:多起于脐周和上腹部,开始疼痛不甚严重,位置不固定,呈阵发性,这是阑尾阻塞后,管腔扩张和管壁肌收缩引起的内脏神经反射性疼痛。数小时后,腹痛转移并固定在右下腹部,疼痛呈持续性加重,这是阑尾炎症侵及浆膜,壁腹膜受到刺激引起的体神经定位疼痛,70%～80%的急性阑尾炎具有这种典型的转移性腹痛特点,但也有一部分病例发病开始即出现右下腹疼痛。

不同位置的阑尾炎,其腹痛部位也有区别,如盲肠后位阑尾炎痛在右侧腰部;盆腔位阑尾炎痛在耻骨上区,肝下区阑尾炎可引起右上腹痛;极少数左侧腹部阑尾炎出现左下腹痛。

不同病理类型阑尾炎的腹痛亦有差异,如单纯性阑尾炎是轻度隐痛;化脓性呈阵发性胀痛和剧痛;坏疽性呈持续性剧烈腹痛,穿孔性阑尾炎因阑尾管腔压力骤减,腹痛可暂时减轻,但出现腹膜炎后,腹痛又会持续加剧。

(2)胃肠道症状:恶心、呕吐最常见。早期呕吐多为反射性,常发生在腹痛的高发期,晚期呕吐则与腹膜炎有关。1/3 的患者有便秘或腹泻症状,腹痛早期排便次数增多,可能是肠蠕动增强的结果。盆腔位阑尾炎时,炎症刺激直肠和膀胱,引起排便里急后重和排尿疼痛,并发腹膜炎、肠麻痹,则出现腹胀和持续性呕吐。

(3)全身症状:初期有乏力、头痛。炎症加重时可有发热等全身中毒症状,体温多在 37.5～39℃。化脓性、坏疽性阑尾炎或腹膜炎时可出现畏寒、高热,体温可达 39～40℃甚至以上。肝门静脉炎时可出现寒战、高热和轻度黄疸。

2.体征

(1)强迫体位:患者就诊时常见弯腰行走,且往往以手按在右下腹部。在床上平卧时,其右髋关节呈屈曲位。

(2)右下腹压痛:是急性阑尾炎常见的重要体征,压痛点通常在麦氏点,可随阑尾位置变异而改变,但压痛点始终在一个位置上。病变早期腹痛尚未转移至右下腹时,压痛已固定于右下腹部。当炎症扩散到阑尾以外时,压痛范围也随之扩大,但仍以阑尾部位压痛最为明显。

(3)腹膜刺激征:有腹肌紧张、反跳痛(Blumberg 征)和肠鸣音减弱或消失等,这是壁腹膜受到炎症刺激的一种防御反应,常提示阑尾炎已发展到化脓、坏疽或穿孔的阶段。但小儿、老年人、孕妇、肥胖、虚弱患者或盲肠后位阑尾炎时,腹膜刺激征可不明显。

(4)其他体征。

①结肠充气试验:用一手压住左下腹部降结肠部,再用另一手反复压迫近侧结肠部,结肠内积气即可传至盲肠和阑尾部位,引起右下腹痛感者为阳性。

②腰大肌试验:左侧卧位后将右下肢向后过伸,引起右下腹痛者为阳性,说明阑尾位置过深或在盲肠后位靠近腰大肌处。

③闭孔内肌试验:仰卧位,将右髋和右膝均屈曲 90°,病侧右股向内旋转,如引起右下腹疼痛者为阳性,提示阑尾位置较低,靠近闭孔内。

④直肠指检:当阑尾位于盆腔或炎症已波及盆腔时,直肠指检有直肠右前方的触痛。如发生盆腔脓肿时,可触及痛性肿块。

⑤腹部包块:阑尾周围脓肿形成时,右下腹可触到有触痛的包块。早期(尤其阑尾腔有梗阻时)可出现右下腹皮肤感觉过敏现象,范围相当于第 10～12 胸髓节段神经支配区,位于右髂嵴最高点、右耻骨棘及脐构成的三角区,也称 Sheren 三角,它并不因阑尾位置不同而改变。如阑尾坏疽穿孔,则该三角区皮肤感觉过敏现象消失。

3.辅助检查

(1)血常规检查:多数急性阑尾炎患者的白细胞计数及中性粒细胞比例增高,但升高不明显不能否定诊断,应反复检查,如逐渐升高,则有诊断价值。

(2)尿常规检查:尿检一般无阳性发现,但盲肠后位阑尾炎可刺激邻近的右输尿管,尿中可出现少量红细胞和白细胞。

(3)粪常规检查:盆位阑尾炎和穿孔性阑尾炎合并盆腔脓肿时,粪便中也可发现红细胞。

(4)X 线检查:胸腹透视列为常规。急性阑尾炎在腹部 X 线平片上也可出现阳性结果:5%～6%的患者右下腹阑尾炎部位可见一块或数块结石阴影,1.4%的病变阑尾腔内有积气。急性阑尾炎合并弥漫性腹膜炎时,为除外溃疡穿孔、急性肠梗阻等,立位腹部 X 线平片是必要的,如出现膈下游离气体,阑尾炎基本上可以排除。

(5)腹部 B 超检查:病程较长者,应行右下腹 B 超检查,了解是否有炎性包块存在。在决定对阑尾脓肿切开引流时,B 超可提供脓肿的具体部位、深度及大小,便于选择切口。

【治疗】

(1)急性阑尾炎一经确诊,应尽早手术切除阑尾。因早期手术既安全、简单,又可减少近期或远期并发症的发生。如发展到阑尾化脓坏疽或穿孔时,手术操作困难且术后并发症显著增加。即使非手术治疗可使急性炎症消退,日后有 3/4 的患者还会复发。

(2)非手术治疗仅适用于不同意手术的单纯性阑尾炎、急性阑尾炎的诊断尚未确定,以及发病已超过 72h 或已形成炎性肿块等有手术禁忌证者。主要措施包括选择有效的抗生素和补液治疗等。

【护理】

1.护理评估

(1)健康史及相关因素。

①一般情况:患者的年龄、性别、职业、婚姻状况、文化程度、营养状况等,尤其注意与现患疾病相关的病史和药物应用情况及过敏史、手术史、家族史、遗传病史和女性患者生育史等。

②发病特点:患者是否有明显的腹部包块,有无腹痛,腹痛的特点,有无压痛、反跳痛,是否伴有发热。

(2)身体状况。

①局部:疼痛位置、特点等。

②全身:重要脏器功能状况。

③辅助检查:包括特殊检查及有关手术耐受性检查的结果。

2.护理措施

(1)术前护理措施。

①按普通外科疾病术前一般护理常规。

②全面评估患者:包括健康史及其相关因素、身体状况、生命体征,以及意识、精神状态、行动能力等。

③心理护理:通过交流和沟通,了解患者及其家属情绪和心理变化,采取诱导方法逐渐使其接受并正视现实;医护人员应热情、耐心、服务周到,对患者给予同情、理解、关心、帮助,告诉患者不良的心理状态会降低机体的抵抗力,不利于疾病的康复。解除患者的紧张情绪,以便更好地配合治疗和护理。

④术前护理:备皮,上至乳头连线,下至耻骨联合,两侧至腋后线,并剃去阴毛。腹腔镜手术时应清洁肚脐。

⑤术前指导:嘱患者保持情绪稳定,避免过度紧张焦虑,备皮后洗头、洗澡、更衣,准备好术后需要的各种物品,通知患者立即禁食水,术前取下义齿,贵重物品交由家属保管等。

(2)术后护理措施。

①按普通外科术后一般护理常规。

②患者术后清醒返回病房后,取去枕平卧位,头偏向一侧;麻醉完全清醒后,可取半卧位,以利于伤口引流及减轻疼痛。麻醉清醒后鼓励患者早期下床活动,以促进肠蠕动,预防肠粘连。

③术后 6h 内持续低流量吸氧。

④病情观察:术后密切观察患者血压、脉搏等变化,注意倾听患者的主诉,及时发现可能发

生的内出血。

⑤密切观察伤口有无渗血，一旦发现，应观察出血量、速度、血压、脉搏，有无呼吸困难等征象，并及时报告医师进行处理。除药物止血外，必要时准备手术止血。

⑥引流管的护理：急性化脓性阑尾炎或阑尾炎合并穿孔的患者，术后需留置腹腔引流管，活动、翻身时要避免引流管打折、受压、扭曲、脱出等。保持引流通畅，定时挤压引流管，避免因引流不畅而造成感染，如腹腔引流管引流出血性液体应每日更换引流袋以防感染。

⑦引流液的观察：术后引流液的观察是重点，每日记录和观察引流液的颜色、性质和量，如在短时间内引流出大量血性液体，应警惕发生继发性大出血的可能，同时密切观察血压和脉搏的变化，发现异常及时报告医师给予处理。

⑧并发症的观察和护理。

腹腔出血：术后 6h 内每 30min 测生命体征一次，病情平稳后改为 4～6h 测一次，如患者出现烦躁不安、面色苍白，需立即报告医生，做好紧急处理准备。

切口感染：术后 3～5d 每日测量生命体征 4 次，同时密切观察伤口情况，协助医师定时换药并注意无菌原则。

3.健康教育

(1)保持心情舒畅，注意劳逸结合，生活有规律，适量运动，勿过度劳累。

(2)饮食注意少量多餐，避免辛辣刺激食物的摄入，禁止吸烟、饮酒。

(3)注意保暖，避免感冒。

(4)保持伤口清洁，待伤口完全愈合后洗澡。

(5)给予有关疾病、手术及康复知识的指导。

(6)定期门诊复查，如有腹痛、发热，及时就诊。

第五节　胃癌

胃癌是人类最常见的恶性肿瘤之一，好发于胃窦部，其次是胃体小弯和贲门，发病年龄以40～60岁为多见。

【病因与发病机制】

胃癌是慢性疾病，发病过程较长且复杂。目前没有任何一种单一因素被证明是人类胃癌的直接因素。因此，胃癌发病与多种因素有关。

1.亚硝基化合物

亚硝基化合物是一大类化学致癌物，天然存在的亚硝基化合物是极微量的，自然界存在大量的亚硝基化合物的前体物，如硝酸盐、食物中的二级、三级胺，这类前体物可在胃内合成亚硝基化合物。当胃黏膜病变，发生如胃腺体萎缩、壁细胞减少、胃液 pH 升高时，胃内细菌繁殖，胃内微小环境发生改变，胃内细菌可加速硝酸盐还原为亚硝酸盐，并催化亚硝化反应，生成较多的亚硝基化合物。

2.多环芳烃化合物

此类致癌物可在污染食品或在加工过程中形成。如冰岛为胃癌高发国,居民多以渔业为生,有食用熏鱼、熏羊肉的习惯。分析熏鱼和熏羊肉的样品,发现这些食品有较严重的包括3,4-苯并芘在内的多环芳烃化合物的污染。

3.饮食因素

已有比较充分的证据说明胃癌与高盐饮食及盐渍食品摄入量多有关。1985 年以来,在中国、日本、意大利、法国、英国和美国进行的 12 项研究中,对 2876 例患者和 8516 例对照调查结果均显示,高盐、盐渍食品为胃癌的危险因素,相对危险度为 $1.4 \sim 6.2$。

4.幽门螺杆菌

幽门螺杆菌为带有鞭毛的革兰阴性细菌,在胃黏膜生长、代谢中可产生尿素使局部环境酸性降低。在正常胃黏膜中很少能分离到幽门螺杆菌,而随胃黏膜病变加重,幽门螺杆菌感染率增高。测定胃癌患者患病以前的血清,发现其幽门螺杆菌抗体阳性率明显高于对照组,为胃癌的危险因素。但是,目前认为幽门螺杆菌并非胃癌直接致癌物,而是通过对胃黏膜的损伤,促使病变发展的条件因素,使胃癌危险性增高。

5.遗传

胃癌在少数家族中显示有聚集性。在胃癌患者中调查发现,一级亲属患胃癌比例显著高于二级、三级亲属,相对危险度为 $2.0 \sim 4.0$。血型与胃癌存在一定关系。A 型血人的胃癌危险度高出其他血型的 $20\% \sim 30\%$。

6.其他因素

在全世界数项病例对照、前瞻性研究中,大多数结果显示吸烟为胃癌的危险因素,并有随吸烟量增加而升高的趋势。还有某些职业暴露,如煤矿、石棉、橡胶行业工人中胃癌相对高发。

【临床表现】

1.胃部症状

胃癌早期常无特异的症状,甚至毫无症状。随着肿瘤的发展,影响胃的功能时,才发现较明显的症状,但此种症状也并非胃癌特有,常与胃炎、溃疡病等胃慢性疾患相似。有时甚至出现明显恶性梗阻,腹部扪及肿块或出现淋巴结转移性时才被诊断。

(1)腹痛:是胃癌常见的症状,也是最无特异而易被忽视的症状。初起时仅感上腹部不适,如出现疼痛持续加重且向腰背放射,则常是胰腺受侵犯的晚期症状,肿瘤一旦穿孔,则可出现剧烈腹痛的胃穿孔症状。

(2)食欲减退、消瘦、乏力:这是另一组常见而又非特异的胃癌症状。

(3)恶心、呕吐:早期仅有食后饱胀及轻度恶心感,此症状常见因肿瘤引起梗阻或胃功能紊乱所致。

(4)出血或黑粪:此症状也可早期出现,早期胃癌有此症状者为 20%。凡无胃病史的老年患者一旦出现黑粪时必须警惕有胃癌的可能。

(5)其他症状:患者有时可出现腹泻、便秘及下腹不适,也可有发热的症状。

2.胃癌的体征

一般胃癌尤其是早期胃癌无明显的体征。上腹部深压痛,有时伴有轻度肌抵抗感,常是唯一值得注意的体征。上腹部肿块,直肠前触及肿物,脐部肿块,锁骨上淋巴结肿大等,均是胃癌晚期或已出现转移的体征。

3.辅助检查

(1)纤维胃镜检查:诊断早期胃癌的有效方法,与细胞学检查、病理检查联合应用,可大大提高阳性率。

(2)X线钡剂检查:该项检查无痛苦,易为患者接受。X线钡剂双重对比造影检查不仅对胃癌能作出定性诊断(是否为胃癌),还进行做定量诊断(胃癌病灶的大小、柔软程度及黏膜皱襞改变),是胃癌早期诊断的主要手段之一,其确诊率达 86.2%。

(3)超声诊断。

①腹部 B 超:对胃外肿块可在其表面见到增厚的胃壁,对黏膜下肿块则在其表面见到 1～3 层胃壁结构,可鉴别胃平滑肌或肉瘤;将胃壁分为五层,可判断胃癌对胃壁浸润的深度和广度;可判断胃癌的胃外侵犯及肝、淋巴结的转移情况。

②超声胃镜检查:在观察内镜原有图像的同时,又能观察到胃黏膜以下各层次和胃周围邻近脏器的超声图像。同时也能在超声引导下通过胃镜直视下进行深层组织和胃外脏器穿刺,达到组织细胞学的诊断,明确胃周围肿大淋巴结有无转移的目的。有助于胃癌的术前临床分期(TNM),超声胃镜对胃癌 T 分期的准确率为 80%～90%,N 分期为 70%～75%,超声胃镜与分子、免疫组化、胃癌组织血管计数等技术相结合,对胃癌的分期诊断及恶性度可进行综合判断。

③CT 检查:可以了解腔外侵及的范围与邻近脏器的关系,还可显示胃周淋巴结的大小来判断是否已有淋巴结转移,可作为临床治疗的参考。

【治疗】

1.外科治疗

外科手术是治疗胃癌的主要手段,也是目前治愈胃癌的唯一方法。

2.胃癌外科手术辅助治疗

①术后辅助化疗;②术后免疫治疗;③术后放疗、化疗;④术前化疗;⑤腹腔内化疗;⑥辅助性化疗。

3.胃癌的化学药物治疗

化疗是整个胃癌治疗的重要组成部分,尤其胃癌的手术治疗效果并不令人满意,相当一部分患者不能手术或术后复发须借助于化疗,新的辅助化疗方案也均出自胃癌化疗的治疗经验。

【护理】

1.护理评估

健康史及相关因素:包括家族中有无胃部系列癌发病者,初步判断胃癌的发生时间、有无对生活质量的影响、发病特点。

(1)一般情况:患者的年龄、性别、职业、婚姻状况、营养状况、粪便的颜色等,尤其注意与所患疾病相关的病史和药物应用的情况及过敏史、手术史、家族史和女性患者生育史等。

(2)相关因素:家族中有无胃系列癌的发病者,男性患者是否吸烟,女性患者是否有饮咖啡的习惯。

2.护理措施

(1)术前护理措施。

①按普通外科疾病术前护理常规。

②全面评估患者的一般情况,包括体温、脉搏、呼吸、血压、意识、行动能力、健康史、精神状态及身心状况等。

③心理护理:对患者给予同情、理解、关心、帮助,告诉患者不良的心理状态会降低机体的抵抗力,不利于疾病的康复。告知疾病的有关知识,解除患者的紧张情绪,更好地配合治疗和护理。

④饮食护理:给予高蛋白、高热量、富含维生素、易消化、无刺激的饮食,少食多餐。

⑤应用抗酸、解痉、减少胃酸分泌的药物。

⑥合并幽门梗阻者禁食,予以输血输液、营养支持、纠正低氯、低钾性碱中毒,术前3d用生理盐水洗胃。

⑦做好术前护理:备皮,给患者口服泻药及肠道抗炎药。

⑧做好术前指导:嘱患者保持情绪稳定,避免过度紧张焦虑,备皮后洗头、洗澡、更衣,准备好术后需要的各种物品,如一次性尿垫、痰杯等,术前晚22:00以后禁食水,术晨取下义齿,贵重物品交由家属保管等。

⑨术前留置胃管。

(2)术后护理措施。

①按普通外科术后一般护理常规及全麻手术后护理常规护理。

②病情观察:术后定时监测患者的血压、脉搏、呼吸、意识、肤色、尿量、切口渗液情况。

③禁食、胃肠减压:保持胃管引流通畅,每日用生理盐水冲洗胃管,以防血痂堵塞胃管;观察引流液的性质及量,术后24h内可由胃管引流出少量血液或咖啡样液体100～300ml。若有较多鲜血,应警惕吻合口出血,要及时与医师联系并处理;妥善固定胃管,胃管术中放置在吻合口附近,一旦脱出,难以重新放置到合适位置,告诉患者留置胃管的重要性,不能自行拔出,若胃管脱出,要在医师的指导下重新放置,动作要轻柔,以防造成吻合口出血。

④饮食指导:胃大部或全胃切除后患者的治疗既要补充营养,又要结合患者自身对饮食的耐受情况,区别对待,切不可强求一致。一般在胃手术后24～48h禁食,第3～4d肠道恢复功能,肛门开始排气后先进少量多餐的清流饮食,然后改为全量流食,而后逐步由无渣、少渣半流过渡到普食。一般坚持半年以上的半流才能逐渐恢复到正常饮食。

⑤预防术后并发症的护理。

术后胃出血:术后6h内应每15～30min测生命体征1次,待病情平稳后可改为4～6h测

1 次。如患者出现烦躁不安、面色苍白、大汗淋漓、生命体征不稳、胃管内引流出鲜红色的胃液,甚至呕血或黑粪持续不止,须警惕胃内大出血,应立即报告医师,做好紧急处理的准备。

术后梗阻:如出现上腹发作性剧烈疼痛、上腹饱胀、频繁呕吐等症状则提示有梗阻发生,应立即给予禁食、持续胃肠减压、输液治疗。如不能自行缓解则应行再次手术。

胃潴留:注意观察术后 3～4d 肠蠕动的恢复情况,拔除胃管后患者是否出现上腹不适、饱胀、呕吐胆汁和食物、有无排气。处理方法为症状出现后禁食、持续胃肠减压、输液。用温热盐水每天多次洗胃,亦可用新斯的明 0.5～1mg,每天 1～2 次皮下或肌内注射。

倾倒综合征:向患者和家属详细讲解引起倾倒综合征的机制,告诉其临床表现。指导患者术后早期应少量多餐。避免进食甜的、过热的流食,进食后平卧 30min,多数患者在半年到 1 年内逐渐自愈。

3.健康教育

(1)保持心情舒畅,注意劳逸结合,胃癌患者病情得到缓解或相对平稳后,生活要有规律,建立和调节好自己的生物钟,要做到采用适当放松技巧,缓解生活及工作的压力,从而控制病情的发展和促进健康。

(2)与患者一起制订饮食计划,胃癌术后 1 年胃容量受限,应注意少量多餐,避免辛辣刺激食物的摄入。以高蛋白、高热量、高维生素、低脂肪饮食为主,禁止吸烟和饮酒。由于胃肠道消化吸收功能减弱,应注意定期补充铁剂、钙剂、叶酸、维生素 D 制剂和维生素 B_{12} 等营养素。

(3)定期门诊复查,术后 1 年内,每 3 个月或半年复查 1 次,如正常可改为 1 年检查 1 次。

(4)向患者讲解有关化疗的知识及必要性,告诉患者胃癌联合化疗的基本方案,说明化疗的不良反应有恶心、呕吐、白细胞下降、脱发等,以及处理这些不良反应的对策,使患者有心理准备。腹腔化疗时嘱患者改变体位,使药物在腹腔内均匀分布,增加药液与腹膜的接触面。指导患者做好口腔护理,预防口腔炎等并发症的发生。

(5)做到早发现、早诊断、早治疗是提高胃癌治愈率的关键。应通过健康教育提高大众的自我保健意识。对下列情况应深入检查并定期复查:原因不明的上腹不适、隐痛、食欲缺乏及消瘦,特别是中年以上者;原因不明的呕血、便血或粪便隐血阳性者;原有长期胃病史,近期出现胃部症状;中年既往无胃病史,短期出现胃部症状;已确诊为胃溃疡、胃息肉或萎缩性胃炎者;多年前因胃良性疾病做胃大部切除手术,近年又出现消化道症状。

第六节　肠梗阻

肠梗阻是指肠内容物不能正常运行、顺利通过肠道,是外科常见的急腹症。

【病因与发病机制】

1.根据肠梗阻发生的基本原因可分为三类

(1)机械性肠梗阻:为最常见的类型。由于各种原因引起肠腔狭小,使肠内容物通过发生障碍,引起梗阻。导致肠腔狭小的原因可有:肠腔堵塞,如寄生虫、粪石、异物、大胆石等;肠管受压,如粘连带压迫、肠管扭转、嵌顿疝或受肿瘤压迫等;肠壁病变,如肿瘤、炎症性狭窄、先天性肠道闭锁等。

(2)动力性肠梗阻:因神经反射或毒素刺激引起肠壁肌肉运动功能失调,使肠蠕动丧失或肠管痉挛,以致肠内容物不能正常运行,但无器质性的肠腔狭窄。其中,麻痹性肠梗阻较常见,见于急性弥漫性腹膜炎、腹部大手术、腹膜后血肿或感染等,痉挛性肠梗阻则甚少,如肠道功能紊乱或慢性铅中毒引起肠痉挛。

(3)血供性肠梗阻:由于肠系膜血管栓塞或血栓形成,使肠管血运障碍,继而发生肠麻痹,使肠内容物不能运行。随着人口老龄化,以及动脉硬化等疾病增多,此类肠梗阻已不属少见。

2.根据肠壁有无血供障碍肠梗阻可分为单纯性和绞窄性二类

(1)单纯性肠梗阻:只是肠内容物通过受阻,而无肠管血供障碍。

(2)绞窄性肠梗阻:梗阻并伴有肠壁血运障碍,可因肠系膜血管受压、血栓形成或栓塞等引起。

【临床表现】

1.症状

(1)腹痛:阵发性腹部绞痛是机械性肠梗阻的特征,由于梗阻部位以上强烈肠蠕动导致,疼痛多在腹中部,也可偏于梗阻所在的部位。持续性阵发性加剧的绞痛提示绞窄性肠梗阻或机械性肠梗阻伴感染。麻痹性肠梗阻时表现为持续性胀痛,无绞痛。

(2)呕吐:梗阻早期,呕吐呈反射性,吐出物为食物或胃液。此后,呕吐随梗阻部位高低而有所不同,高位梗阻呕吐早、频繁,吐出物是胆汁样物。低位梗阻呕吐少,可吐出粪臭样物。结肠梗阻呕吐迟,以腹胀为主。绞窄性肠梗阻时呕吐物呈咖啡样或血性。

(3)腹胀:高位梗阻,一般无腹胀,可有胃型。低位梗阻及麻痹性肠梗阻腹胀显著,遍及全腹,可有肠型,绞窄性肠梗阻表现为不均匀腹胀。

(4)停止排便排气:见于急性完全性肠梗阻。但梗阻初期、高位梗阻、不全性梗阻可有肛门排便排气。血性便或果酱便见于绞窄性肠梗阻、肠套叠、肠系膜血管栓塞等。

2.体征

(1)全身:单纯性肠梗阻早期,患者全身情况多无明显改变,梗阻晚期或绞窄性肠梗阻患者,可有口唇干燥、眼窝内陷、皮肤弹性消失、尿少或无尿等明显缺水征,以及脉搏细速、血压下降、面色苍白、四肢发冷等中毒和休克征象。

(2)腹部:机械性肠梗阻时腹部膨隆,见肠蠕动波、肠型;麻痹性肠梗阻者见均匀性腹胀,肠扭转时有不均匀腹胀。单纯性肠梗阻者有轻度压痛,绞窄性肠梗阻者有固定压痛和腹膜刺激征,可叩及痛性包块。绞窄性肠梗阻腹腔内有渗液,移动性浊音阳性。机械性肠梗阻时肠鸣音亢进,有气过水声或金属音,麻痹性肠梗阻或绞窄性肠梗阻后期腹膜炎时肠鸣音减弱或消失。直肠指检:叩及肿块提示肿瘤或肠套叠的套头,血迹提示肠套叠或绞窄。

3.辅助检查

(1)实验室检查:单纯性肠梗阻后期,白细胞计数增加;血液浓缩后,红细胞计数增加、血红细胞比容增加、尿比重增高。绞窄性肠梗阻早期即有白细胞计数增加。水、电解质紊乱时可伴钾离子、氯离子、钠离子等的改变。

（2）影像学检查：在梗阻4～6h或以后X线立位平片可见到梗阻近段多个液平面及气胀肠袢，梗阻远段肠内无气体。空肠梗阻时X线平片示"鱼肋骨刺"征；结肠梗阻X线平片示结肠袋。麻痹性梗阻时X线检查示小肠、结肠均扩张。腹部X线平片结肠和直肠内均含气体提示不全性肠梗阻或完全性肠梗阻早期。肠梗阻，尤其当有坏疽、穿孔可能时，一般不做钡灌肠检查，因为钡剂溢入腹腔会加重腹膜炎。结肠梗阻和肠套叠时低压钡灌肠可提高确诊率。

【治疗】

治疗原则是解除梗阻、治疗缺水、酸中毒、感染和休克等并发症。

1.非手术治疗

非手术治疗包括禁食、留置鼻胃管进行胃肠减压，纠正水、电解质失衡。必要时给予输血浆、全血。应用抗生素防治腹腔内感染。对起病急骤伴缺水者应留置尿管观察尿量。禁用强导泻剂，禁用强镇痛药，防止延误病情。可给予解痉药、低压灌肠、针灸等非手术治疗措施，并密切观察病情变化。

2.手术治疗

手术原则：①去除病因，松解粘连、解除疝环压迫、扭转复位、切除病变肠管等。排尽梗阻近侧肠道内的积气积液，减少毒物吸收。②肠切除肠吻合，恢复肠道通畅，修补腹壁缺损。进行腹腔清洗、引流。③短路手术，如晚期肿瘤已浸润固定，或肠粘连成团与周围组织愈合，可做梗阻近段与远段肠襻的短路吻合术。④肠造口或肠外置术，如患者情况极严重，或局部病变所限，不能耐受和进行复杂手术者，可行此术式解除梗阻。

【护理】

1.护理评估

（1）术前评估。

①健康史：询问病史，注意患者的年龄，有无感染、饮食不当、过劳等诱因，尤其注意过去腹部疾病、手术史、外伤史。

②身体状况：了解腹痛性质（绞痛、阵发性疼痛或持续性疼痛）、呕吐物、胃肠减压抽出液的性质和量；腹胀、肠鸣音等体征的动态变化。有无腹膜刺激征出现。生命体征的变化，有无体液失衡的表现，以及辅助检查的结果。

③心理社会状况：了解患者和家属有无因肠梗阻的急性发生而引起的焦虑或恐惧、对疾病的了解程度、治疗费用的承受能力等。

（2）术后评估：询问麻醉方式、术中输血和输液情况、手术方式和手术进行情况。术后患者的生命体征。术后恢复情况，有无切口感染、腹腔内感染或肠瘘等并发症。腹腔引流管是否通畅，引流液的颜色、性质和量。

2.护理要点及措施

(1)术前护理要点及措施。

①非手术治疗患者的护理。

一般护理:a.休息和体位,患者卧床休息,无休克、生命体征稳定者给予半卧位,以减轻腹胀对呼吸循环系统的影响,促进舒适感;b.禁食、胃肠减压:患者应禁食,若梗阻缓解,肠功能恢复,可逐步进流质饮食,忌食产气的甜食和牛奶等,胃肠减压期间,观察记录引出胃液的性质和量。

病情观察:注意观察患者意识、精神状态、生命体征、呕吐、排便、排气、腹痛、腹胀、腹膜刺激征、肠蠕动情况,观察期间慎用或禁用镇痛药,以免掩盖病情。出现下列情况应考虑绞窄性梗阻,及时报告医师;病情发展迅速,早期出现休克,抗休克治疗后改善不明显;腹痛发作急骤,起始即为持续性剧烈疼痛,或在阵发性加重之间仍有持续性疼痛;肠鸣音可不亢进;呕吐出现早、剧烈而频繁;有明显腹膜刺激征,体温上升、脉率增快、白细胞计数增高;腹胀不均匀,腹部局部隆起或触及有压痛的肿块(胀大的肠袢);呕吐物、胃肠减压抽出液、肛门排出物为血性,或腹膜穿刺抽出血性液体;经积极的非手术治疗而症状体征无明显改善;腹部 X 线见孤立、突出胀大的肠袢,不因时间而改变位置,或有假肿瘤状阴影,或肠间隙增宽,提示有腹腔积液。

输液护理:遵医嘱静脉输液,准确记录液体出入量,结合血清电解质和血气分析结果,合理安排输液种类和调节输液量,维持水、电解质、酸碱平衡。

呕吐的护理:呕吐时患者坐起或头偏向一侧,以免误吸引起吸入性肺炎或窒息;及时清除口腔内呕吐物,给予漱口,保持口腔清洁,并观察记录呕吐物的颜色、性状和量。

用药的护理:遵医嘱应用抗生素,防治感染,减少毒素产生。

②手术治疗患者术前护理要点及措施。

按普通外科疾病术前护理常规。

全面评估患者:包括健康史及其相关因素、身体状况、生命体征,以及意识、精神状态、行动能力等。

心理护理:护理人员应了解患者的心理状况,有计划地向患者介绍有关疾病的治疗、手术方式及结肠造口术的知识,增强患者对治疗的信心,使患者能更好地配合手术治疗及护理。同时也应取得患者家属的配合和支持。

维持足够的营养:肠梗阻患者由于禁食水,手术前的营养状况欠佳。术后患者需有足够的营养进行组织修补、维持基础代谢。因此,术前需纠正贫血和低蛋白血症,提高患者对手术的耐受力,利于术后康复。应给予静脉补液,输入营养液体。

做好术前护理:协助患者做好术前相关检查工作,如影像学检查、心电图检查、X 线胸片、血液检查、尿便检查等。备皮。肠道准备:因患者肠梗阻不能服用泻药,应进行清洁灌肠。

做好术前指导:嘱患者保持情绪稳定,避免过度紧张焦虑,备皮后洗头、洗澡、更衣,准备好术后需要的各种物品,如一次性尿垫、痰杯等,禁食水,术晨取下义齿,贵重物品交由家属保管等。

（2）术后护理要点及措施。

①按普通外科一般护理常规及全麻手术后护理常规护理。

②观察病情：观察患者的生命体征、伤口敷料及引流液情况，用腹带包扎腹部，减少腹部切口张力。

③饮食：术后禁食，禁食期间给予补液。待肠蠕动恢复并有肛门排气后可开始进少量流质；进食后若无不适，逐步过渡至半流质。

④胃肠减压和腹腔引流液的护理：妥善固定引流管，保持引流通畅，避免受压、扭曲。密切观察和记录各引流液的颜色、性质及量。

⑤早期活动：麻醉清醒后，嘱患者床上翻身活动，24h后坐起或下地活动，预防肺部并发症及肠粘连的发生。

⑥并发症的观察及护理。

出血：手术后24～48h易发生出血等并发症，出血时患者会出现面色苍白、出冷汗、脉搏细速、血压下降或脉压缩小，伤口有渗血，引流液为血液，每小时出血量＞200ml，发现腹腔内出血时出现腹胀。一旦出现上述情况，应及时报告医师，积极配合抢救。

肠粘连：肠梗阻患者如术后护理不当，仍可能发生再次肠粘连。鼓励患者术后早期活动，尽早下床活动，以促进肠蠕动恢复，预防粘连。密切观察病情，患者有否再次出现腹痛、腹胀、呕吐等肠梗阻症状，一旦出现，应及时报告医师并协助处理，按医嘱给予患者口服液状石蜡、胃肠减压或做好再次手术的准备。

腹腔感染：肠梗阻术后，尤其是绞窄性肠梗阻术后，若出现腹部胀痛、持续发热、白细胞计数增高、腹壁切口处红肿，或腹腔引流管周围流出较多带有粪臭味的液体时，应警惕腹腔内或切口感染及肠瘘的可能，应及时报告医师，并协助处理。

切口裂开：营养状态差、低蛋白血症及腹胀患者，手术后易发生切口裂开。应给予切口减张缝合，咳嗽时用双手保护伤口，经常调整腹带的松紧度等预防措施。有慢性咳嗽、前列腺肥大者，做相应处理，口服液状石蜡，每次100～200ml，以保持大便通畅。

3.健康教育

（1）告知患者注意饮食卫生，不吃不洁净食物，少量多餐，避免暴饮暴食。

（2）嘱患者出院后进易消化食物，少食刺激性食物；避免腹部受凉和饭后剧烈活动；保持大便通畅。

（3）老年便秘者应及时服用适宜的泻药，以保持大便通畅。

（4）出院后若有腹痛、腹胀，停止排气、排便等不适，应及时就诊。

第七节　烧伤

烧伤在日常生活和战争时期均为常见病、多发病，严重烧伤可导致全身各个系统出现复杂的病理生理变化，抢救不及时可危及生命。

一、概述

(一)病因

烧伤是由热力、化学物品、电流、放射线等作用于人体所引起的损伤。临床上以热力烧伤多见,如火焰、高温气体、液体、固体等,约占烧伤的80%。由电、化学物质所致的损伤,也属于烧伤范畴,但由于其有某些特性,故称为电烧伤或化学烧伤。

(二)病理生理

皮肤受热后出现的局部和全身病理变化,取决于热源的温度、受热的面积、深度及受热的时间。

1.局部变化

轻度烧伤局部组织毛细血管扩张充血,通透性增加,炎性渗出,局部出现水肿,表现为水疱或创面渗出。严重烧伤使表面皮肤组织蛋白凝固、炭化形成焦痂。

2.全身反应

当烧伤面积大,损伤深时,由于大量血浆成分渗出到组织间隙或经创面丢失,导致有效循环血量减少,引起低血容量性休克。大面积烧伤还易形成化脓性感染及脓毒血症,毒素及坏死组织吸收会引起肺、肾、心、肝、胃肠等系统发生功能障碍。

二、护理评估

(一)健康史

询问患者烧伤原因(如接触火焰、热水、蒸汽、电流、激光、放射线、强酸、强碱等);询问患者受热的时间;检查烧伤局部皮肤痛觉改变,有无水疱发生,有无焦痂;询问患者对何药物过敏。

(二)身体状况

烧伤的面积和深度决定了烧伤的病情轻重,伤情的判断是评估烧伤病情的最基本的要求。

1.烧伤面积的估算

人体体表面积按100%计算,烧伤面积的估算有两种方法。

(1)中国新九分法:为了方便记忆,将人体体表面积划分为11个9%的等份,另加1%,构成100%的体表面积,即头颈=1×9%;双上肢2×9%;躯干3×9%;双下肢5×9%+1%;共为11×9%+1%。具体划分方法见表2-4。

表2-4　中国新九分法

部位	成人面积(%)	儿童面积(%)
头颈	9×1=9(发部3、面部3、颈部3)	9+(12-年龄)
双上肢	9×2=18(双手5、双前臂6、双上臂7)	9×2
躯干	9×3=27(腹侧13、背侧13、会阴1)	9×3
双下肢	9×5+1=46(臀部5、双大腿21、双小腿13、双足7)	46-(12-年龄)

注:Ⅰ度烧伤仅伤及表皮,一般不计入烧伤总面积之中。成年女性双臀、双足各为6%。

（2）手掌法：患者五指并拢，其一只手掌面积约占体表面积的1%，应用于散在的小面积或面积不规则的烧伤。

2.烧伤深度的估计

一般按国际通用的三度四分法分类，是依据热力损伤组织的层次，分为Ⅰ度、浅Ⅱ度（大水疱）、深Ⅱ度（小水疱）、Ⅲ度（焦痂）烧伤。Ⅰ度、浅Ⅱ度烧伤一般称为浅度烧伤；深Ⅱ度和Ⅲ度烧伤则属深度烧伤。各类烧伤的局部表现特点见表2-5。

表 2-5　各类烧伤的局部表现

深度	局部体征	局部感觉愈合过程
Ⅰ度	局部红斑、轻度红、肿、干燥、无水疱	灼痛感，3～5日痊愈，无瘢痕
浅Ⅱ度	剧痛、水疱较大，去疱皮后创面潮湿、鲜红、水肿明显	剧痛、感觉过敏，若无感染，2周愈合，无瘢痕
深Ⅱ度	小水疱，基底苍白、水肿，干燥后可见网状栓塞血管	痛觉迟钝，若无感染，3～4周愈合，有轻度瘢痕，色素沉着
Ⅲ度	无水疱、蜡白、焦黄或炭化，干后可见树枝状栓塞血管	痛觉消失，3～5周焦痂脱落，需植皮才能愈合

3.烧伤程度分类

主要根据烧伤面积、深度，结合有无吸入性损伤及合并症情况进行如下分类。

轻度烧伤：Ⅱ度烧伤面积<10%。

中度烧伤：Ⅱ度烧伤面积11%～30%或Ⅲ度烧伤面积<10%。

重度烧伤：总烧伤面积31%～50%或Ⅲ度烧伤面积达11%～20%；或Ⅱ、Ⅲ度烧伤面积虽不足，但为呼吸道烧伤或伴复合伤及休克等并发症。

特重烧伤：烧伤总面积>50%或三度烧伤面积>20%；或已有严重并发症。

4.临床分期

小面积烧伤的全身反应多不明显，主要是局部表现。大面积深度烧伤局部和全身反应均很严重，其临床经过可分为3个阶段。

（1）急性体液渗出期（休克期）：大面积烧伤后1～2h内，由于剧烈疼痛和恐惧，常引起神经源性休克。接着大量血浆样液体从创面血管内渗出，形成水疱或聚集在组织间隙。体液渗出多自烧伤后2～3h开始，伤后6～8h渗出速度最快，36～48h渗出量达高峰，导致有效循环血量急剧下降，继而可发生低血容量性休克。因此，烧伤面积越大，体液丢失越多，则休克出现得越早，病情越严重。

（2）感染期：48h后，烧伤创面开始重吸收，感染就成为主要矛盾，直至创面愈合。伤后3～5天，由于皮肤的屏障功能被破坏使细菌入侵，创面渗液及坏死组织又是细菌的良好培养基，而严重烧伤导致机体抵抗力下降，因此形成急性感染的高峰；至伤后2～3周，由于组织烧伤严重，创面经历凝固性坏死、广泛的组织溶解，会导致全身感染又进入一个高峰期，引起全身中毒反应的发生。表现为寒战、高热,体温突然异常甚至超过 40℃ 或小于 36℃、呼吸浅促或呼吸困难、脉搏快弱、食欲明显减退、严重时患者出现精神症状如烦躁、谵妄、幻觉、淡漠等,创面坏死、退缩、萎陷,脓多腥臭。严重的烧伤引起全身感染是烧伤患者死亡的主要原因。

(3)修复期:伤后 5～8 天起至创面愈合,随着炎症反应的发生,组织修复也已开始。浅度烧伤能自行愈合;深Ⅱ度创面靠残存的上皮岛融合修复;Ⅲ度烧伤创面依靠皮肤移植修复。

(三)心理-社会状况

了解患者对伤情的认识程度,了解患者及家属对治疗和康复知识的掌握程度,有无不良的心理状态,因严重烧伤患者起病急、病情危重,并发症较多,以及伤后毁容、残肢等影响,易使患者及家属产生焦虑、恐惧心理。

(四)辅助检查

了解患者是否存在红细胞、血红蛋白减少。是否有血红蛋白尿。白细胞总数及中性粒细胞比例增多常提示感染存在。大量坏死细胞可导致肾功能的损害,而引起血中尿素氮增高。

(五)治疗要点

妥善处理烧伤创面,预防和清除外源性污染,促进创面愈合;对于中度以上的烧伤,应积极防治低血容量性休克,预防局部和全身性感染的发生;防治器官并发症的发生。

三、护理问题

(一)体液不足

与烧伤体液丢失、循环血容量不足有关。

(二)皮肤完整性受损

与创面烧伤,皮肤失去屏障作用有关。

(三)有感染的危险

与皮肤组织破损,创面污染有关。

(四)疼痛

与烧伤创面、组织感染有关。

(五)营养失调:低于机体需要量

与机体能量消耗增加,摄入不足有关。

(六)自我形象紊乱

与烧伤毁容、肢体功能受损有关。

(七)潜在并发症

休克、窒息、全身继发感染、急性肾衰竭、瘢痕和畸形等。

四、护理措施

(一)现场急救护理

烧伤患者在现场如能得到及时救治,适时转运,能有效减轻损伤程度,为进一步治疗创造有利条件。急救措施包括以下几点。

1.迅速消除致伤原因

尽快使伤者脱离险境,对于火焰烧伤者应尽快灭火,脱去燃烧衣物,就地翻滚或跳入水池来熄灭火焰。忌奔跑呼叫,以免风助火势,烧伤头面部及呼吸道。热液烫伤患者,应立即脱去或剪开浸湿的衣服,切勿强行拉扯,以免剥脱烫伤的皮肤。面积较小的四肢烧伤,可将肢体浸泡于凉水或冰水中,降低局部温度、减轻疼痛、减少后续热力的损害。对酸、碱等化学物质烧伤,立即脱去或剪开沾有酸、碱的衣服,以大量清水冲洗,而且要适当延长冲洗时间。如系生石灰烧伤,应先清除石灰粉粒,再用清水长时间地冲洗,以避免石灰遇水产热加重损伤。

2.抢救生命

致伤原因去除后,配合医生先处理窒息、大出血、心搏骤停、开放性气胸等危及生命的病情。对头颈部烧伤或疑有呼吸道烧伤时,迅速备齐氧气及气管切开包等抢救用品,确保呼吸道通畅,必要时协助医生及时气管切开。

3.预防休克

遵医嘱给予镇静镇痛药,减轻或缓解疼痛。但若有颅脑损伤、呼吸道烧伤和小儿患者忌用吗啡制剂,以免造成呼吸功能抑制。伤后应尽快补充液体,能口服者可口服烧伤饮料或淡盐水,中度以上烧伤需要远途转送者,要建立静脉输液通道,遵医嘱边持续输液边转运。

4.保护创面

现场创面处理只求不再污染,不再损伤,衣裤不可强行脱去,可用剪刀剪开,用清洁的布单、衣服等覆盖或简易包扎,避免弄破水疱,应转送医院处理。创面忌用有碍观察或处理的有色物质如酱油、甲紫、动物油等涂抹,以免增加病情判断的困难。

5.快速转送

有休克者,争取先抗休克,待病情平稳后再转送,大面积烧伤患者必须建立静脉输液通道,转送途中必须维持呼吸道通畅;转送前和转送中避免使用抑制呼吸药和冬眠药。抬送患者上下楼时,头朝下方;用汽车、飞机转送时,患者应横卧或取头后足前位,以防脑缺血。详细记录处理过程,以便后续医生的诊治。

(二)休克期护理

烧伤后2天内,因创面大量渗出而致体液丢失,可引起低血容量性休克。液体疗法是防止休克的首要措施,此阶段的护理重点是遵医嘱补充血容量,安排和调节好补液的量和速度,详细观察病情变化,协助医生及时修订和完成补液计划。伤后应迅速建立静脉输液通道,有时需要多路输液,必要时静脉切开置管。为做好输液工作,需要掌握补液量计算方法和液体种类及分配。

1.补液量计算

我国常用的烧伤补液方案是按公式法估算,伤后第一个 24h 补液量＝烧伤失液量＋每日基础水分。烧伤失液量第一个 24h 患者每千克体重每 1％烧伤面积应补液:成人 1.5mL,儿童1.8mL,婴幼儿 2.0mL。其补液公式为:

烧伤补液量(mL)＝烧伤面积×体重×1.5(儿童 1.8,婴幼儿 2.0)＋基础水分(成人为2000mL,儿童为 70～100mL/kg,婴幼儿为 100～150mL/kg)。

2.液体种类及分配

晶体液与胶体液的比例一般为 2∶1,特重度烧伤为 1∶1,晶体液首选平衡盐溶液,其次为等渗盐水;胶体液首选血浆,也可用血浆代用品或全血,Ⅲ度烧伤多选用新鲜血;日需量都用5％的葡萄糖溶液补充。由于烧伤后第一个 8h 渗出最快,故当日输入晶体液和胶体液总量的1/2 要在第一个 8h 输完,其余量在第二、三个 8h 输入。基础水分应在 24h 内均匀输入;第二个 24h 的补液量,晶体液和胶体液是第一日的 1/2,基础水分不变。第三日因创面渗液回吸收,静脉补液量可视情减少或选择口服补液。补液的一般原则是先快后慢、先晶后胶、先盐后糖,晶、胶交替,特别注意不能在一段时间内集中输入单一种类液体,如大量输入水分,可引起水中毒。

举例:体重 50kg,Ⅱ、Ⅲ度烧伤总面积为 60％的成人烧伤患者,伤后第一个 24h 补液量(mL)＝60×50×1.5＋2000＝6500mL。因该患者是特重度烧伤,其中晶体液与胶体液各为2250mL,5％葡萄糖溶液为 2000mL。伤后第二个 24h 晶体液和胶体液的补液量均为1125mL,日需量不变仍为 2000mL。

3.调节输液量和速度的指标

(1)尿量:肾功能正常者,尿量是判断血容量是否充足的简便而可靠的指标,所以大面积烧伤患者应常规留置导尿管进行观察。成人尿量每小时应大于 30mL,有血红蛋白尿时应大于50mL,若低于上述水平,表示补液量不足,应加快输液。但儿童、老年人及心血管疾病患者,输液应适当,不宜过快,只要求每小时尿量达 20mL 即可。

(2)其他指标:患者安静,外周静脉充盈良好,肢端温暖,成人脉搏在 120 次/min(小儿在140 次/min)以下,心音强而有力,收缩压在 90mmHg 以上,中心静脉压在正常范围。说明补液计划正确,血容量基本恢复正常。

(三)创面护理

正确处理和护理创面,预防和处理局部感染,是烧伤患者治疗成败的关键。

1.早期清创护理

(1)小面积烧伤:在临床最常见,主要为局部处理。烧伤后立即用冷水冲洗或浸泡,可减轻组织损伤。Ⅰ度烧伤后在创面涂上京万红软膏、烧伤软膏等,保持创面清洁。浅Ⅱ度烧伤水疱未破者,可用无菌注射针头做多处刺破以利引流,使表皮紧贴创面覆盖,以保护创面避免污染。水疱已破并有移位者应剪除表皮,涂以烧伤软膏,用无菌敷料覆盖。应用抗生素及酌情使用止痛药,常规使用破伤风抗毒素。

（2）大面积烧伤:应于休克控制后麻醉下清创。步骤如下:①在良好的止痛及无菌条件下,先剃净创面周围毛发,剪短指（趾）甲,用大量无菌盐水或肥皂水清洗正常皮肤,去除油污。②清创顺序一般按头部、四肢、胸腹部、背部和会阴部顺序进行。可用碘伏或 1∶1000 苯扎溴铵溶液消毒皮肤和创面。③对浅Ⅱ度水疱,小的不予处理,大的可在其低位剪开引流。如已破损、污染者应剪除,以防感染。④深Ⅱ度水疱感染机会大,应全部剪除。Ⅲ度焦痂上面的坏死组织亦应剪除,然后根据情况,采用包扎或暴露疗法。⑤清创时必须注意,大的创面上残留的小片正常皮肤一定注意保护,不要清除。对大面积烧伤患者来说,这是修复期皮肤再生的重要来源。

2.包扎疗法护理

适用于四肢、躯干和小面积烧伤的门诊患者,具有保护创面、减少污染、吸收渗液、减轻水肿,对病室环境要求较低等优点。缺点是在炎热季节患者不易耐受,消耗大量敷料,患者更换敷料时比较痛苦。具体方法:先用一层凡士林纱布或几层药液纱布覆盖创面作为内敷料,再加2～3cm 干纱布或棉垫作为外敷料,敷料面应超过伤缘 5cm,然后以绷带从伤肢远端开始,向上适当加压包扎（勿过紧）。指（趾）间用敷料隔开,避免形成并指（趾）畸形。关节置于功能位,肢体应抬高,注意观察肢体末端血液循环状况。随后,密切观察患者体温、白细胞变化,以及创面情况.若发现敷料浸湿、伤处疼痛加剧,有臭味,伴高热,血常规白细胞计数增高,表明创面有感染,应报告医生,及时检查创面;如脓液呈绿色,有霉腥味,表明是铜绿假单胞菌感染,可改为暴露疗法,更换下来的污染敷料应烧毁,防止医院内交叉感染。

3.暴露疗法护理

该护理是指患者经清创处理后,创面不覆盖任何物品,直接暴露于温暖而干燥的环境中,适用于特殊部位如头面部、颈部、会阴部烧伤;特殊感染如铜绿假单胞菌、真菌感染的创面。优点是便于创面观察,保持创面干燥,降低致病菌生长、繁殖,对深度烧伤能够抑制焦痂液化与糜烂。缺点是要求病房消毒隔离,寒冷季节尤其需要保暖,不利于转院。浅Ⅱ度烧伤外涂中药烧伤药物,深Ⅱ度和Ⅲ度烧伤创面可涂磺胺嘧啶银等药物,保持创面干燥。也可采用半暴露疗法,即应用单层的抗生素药液纱布或凡士林纱布敷于创面,使其自然干燥。采用暴露疗法时要注意病室消毒隔离,室内保暖（28～30℃）及保湿,严格无菌操作,接触患者创面的被服均需灭菌,严防交叉感染。创面切忌受压过久,定期更换体位及翻身。

翻身床是烧伤病房治疗大面积烧伤的重要设备,使用前应认真检查各部件是否牢靠,备齐所需物品,向患者说明使用翻身床的意义和方法,由两人共同协作完成。使用翻身床可使烧伤创面充分暴露,避免长时间受压发生压疮,减轻患者翻身带来的痛苦。患者可在翻身床上进食、大小便及进行手术,但病情危重者,休克、呼吸道烧伤、心力衰竭、昏迷者忌用。

4.浸润疗法的护理

适用于大面积烧伤后期残余创面及部分感染创面。浸润疗法有全身浸润和局部浸润 2种。可以清洁创面,促进坏死组织及焦痂的分离,有利于肉芽组织的生长,便于肢体的功能锻炼。具体方法是用温水加精盐配制，以高锰酸钾或苯扎溴铵消毒，水温 38℃ 左右，时间约为 30min，使患者感觉舒适为宜，浸润同时可进行创面处理，浴后保暖。

5.焦痂的护理

深Ⅱ度和Ⅲ度烧伤创面有一层坚硬的凝固坏死组织，类似皮革，称为焦痂。焦痂早期可暂时保护创面，减少细菌侵入和创面渗出，但溶解脱落前，容易并发痂下感染。因此，焦痂宜暴露，每 4h 涂碘酒或碘伏 1 次，保持干燥，不受压。根据病情应早期采取手术切痂、削痂和植皮，做好植皮手术前后的护理工作。

6.感染创面的护理

及时清除脓液及坏死组织，根据局部感染特征或细菌培养和药物敏感试验选择外用药物，或采用湿敷、半暴露、浸润疗法清洁创面，待感染基本控制，肉芽组织生长良好后，及时植皮使创面愈合。

(四)密切观察病情变化

密切观察患者意识、生命体征的变化，同时注意创面的局部情况，若创面水肿、渗出较多、肉芽组织颜色变暗、创缘红肿，或上皮停止生长，原来干燥的焦痂变得湿润、糜烂，创面有出血点等均为感染的表现，应及时报告医生。

(五)生活护理

烧伤后患者丢失大量蛋白质，消耗增加，饮食上应加强营养素的摄入，补充高蛋白、高热量及多种维生素，提高免疫力；纠正不良的舒适体位，固定肢体于功能位，必要时使用烧伤专用翻身床或气垫床。

(六)烧伤病房管理

烧伤病房应清洁、舒适，具备必要的消毒隔离条件，恒定的温度、湿度，一般情况下病室温度为 28～32℃，相对湿度以 40% 为宜；同时还应具有必要的抢救设施，便于治疗和抢救工作。严重烧伤患者应住单间病房，要有专门的医护人员，严格执行消毒隔离措施，减少交叉感染。

(七)特殊部位烧伤护理

1.吸入性烧伤

床旁应备急救物品，如气管切开包、吸痰器、气管镜等。保持呼吸道通畅并监测患者的呼吸功能；严格执行呼吸道管理及无菌技术；伤后 5～7 日后气管壁的坏死组织开始脱落，应密切观察；吸氧浓度一般不超过 40%，CO 中毒者给纯氧；观察并积极预防肺部感染。

2.头面颈部烧伤

多采用暴露疗法，安置患者取半坐卧位，观察有无吸入性烧伤，必要时给予相应处理。做好五官护理，如及时用棉签拭去眼、鼻、耳分泌物，保持清洁、干燥；双眼使用抗生素眼药水或眼药膏，避免角膜干燥而发生溃疡；耳郭创面应防止受压。口腔创面用湿纱布覆盖，加强口腔护理，防止口腔黏膜溃疡及感染。

3.会阴部烧伤

保持局部清洁、干燥,避免大、小便污染,便后用生理盐水或0.1%苯扎溴铵溶液清洗肛门、会阴部,保持创面及周围的清洁。

(八)心理护理

根据不同患者的心理状态,采取相应的措施。对于恐惧、压抑反应者,应鼓励患者表达情感,帮助寻找消除恐惧及悲伤情绪的方法;对自制力缺乏者,加强安全措施,严防患者再受伤;在经济不宽裕的患者面前,避免谈论医药费问题,并及时给予安慰;对于伤残或容貌受损者,应以真诚的态度与患者沟通交流,避免无意中对患者自尊心造成伤害,使其精神放松,正确对待伤残,增强其自信心,不断提高自理能力,鼓起生活的勇气,早日回归社会。

五、健康教育

1.普及烧伤的预防和急救知识。

2.指导患者注意创面愈合后的保护,保持清洁,避免应用刺激性大的肥皂或接触过热的水,可用润滑剂局部涂搽。

3.与患者及家属共同制订康复计划,指导患者进行正确的功能锻炼,争取最大限度地恢复躯体、肢体功能。

4.鼓励患者参与社会活动,促进身心健康发展。

第三章　妇科常见疾病的护理

第一节　阴道炎

一、滴虫性阴道炎

【病因】

滴虫性阴道炎是由阴道毛滴虫引起的常见的阴道炎。适应滴虫生长的温度为 $25\sim40℃$，pH 值为 $5.2\sim6.6$，环境潮湿。月经前后、妊娠期、产后等阴道 pH 值发生变化，故滴虫常在此期得以繁殖，引起炎症发作。同时滴虫吞噬上皮内糖原，阻碍乳酸生成，降低阴道酸性环境，有利于繁殖。滴虫还侵入尿道或尿道旁腺，甚至膀胱、肾盂以及男性的包皮皱褶、尿道或前列腺中。

【传染途径】

(1)经性交直接传播。

(2)经公共物品等间接传播。

(3)医源性传播:经污染的器械及敷料传播。

【临床表现】

潜伏期为 $4\sim28d$。

1.症状

常见典型增多的稀薄泡沫状白带及外阴瘙痒。若合并细菌感染，分泌物常呈脓性伴臭味。若感染尿道口，可有尿频、尿痛等。滴虫能吞噬精子，可致不孕。

2.体征

妇科检查可见阴道黏膜充血，后穹隆部有多量泡沫状白带，呈灰黄色、黄白色或黄绿色脓性分泌物。

【治疗】

处理原则为切断传播途径，杀灭阴道毛滴虫，恢复阴道正常的自净环境。

1.局部用药

甲硝唑片 200mg 每晚塞入阴道 1 次,10 次为 1 疗程。局部用药前,可先用 1% 乳酸液或 0.1%～0.5% 醋酸液冲洗阴道,改善阴道内环境,提高疗效。

2.全身用药

常与局部用药联合,甲硝唑 400mg,每日 2～3 次。对初患者单次口服甲硝唑 2g,可收到同样效果。口服吸收好,疗效高,毒性小,应用方便。性伴侣同时全身用药治疗。孕早期及哺乳期妇女慎用。

【护理】

1.指导患者自我护理

注意个人卫生,保持外阴清洁、干燥。生活用物煮沸消毒,避免交叉感染及重复感染。

2.指导患者配合检查

告知患者取分泌物前 24～48h 避免性交、阴道冲洗或局部用药。

3.指导患者正确使用阴道用药

告知患者各种剂型的阴道用药方法,酸性药液冲洗阴道后再放药的原则,在月经期间暂停坐浴、阴道冲洗及阴道用药。用药期间应禁酒。甲硝唑可透过胎盘到达胎儿体内,亦可从乳汁中排泄,故孕 20 周前或哺乳期慎用。

4.观察用药反应

患者服用甲硝唑后偶见食欲减退、恶心、呕吐等胃肠道反应,若患者不能耐受,发现后应报告医师并停药。

5.强调治愈标准及随访

滴虫性阴道炎常于月经后复发,故应每次月经干净后复查白带,若经连续 3 次检查均阴性,方可称为治愈。

6.解释坚持治疗的重要性

向患者解释坚持正确治疗的重要性。若治疗后检查滴虫阴性时,下次月经后继续治疗 1 疗程,以巩固疗效。

7.治疗中的注意事项

已婚者还应检查男方生殖器有无滴虫,若为阳性应同时治疗。

二、念珠菌性阴道炎

【病因】

念珠菌性阴道炎是一种常见的阴道炎,80%～90% 的病原体为白念珠菌。白念珠菌对热的抵抗力不强,加热至 60℃ 1h 即可死亡。但对干燥、日光、紫外线及化学制剂的抵抗力较强。

白念珠菌为条件致病菌,约 10% 非孕妇女及 30% 孕妇阴道中有此菌寄生,并不引起症状。当阴道内糖原增加、酸度增高、局部细胞免疫力下降,适合念珠菌的繁殖时可引起炎症,故多见于孕妇、糖尿病患者及接受大量雌激素治疗者。此外,长期应用抗生素,改变了阴道内微生物之间的相互制约关系;类固醇皮质激素或免疫缺陷综合征,使机体的抵抗力降低;穿紧身化纤内裤、肥胖可使会阴局部的温度及湿度增加,也易使念珠菌得以繁殖而引起感染。

【传染方式】

念珠菌除寄生于阴道外,还可寄生于人的口腔、肠道,这三个部位的念珠菌可互相自身传染,当局部环境条件适合时易发病。此外,少部分患者可通过性交直接传染或接触感染的衣物间接传染。

【临床表现】

1.症状

主要为外阴瘙痒、灼痛,严重时坐卧不宁,还可伴有尿痛及性交痛等。急性期白带增多、稠厚、色白呈凝乳或豆渣样。

2.体征

可见外阴皮肤抓痕,小阴唇内侧及阴道黏膜有白色膜状物,擦除后露出红肿黏膜面。

【治疗】

1.消除诱因

积极治疗糖尿病,及时停用广谱抗生素、糖皮质激素及类固醇激素等。

2.局部用药

用 $2\% \sim 4\%$ 碳酸氢钠溶液冲洗阴道,再选用咪康唑栓剂、制霉菌素栓剂或片剂放于阴道内。

3.全身用药

若局部用药效果差或病情顽固者,可口服伊曲康唑、氟康唑等药物治疗。

【护理】

基本同滴虫性阴道炎。鼓励患者坚持用药,不随意中断疗程。妊娠期合并感染者,应坚持局部治疗,可选用达克宁栓。性伴侣应进行念珠菌的检查及治疗,一般全身用药。

三、老年性阴道炎

【病因】

老年性阴道炎常见于绝经后妇女。绝经后卵巢功能衰退,雌激素水平降低,阴道壁萎缩,黏膜变薄,上皮细胞内糖原含量减少,阴道内 pH 值增高,局部抵抗力降低,导致病原体入侵繁殖引起炎症。此外,各种原因引起卵巢功能衰退、长期闭经、长期哺乳等均可引起此病发生。

【临床表现】

1.症状

主要症状为阴道分泌物增多及外阴瘙痒、灼热感,严重者呈血样脓性白带。

2.体征

妇科检查见阴道呈老年性改变,上皮萎缩、皱襞消失、上皮平滑、菲薄。阴道黏膜充血,常伴有小出血点,严重者可以出现浅表小溃疡。

【治疗】

增加阴道抵抗力,抑制细菌生长。

1.增加阴道酸度

用1％乳酸液或0.1％～0.5％的醋酸溶液冲洗阴道,增加阴道酸度,抑制细菌生长繁殖,每天1次。

2.局部用药

甲硝唑200mg,阴道入药,每天1次,7～10d为1疗程。炎症严重者,使用雌激素局部给药,常用乙烯雌酚0.125mg或0.25mg,每晚放入阴道1次,7d为1疗程。

3.全身用药

在排除肿瘤后,可口服少量雌激素。如尼尔雌醇,首次4mg,以后每2～4周1次,每晚2mg,维持2～3个月。

【护理】

加强健康教育,注意保持会阴部清洁。告知局部用药方法,用药前注意洗净双手及会阴,以减少感染的机会。自己用药有困难者,可以指导其家属协助用药或由医务人员帮助使用。乳腺癌或子宫内膜癌患者慎用雌激素制剂。

第二节 盆腔炎

女性内生殖器及其周围的结缔组织、盆腔腹膜发生炎症时称为盆腔炎。盆腔炎大多发生在性活跃期,有月经的妇女。炎症可局限于一个部位,也可同时累及几个部位,最常见的是输卵管炎及输卵管卵巢炎,单纯的子宫内膜炎或卵巢炎较少见。盆腔炎有急性和慢性两类。急性盆腔炎发展可引起弥漫性腹膜炎、败血症、感染性休克,严重者可危及生命。若在急性期未能得到彻底治愈,则转为慢性盆腔炎,往往经久不愈,并可反复发作,不仅严重影响妇女的健康、生活及工作,也会造成家庭与社会的负担。现在,由于医疗条件及水平的提高、妇女卫生保健知识的普及、广谱抗生素的应用,严重危及生命的急性盆腔炎及久治不愈的慢性盆腔炎,临床已不多见。

一、急性盆腔炎

【病因】

1.经期卫生不良

使用不洁的月经垫、经期性交等均可引起病原体侵入引起炎症。

2.产后或流产后感染

分娩后或流产后产道损伤、组织残留、阴道流血时间长、手术无菌操作不严格,均可发生急性盆腔炎。

3.宫腔内手术操作后感染

如刮宫术、输卵管通液术、子宫输卵管造影术、子宫镜检查、放置宫内节育器等,手术消毒不严格或术前适应证选择不当,都可引起炎症发作并扩散。

4.邻近器官炎症蔓延

阑尾炎、腹膜炎等导致炎症蔓延。

5.慢性炎症的急性发作

慢性炎症遇到身体免疫力下降等原因会急性发作。

【临床表现】

因炎症轻重及范围大小而有不同的临床表现。

1.症状

发病时下腹痛伴发热,严重者有寒战、高热、头痛、食欲不振。

2.体征

患者呈急性病容,体温升高,心率加快,腹部有压痛、反跳痛等。妇科检查可见阴道充血,并有大量脓性分泌物从宫颈口外流;穹隆明显触痛,宫颈充血、水肿,举痛明显;宫体增大,有压痛,活动受限;子宫两侧压痛明显,若有脓肿形成,则可触及包块且压痛明显。

【治疗】

采用支持疗法、药物治疗、中药治疗和手术治疗等措施控制炎症、消除病灶。

【护理】

(1)做好经期、孕期及产褥期的卫生宣教,经期禁止性交。

(2)遵医嘱输液,纠正水、电解质紊乱和酸碱失衡。

(3)及时对症处理,手术患者做好术前准备、术中配合和术后护理。

二、慢性盆腔炎

慢性盆腔炎常为急性盆腔炎未能彻底治疗,或患者体质较差,病程迁延所致,但亦可无急性盆腔炎病史。慢性盆腔炎病情较顽固,当机体抵抗力较差时,可有急性发作。严重影响妇女的健康、生活及工作,也会造成家庭与社会的负担。

【病理】

1.慢性输卵管炎与输卵管积水

慢性输卵管炎多为双侧,输卵管呈轻度或中度肿大,伞端可闭锁并与周围组织粘连。输卵管炎症较轻时,伞端及峡部粘连闭锁,浆液性渗出物积聚形成输卵管积水。积水输卵管表面光滑,管壁甚薄,形似腊肠或呈曲颈的蒸馏瓶状,可游离或与周围组织有膜样粘连。

2.输卵管卵巢炎及输卵管卵巢囊肿

输卵管发炎时波及卵巢,输卵管与卵巢相互粘连形成炎性肿块,或伞端与卵巢粘连贯通,液体渗出形成输卵管卵巢囊肿,也可由输卵管卵巢脓肿的脓液被吸收后由渗出物替代而形成。

3.慢性盆腔结缔组织炎

炎症蔓延至宫骶韧带,使纤维组织增生、变硬。若蔓延范围广泛,可使子宫固定,宫颈旁组织也增厚变硬,形成"冰冻骨盆"。

【临床表现】

1.症状

(1)全身症状多不明显,有时出现低热、乏力。病程时间较长,部分患者可有神经衰弱症状,如周身不适、失眠等。患者抵抗力下降时,易有急性或亚急性发作。

(2)慢性炎症形成的瘢痕粘连以及盆腔充血,常引起下腹部坠胀、隐痛及腰骶部酸痛。常在劳累、月经前后、性交后加重。

(3)慢性炎症导致输卵管粘连堵塞,致不孕。

2.体征

子宫后倾、后屈,活动受限,粘连固定。输卵管炎症时可在子宫一侧或两侧触及条索状增厚的输卵管,伴有轻度压痛,输卵管积水或输卵管卵巢囊肿,可触及囊性肿物,活动受限。盆腔结缔组织发炎时,子宫一侧或两侧有片状增厚、压痛,宫骶韧带常增粗、变硬、有触痛。

【治疗】

采用综合方案控制炎症,包括中药治疗、物理治疗、药物治疗和手术治疗。同时注意增强局部和全身的抵抗力。

中药治疗以清热利湿、活血化瘀为主;物理治疗能促进盆腔局部血液循环,提高新陈代谢,以利于炎症吸收和消退;西药治疗主要应用抗生素及松解粘连药物,以利于粘连分解和炎症吸收;手术治疗以彻底治愈为原则,避免遗留病灶有再复发的机会,对年轻女性应尽量保留卵巢功能。

【护理】

1.心理护理

耐心听患者的诉说,提供患者表达不适的机会;探讨适合个人的治疗方案,解除患者思想顾虑,使其增强对治疗的信心。

2.健康教育

指导患者保持良好的个人卫生习惯,积极锻炼身体,提高机体抵抗力,注意劳逸结合。

3.执行医嘱,减轻不适

认真执行治疗方案,观察病情,及时对症处理,减轻患者的不适。

4.手术护理

为接受手术患者提供手术前后的常规护理。

第三节　子宫肌瘤

子宫肌瘤,又称子宫平滑肌瘤,是子宫平滑肌组织增生而形成的良性肿瘤,其间含有少量的纤维结缔组织,是女性生殖器最常见的一种良性肿瘤。子宫肌瘤生长较快,当供血不良时,可以发生不同变性,使肌瘤失去原有结构,包括玻璃样变、囊性变、红色变、肉瘤变、钙化,肌瘤愈大,缺血愈严重,则继发变性愈多。

子宫肌瘤确切病因不明,可能有:①体内雌激素水平过高,长期受雌激素刺激。雌激素能使子宫肌细胞增生肥大,肌层变厚,子宫增大。雌激素还通过子宫肌组织内的雌激素受体起作用;②孕激素也可以刺激子宫肌瘤细胞核分裂,促进肌瘤生长;③由于卵巢功能、激素代谢均受高级神经中枢的调节控制,故有学者认为神经中枢活动对肌瘤的发病也可能起作用。

【临床表现】

1.月经改变

月经改变为最常见的症状。可出现月经周期缩短、经量增多、经期延长、不规则阴道出血等。肌瘤一旦发生坏死、溃疡、感染时,则有持续性或不规则阴道出血或脓血性排液等。

2.腹部肿块

腹部胀大,下腹扪及肿物,伴有下坠感,尤其是膀胱充盈将子宫推向上方时更容易扪及。

3.白带增多

肌壁间肌瘤使宫腔内膜面积增大,内膜腺体分泌增加,并伴盆腔充血致白带增多,脱出于阴道内的黏膜下肌瘤表面极易感染、坏死,产生大量脓血性排液及腐肉样组织排出,伴臭味。

4.腹痛、腰酸、下腹坠胀

一般患者无腹痛,当肌瘤压迫盆腔器官、神经、血管时,常有下腹坠胀、腰背酸痛等,月经期加重。当浆膜下肌瘤蒂扭转时,可出现急性腹痛;肌瘤红色变时,腹痛剧烈且伴发热。

5.压迫症状

肌瘤向前或向后生长,可压迫膀胱、尿道或直肠,引起尿频、排尿困难、尿潴留或便秘。当肌瘤向两侧生长,则形成阔韧带肌瘤,其压迫输尿管时,可引起输尿管或肾盂积水;如压迫盆腔血管及淋巴管,可引起下肢水肿。

6.不孕或流产

肌瘤压迫输卵管使之扭曲,或使宫腔变形,影响精子运行,妨碍受精卵着床,导致不孕或流产。

7.继发性贫血

若患者长期月经过多可导致继发性贫血,出现全身乏力、面色苍白、气短、心慌等症状。

8.低血糖症

子宫肌瘤伴发低血糖症亦属罕见。主要表现为空腹血糖低,意识丧失以致休克,经葡萄糖静脉注射后症状可以完全消失。肿瘤切除后低血糖症状即完全消失。

9.体征

肌瘤较大时,腹部检查可触及形状不规则、质硬的结节状肿物。妇科检查有时可见宫口扩张,肌瘤位于宫口内或脱出宫颈外口,呈粉红色,表面光滑,伴感染时,表面有坏死、出血及脓性分泌物。双合诊检查子宫增大,表面有单个或多个结节状突起,形状不规则;浆膜下肌瘤可扪及单个实质性球形肿物与子宫有蒂相连;黏膜下肌瘤在宫腔内时,子宫呈均匀性增大。

【辅助检查】

1.B 超

B超能较准确地显示肌瘤数目、大小和部位,为更好地确定肌瘤位置,最好在分泌期子宫增厚、内膜回声清楚时检查。表现为:①子宫增大,增大的程度视肌瘤的大小和部位而定,微小的肌瘤子宫增大可不明显。②子宫形态改变,大的子宫肌瘤引起子宫形态失常,局部突起或凹凸不平。③瘤体样回声,肌瘤回声一般表现为较均匀的圆形低回声光团,边界清楚,可见包膜回声;当肌瘤含纤维的成分多、细胞的成分少时,也可表现为近似漩涡状结构的不规则较强回声光团;如肌瘤变性或为几个肌瘤融合的大肌瘤,可表现为混合性回声,囊性变时可见液性暗区并可有分隔。④子宫内膜线移位或受压中断,黏膜下肌瘤或肌壁间肌瘤可导致内膜线移位,肌瘤占据宫腔可使内膜受压而内膜线中断。⑤子宫肌壁不对称增厚,由于生长部位的子宫壁明显增厚引起。

2.子宫输卵管碘油造影

现已少用于子宫肌瘤的诊断,主要用于不孕症患者,可以显示宫腔是否变形,有无占位性病变,输卵管是否通畅及阻塞的部位。

3.宫腔镜检查

宫腔镜可直视观察宫腔内情况,有助于黏膜下肌瘤及内突型肌壁间肌瘤的诊断。此外,可在直视下确定病变部位,准确取材活检,并能同时切除黏膜下肌瘤。在宫腔镜下,可见瘤体位于宫腔内或部分在宫腔内,呈圆形或半球形隆起,表面有被膜包裹且光滑,较规则,基底部较宽或有蒂,不随宫液移动,表面浅粉或苍白,有溃疡或出血者呈紫红色,有时可见粗大血管,血管走向规则,大肌瘤可致宫腔狭窄变形,呈芽形裂隙状。

4.腹腔镜检查

子宫旁发现的实质性肿块难以确定其来源和性质,尤其在B超检查也难以确定时,可行腹腔镜检查并可在直视下进行穿刺活检以明确诊断。

5.宫腔探查及诊断性刮宫

通过宫腔探针探测宫腔的大小,感觉宫腔形态(有肌瘤的宫腔一般较深或有变形),尤其应注意宫腔底部有无突起,有无肿瘤悬吊的感觉,并将刮出的子宫内膜送病理检查,以除外子宫内膜增生过长或其他内膜疾病。对小的黏膜下肌瘤的诊断有帮助,但常有10%～35%宫腔内病变被漏诊。

【治疗】

根据患者年龄、症状、肌瘤大小、数目、生长部位及对生育功能的要求等情况进行全面分析后选择处理方案。

1.随访观察

肌瘤小、症状不明显或已近绝经期的妇女,可每 3～6 个月定期复查,加强随访观察,必要时再考虑进一步治疗措施。

2.药物治疗

子宫小于 2 个月妊娠大小、症状不明显或较轻者,尤其已近绝经期或全身情况不能手术者,在排除子宫内膜癌的情况下,可采用药物对症治疗。常用雄激素对抗雌激素,促使子宫内膜萎缩;直接作用于平滑肌,使其收缩而减少出血。也可用抗雌激素制剂他莫昔芬治疗。月经量明显增多者,用药后月经量明显减少,肌瘤也能缩小,但停药后又逐渐增大;不良反应为出现潮热、急躁、出汗、阴道干燥等围绝经期综合征的症状。也可用米非司酮,是受体水平的孕激素拮抗药,达到控制症状和抑制肌瘤生长的目的。还可以选用促性腺激素释放激素激动药(Gn-RH-a),通过抑制垂体、卵巢功能,降低体内性激素水平,达到治疗目的。

3.手术治疗

(1)肌瘤切(剔)除术:年轻又希望生育的患者,术前排除子宫及宫颈的癌前病变后可考虑经腹或经腹腔镜切(剔)除肌瘤,保留子宫。突出于子宫颈口或阴道内的黏膜下肌瘤可经阴道或宫腔镜切除。

(2)子宫切除术:子宫大于 2.5 个月妊娠子宫大小,或临床症状明显者,或经非手术治疗效果不明显,又无须保留生育功能的患者可行子宫切除术。年龄 50 岁以下,或虽 50 岁以上但未绝经,卵巢外观正常者应考虑保留。

【护理】

1.护理评估

详细了解患者月经、婚育史,是否有(因子宫肌瘤所致的)不孕或自然流产史;了解患者是否存在长期使用雌激素的情况,了解患者病发后月经变化情况及伴随情况;肌瘤大到可腹部扪及包块时,患者是否有"压迫"感;是否有尿频、尿急、排尿障碍及里急后重、排便不畅等;是否有继发性贫血,并伴有倦怠、虚弱和思睡等症状;是否有腹痛,腹痛的性质、程度及持续时间;是否有持续性或不规则阴道出血或脓血性排液。

2.护理措施

(1)阴道出血的护理:出血多的患者,应严密观察并记录其生命体征变化。注意收集会阴垫,评估出血量。按医嘱给予止血药,必要时输血、补液,行抗感染治疗,维持正常血压并纠正贫血状态。

(2)压迫症状的护理:巨大肌瘤患者出现局部压迫致尿、便不畅时,应予导尿或用缓泻药软化粪便,以缓解尿潴留、便秘症状。

(3)合并妊娠的护理:应定期接受产前检查,多能自然分娩,不需急于干预,但要预防产后出血;若肌瘤阻碍胎先露下降,或致产程异常发生难产时,应按医嘱做好剖宫产术前准备及术后护理。

(4)尿管的护理。

(5)腹胀护理。

(6)病情观察:注意观察阴道纱布有无渗血、渗液情况;减轻会阴部切口疼痛,必要时遵医嘱给予镇痛药;术后48h内禁止半卧位及下床活动,防止因重力向下导致阴道纱布脱出,影响阴部切口的愈合,床上翻身时动作勿过大,防止阴道纱布、尿管脱出;防止各种原因引起的咳嗽,因咳嗽时腹压增高及会阴部用力而影响切口的愈合;防治各种原因引起的便秘,如患者出现便秘,告知患者请勿用力排便及长时间蹲站,以防止腹压增加影响切口愈合。必要时遵医嘱给予缓泻药。

(7)心理护理:与患者建立良好的护患关系,讲解有关疾病知识,使患者确信子宫肌瘤属于良性肿瘤,并非恶性肿瘤的先兆,消除其不必要的顾虑,增强康复信心。讲明手术不会对患者自身形象和夫妻生活带来大的影响,消除患者的顾虑,使其愉快地接受手术。

3.健康教育

(1)嘱患者如出现超过月经量的阴道出血、异常分泌物、下腹疼痛及时到医院就诊。

(2)指导患者注意个人卫生,可洗淋浴,3个月后可洗盆浴,全子宫切除患者3个月内禁止性生活,子宫肌瘤剔除者1个月内禁止性生活。

(3)嘱患者避免重体力劳动,多注意休息,适当参加户外活动,劳逸结合,但应避免从事会增加盆腔充血的活动,如跳舞、久站等,因盆腔组织的愈合需要良好的血液循环。

(4)阴式手术患者指导其出院后不要做剧烈运动,避免负重过久,不可久坐、久蹲、久站,要保持排便通畅,必要时可口服泻药。

(5)告知患者随访的目的、时间、联系方式。手术患者出院后1~3个月应到门诊复查。

第四节 宫颈癌

宫颈癌是妇科最常见的恶性肿瘤,长期以来占妇科恶性肿瘤之首。但近年来由于开展普查普治,预防工作已取得显著成绩,其发生率有下降趋势。发病有35~39岁和60~64岁两个高峰年龄,但近年来有年轻化趋势,年轻宫颈癌发病率及病死率明显上升。

【病因】

宫颈癌的发病因素虽不明确,但与下列因素有密切关系。①早婚、早育、多育:由于宫颈发育尚欠完善、成熟,较早的开始性生活或生育过早、过频,使宫颈组织裂伤、外翻、糜烂、发炎,刺激增加,因此癌变的发生率明显增加。②性生活紊乱及与高危男子性接触:性伴侣数目多是重要的高危因素,配偶患阴茎癌或前妻患宫颈癌者为高危男子,与高危男子有性接触的妇女易患宫颈癌。③性激素影响:过多的外源性雌激素刺激或雌激素水平过高,会刺激宫颈上皮的增生,其促成作用已被公认。④病毒感染:已发现Ⅱ型疱疹病毒、人乳头瘤病毒、人巨细胞病毒与宫颈癌的发生可能有关。⑤其他:家族遗传因素、精神创伤、社会经济地位与宫颈癌的发生也有关。

【病理】

1.宫颈上皮内瘤样病变

宫颈上皮内瘤样病变是一组与宫颈浸润癌相关的癌前病变的总称,包括宫颈不典型增生和宫颈原位癌。

(1)宫颈不典型增生:镜下观宫颈、黏膜上皮底层细胞增生,从1～2层增至多层,甚至占据上皮的大部分,且有细胞排列紊乱、核增大、深染、染色质分布不均等核异质改变。分度根据其侵犯上皮的程度,宫颈不典型增生可分为轻、中、重度。轻度(Ⅰ级):病变局限于上皮层的下1/3;中度(Ⅱ级):病变局限于上皮层的下2/3;重度(Ⅲ级):病变几乎累及全部上皮层,仅剩表面1～2层正常鳞状上皮,不易与原位癌区别。

(2)宫颈原位癌:镜下观宫颈上皮全层极性消失,细胞显著异型,核大、深染、染色质分布不均,有核分裂相。但病变仅限于上皮层内,未穿透基底膜,间质无浸润。宫颈原位癌累及腺体异型细胞可沿宫颈腺腔开口进入移行带区的宫颈腺体,致使腺体原有的柱状细胞被多层异型鳞状细胞替代,但腺体基底膜仍保持完整,称为宫颈原位癌累及腺体。

(3)CIN分级:根据宫颈上皮细胞异常的程度分为3级。CIN Ⅰ级:宫颈轻度不典型增生;CIN Ⅱ级:宫颈中度不典型增生;CIN Ⅲ级:宫颈重度不典型增生及宫颈原位癌。

2.宫颈浸润癌

宫颈鳞癌约占70%,腺癌占20%,腺鳞癌及其他类型占10%。鳞癌与腺癌外观无特殊差异,二者均可发生于宫颈阴道部或颈管内,但宫颈鳞癌大多数发生在移行带区。

(1)鳞状细胞癌:由宫颈的鳞状细胞和储备细胞发生。

巨检:镜下早期浸润癌及极早期浸润癌肉眼检查无明显异常,或类似宫颈糜烂,随着疾病的逐步发展,有以下4种类型。①外生型(菜花型):最常见。病灶向外生长,状如菜花,组织脆,触之易出血。较少侵犯宫颈旁组织,预后相对较好。②内生型(结节型):癌灶向宫颈深部组织浸润,使宫颈扩张并侵犯子宫下段,宫颈肥大而硬,表面光滑,仅见轻度糜烂,整个宫颈段膨大如桶状,常累及宫颈旁组织。③溃疡型:上述两型继续发展,癌组织坏死脱落形成凹陷性溃疡或空洞样形,如火山口。④颈管型:癌灶发生在宫颈外口内,隐蔽在宫颈管,侵入宫颈及子宫下段供血层以及转移到盆壁淋巴结。

显微镜检:①微小浸润癌是仅在显微镜下能识别的浸润癌。在原位癌基础上,小团癌细胞呈泪滴状、锯齿状穿破基底膜,或进而出现膨胀性间质浸润。②宫颈浸润癌指癌灶浸润间质的范围已超出可测量的早期浸润癌,呈网状或团块状融合浸润间质。根据细胞分化程度一般分为3级。Ⅰ级:即角化性大细胞型,分化较好,癌巢中有多数角化现象,可见角化珠和细胞间桥,癌细胞异型性较小,核分裂少,无异常核分裂相。Ⅱ级:即非角化性大细胞型,中度分化,细胞大小不一,癌巢中无明显角化现象,细胞异型明显,核深染、不规则,核浆比例高,核分裂多见。Ⅲ级:即小细胞型,多为未分化的小细胞,无角化现象,细胞异型,核分裂明显可见。

(2)腺癌:大多来自宫颈管本身内膜组织,少数来自米勒管残留,这部分癌与患者在胚胎期间接触己烯雌酚有关。

子宫颈黏液腺癌：最常见的腺癌类型，黏液由子宫颈管型或肠型黏液上皮产生，其又可分为 3 级。Ⅰ级（高分化）：主要由腺体组成，可形成复杂分支腺体或乳头状、筛孔状结构，细胞内黏液成分明显，呈高柱状细胞，细胞轻至中度异型。Ⅱ级（中分化）：不规则腺体结构，乳头状、筛孔状结构增多，细胞产生黏液少，但胞液内仍可见黏液成分存在。细胞核异型明显，核分裂增多。Ⅲ级（低分化）：腺体结构不明显，实性区域为主，上皮呈簇状或弥漫性生长，细胞失去产生黏液的能力。细胞核异型性大，核分裂多。

宫颈内膜柱状上皮下细胞腺癌：来源于储备细胞。米勒管上皮具有多向分化潜能，分化成熟则表现为各种细胞类型的化生，分化不成熟或恶性转化则表现为各种混合癌。癌细胞幼稚，同时向腺癌和鳞癌方向发展，恶性程度高、预后差。①原位鳞腺癌：一种情况为原位鳞癌合并原位腺癌，两者独立存在，称"碰撞癌"，两种成分易于识别。另一种情况为原位鳞癌中存在产生黏液的印戒细胞，此时须经黏液染色或酶消化 PAS 染色证实而确诊。②鳞腺癌：包括成熟型、印戒细胞型和毛玻璃样细胞癌。印戒细胞型又称黏液表皮样癌，主要由恶性鳞状上皮细胞和散在的黏液细胞构成，黏液染色阳性，预后不良。毛玻璃样细胞癌是一种未分化型腺鳞癌，恶性程度极高，占宫颈癌的 1%～2%。③腺样囊腺癌：较少见，多发生于绝经后，常见于 70 岁以上，分化较好者以腺管型为主，差者以实性巢状生长。④腺样基底细胞癌：很少见，病变基本局限于宫颈。

3.宫颈癌的发生、发展

早期宫颈癌是一个缓慢发展的过程，多数宫颈癌可能始于不典型增生，经过若干年逐渐进展成浸润前病变——原位癌。多数情况下，浸润前病变可稳定存在7～10 年。但在此期间，可经表面延伸累及更大范围的鳞状及柱状上皮。最终不典型增生突破限制侵入下层的宫颈间质而成为微小浸润癌和浸润癌。

【转移途径】

主要为直接蔓延和淋巴转移，血行转移少见。

1.直接蔓延

较常见。癌灶局部浸润，向邻近器官或组织扩散。向下扩散到阴道，向上扩散到宫体，向两侧扩散到宫旁组织、盆壁，向前侵犯到膀胱，向后侵犯子宫骶韧带及直肠。

2.淋巴转移

癌组织局部浸润后，即侵入淋巴管，形成瘤栓，随淋巴液的引流到达局部淋巴结，然后在淋巴管内扩散。宫颈癌的淋巴结转移分为两组：一级组包括子宫旁、宫颈旁或输尿管旁、闭孔、髂内、髂外淋巴结；二级组包括髂总、腹股沟深、浅及腹主动脉旁淋巴结。晚期还可由主动脉旁淋巴结上行，经胸导管到锁骨上淋巴结或达全身浅表淋巴结。

3.血行转移

很少见。晚期癌肿可经血液循环转移到肺、肾、骨骼等处。

【临床表现】

1.宫颈上皮内瘤样病变及早期浸润癌

宫颈不典型增生和临床前癌(原位癌及早期浸润癌)多数无特殊症状体征。部分患者有白带增多、接触性出血或不规则阴道出血。体检时宫颈可以是光滑或呈宫颈糜烂、宫颈息肉等慢性宫颈炎改变。

2.宫颈原位腺癌及镜下浸润性腺癌

绝大多数子宫颈原位腺癌及镜下浸润性腺癌无症状及体征,若有则多为接触性出血。妇科检查宫颈偶可见红斑,余无特殊体征。

3.宫颈浸润癌

(1)症状:①阴道流血,早期有少量阴道出血,或仅在白带中混有血丝或接触性出血。晚期大量出血可伴贫血,甚至休克。还可表现为经期延长、周期缩短、经量增多等。②阴道排液,早期仅阴道分泌物增多,白色或血性,"洗肉水"样或呈"米泔水"样混浊、脓性或带血性的稀薄白带。继发感染时,白带呈脓性或墨绿色,伴有脓性臭味。③疼痛,早期无疼痛,晚期可侵犯宫旁组织、盆壁,压迫神经组织时,产生剧烈疼痛,并可向腰骶部和下肢放射。④其他,淋巴回流阻塞可引起下肢水肿(常为单侧性),癌肿侵犯膀胱时有尿路刺激症状,侵犯直肠黏膜时可有便血。疾病晚期,患者出现恶病质。

(2)体征:早期宫颈可光滑或轻度糜烂,同宫颈炎。随肿瘤的进展,根据不同的类型,可有不同的表现。外生型宫颈赘生物呈息肉、乳头或菜花样突起;内生型宫颈肥大、质硬,宫颈管增粗如桶状;晚期癌组织坏死脱落形成溃疡。妇科检查扪及宫旁增厚,结节状;侵犯盆壁,则固定不动,呈冰冻骨盆。

【治疗】

应根据患者年龄、临床分期、全身情况来决定治疗方案,常采用手术、放疗、化疗等手段综合治疗。

1.宫颈上皮内瘤样病变

确诊为CINⅠ者,暂按炎症处理,每3～6个月随访刮片;确诊为CINⅡ者,行微波、激光或宫颈椎切术,术后每3～6个月随访1次。确诊为CINⅢ者应行子宫全切术。年轻患者希望生育的,可行宫颈椎切术,术后定期随访。

2.宫颈浸润癌

治疗方法依据性别、年龄的不同,分别用手术、放疗、化疗和中草药治疗。

(1)手术治疗:适应证为Ⅰa～Ⅱa期患者,无严重内外科合并症,无手术禁忌证者,年龄无限制,年轻患者卵巢正常者应予以保留。

Ⅰa$_1$行经腹筋膜外全子宫切除术,要求生育者,可行宫颈椎切术。

Ⅰa$_2$行扩大的筋膜外全子宫切除或次广泛全子宫切除术及盆腔淋巴结清除术。

Ⅰb～Ⅱa行改良根治性全子宫切除术或广泛性全子宫切除术加盆腔淋巴结清除术。

Ⅰa～Ⅱa期患者,手术治疗有显著的优越性。对于Ⅱb～Ⅲb期的部分患者,可采用超广泛全子宫切除术。对于年轻、全身情况好的Ⅳa期患者,还可考虑采用盆腔脏器切除术。但以上两种术式的损伤和切除范围都很大,因此患者的选择要很慎重。年轻患者可以保留卵巢,如术后需要放疗,可将卵巢悬吊于盆腔之外。

(2)放射治疗:适应证广泛,除严重肝肾功能、造血功能障碍外,Ⅰ～Ⅳ期患者均适于放射治疗;治疗效果好,即使有些病例不能得到根治疗效,也能获得满意的效果。放射治疗包括腔内放射和体外照射。早期病例以腔内放射为主,以体外照射为辅;晚期则以体外照射为主,腔内放射为辅。较大的病灶,可术前放疗,待癌灶缩小后再行手术,或作为术后的补充治疗。

(3)化疗:主要用于晚期或复发转移的患者,近年也用于手术或放疗的辅助治疗。术后淋巴结阳性、宫旁组织阳性和手术切缘阳性者,复发危险增加,需加辅助化疗。常用药物有铂类、阿霉素、环磷酰胺、异环磷酰胺、博莱霉素、氟尿嘧啶等。一般采用联合化疗,常用PA方案(顺铂＋阿霉素)、PM方案(顺铂＋丝裂霉素)等。

【护理评估】

1.健康史

仔细了解患者的婚育史、性生活史、高危男性接触史等,注意慢性宫颈炎的病史收集,了解月经情况,有无阴道不规则流血史或异常排液情况,特别要重视接触性阴道出血病史,对老年患者注意询问绝经后的阴道不规则流血情况。

2.身体状况

早期患者一般无自觉症状,也无明显体征,与慢性宫颈炎无明显区别,有时甚至见宫颈光滑,尤其老年妇女宫颈已萎缩者,多由普查中发现异常的子宫颈刮片报告。随病情进展出现典型的临床表现,主要表现为阴道流血,年轻患者常表现为性交后或妇科检查后接触性出血,排便时也可有出血。阴道流血的特点也可表现为月经周期缩短、经期延长、经量增多等,老年患者可有绝经后不规则阴道流血。阴道排液增多,为稀薄水样,呈白色或血性。因癌组织破溃、坏死和继发感染,有大量恶臭脓性或米汤样白带。如病灶波及盆腔结缔组织、压迫输尿管或直肠时,常有尿频、尿急、肛门坠胀、大便秘结、里急后重等症状,严重时导致输尿管梗阻、肾盂积水,甚至引起尿毒症,病灶累及盆壁、闭孔神经、腰骶神经时,可出现严重的持续性腰骶部或坐骨神经痛,疾病末期出现恶病质。通过双合诊和三合诊检查,可了解宫颈有无糜烂或赘生物、宫颈外形、质地等,是否触之即出血以及癌组织侵犯的范围及程度。当癌灶侵犯到宫旁时,则扪及两侧增厚,结节状,浸润达盆壁时形成冰冻骨盆。

3.心理社会评估

疑诊或确诊而无症状或症状轻微时,患者往往存在自我否认表现;症状明显时,患者会震惊且充满怀疑而四处求医,希望否定癌的诊断;直至诊断被证实,患者会感到恐惧和绝望,迫切希望能采取一切可能的方法,减轻痛苦,延长生命。

4.辅助检查

(1)宫颈刮片细胞学检查:普查常用的方法,也是目前发现宫颈癌前期病变和早期宫颈癌的主要方法。必须在宫颈移行带区刮片检查。涂片巴氏染色,结果分为 5 级。Ⅰ级正常;Ⅱ级由炎症引起;Ⅲ级为可疑癌;Ⅳ级为高度可疑癌;Ⅴ级癌细胞阳性。Ⅲ级及以上者应重复刮片检查并行宫颈活组织检查,Ⅱ级涂片需先按炎症处理后重复涂片做进一步检查。液基薄层细胞学检测(TCT 检测)可克服传统巴氏涂片漏诊或误诊的缺点。将进入保存液中的细胞经程序化处理,随机取样制成均匀清晰的薄层涂片,更有利于鉴别诊断病情。

(2)碘试验:正常宫颈、阴道上皮含有丰富的糖原,可被碘溶液染成棕色或深赤褐色。将碘溶液涂在宫颈和阴道壁上观察其着色情况。本试验对癌无特异性,但在不着色区进行宫颈活组织检查,可提高宫颈癌前病变及宫颈癌的诊断率。

(3)阴道镜检查:利用阴道镜将子宫颈的阴道部黏膜放大 10～40 倍,可协助诊断,提高诊断正确率。

(4)宫颈及宫颈管活体组织病理检查:这是确诊宫颈癌及癌前病变最可靠的方法。先用碘试验、阴道镜识别宫颈病变的可疑部位,再取活组织做病理检查。

(5)宫颈管搔刮术:有助于明确宫颈管内有无病变或癌瘤是否累及宫颈管。

【护理诊断】

1.焦虑、恐惧

与担忧肿瘤危及生命有关。

2.疼痛

与晚期病变浸润或广泛性子宫切除术后创伤有关。

3.排尿困难

与手术后影响膀胱正常张力有关。

4.有感染的危险

与阴道反复流血、排液、手术、机体抵抗力下降有关。

【护理目标】

(1)患者焦虑、恐惧程度减轻,情绪稳定,能正确对待疾病,配合医护人员的各项诊疗工作。

(2)患者出院时恢复正常排尿功能。

(3)患者体温正常,阴道排液无臭味。

【护理措施】

1.心理护理

关心体贴患者,经常与其沟通,建立良好的护患关系。介绍有关宫颈癌的医学常识,强调早发现、早治疗的好处;介绍各种诊疗过程中可能出现的不适及有效的应对措施,如向患者讲解较长时间留置尿管的重要性,待膀胱功能恢复后尽早拔除尿管,消除由尿管带来的不良心理反应,告知患者放射治疗时可能出现的全身、局部反应,引导患者说出内心感受,减轻顾虑,增强战胜疾病的信心,以积极的心态接受各种诊疗方案。

2.病情监测,对症处理

(1)晚期癌灶侵蚀较大血管,患者阴道大出血时,应叮嘱其平卧,给予吸氧,注意保暖,暂用窥阴器扩大阴道,用纱布填塞,压迫宫颈,并迅速准备好急救物品,配合医生进行抢救。

(2)监测阴道流血量及全身情况,将病情变化及时提供给医生。

(3)观察阴道排液性状、气味,协助患者取半坐卧位,每日用0.1%苯扎溴铵棉球擦洗外阴2~3次,并勤换卫生垫。

(4)注意观察晚期宫颈癌患者下腹、腰骶部的疼痛程度,必要时遵医嘱对症处理。

(5)观察放、化疗后患者的不良反应,按医嘱给予对症处理。

3.做好术前准备

宫颈癌Ⅰa~Ⅱa患者宜进行早期手术治疗,应做好有关术前准备,尤其注意应在手术前3d选用消毒剂消毒宫颈及阴道。有活动性出血的患者,需用消毒纱条填塞止血,要认真交班,叮嘱按时如数取出或更换纱条。手术前认真做好清洁灌肠,保证肠道呈清洁、空虚状态。手术前30min消毒宫颈及阴道,并涂龙胆紫以做标记,阴道穹隆、阴道填塞纱布条以利于手术操作。

4.协助术后恢复

宫颈癌手术涉及范围广,患者术后反应也较一般腹部手术者强烈。为此,对宫颈癌术后患者,除按常规护理外,尤其应注意观察阴道残端有无流血和各留置管道是否畅通,密切观察腹痛情况,有无尿液自阴道不断流出而无自主排尿现象,有无淋巴囊肿,发现异常及时报告医生并配合处理。通常根据引流量的多少,决定拔除引流管的时间。术后7~14d拔除导尿管,拔除尿管前3d开始夹管,每2h开放1次,间断放尿以训练膀胱的功能,促使恢复正常排尿功能。督促患者于拔尿管后1~2h排尿1次;如不能自解或残余尿超过正常量时,应及时处理,必要时重新留置导尿管。

5.放、化疗患者的护理

放射治疗包括腔内照射和体外照射。早期病例以腔内放疗为主,以体外照射为辅;晚期则以体外照射为主,以腔内放疗为辅。按有关内容进行护理。宫颈癌的化疗主要用于晚期或复发转移的患者。

6.一般护理

(1)给患者提供一个安静、舒适的休息环境,保持充足的睡眠;加强营养,提高机体抵抗力。

(2)指导卧床患者进行床上肢体活动,适当延迟下床活动时间,协助患者翻身,防止压疮。

(3)保持会阴清洁干燥,每日0.1%苯扎溴铵擦洗会阴2次,指导患者使用会阴垫。密切观察患者体温、腹痛、手术切口及血常规变化情况,发现感染征象及时报告医生,并遵医嘱使用抗生素和其他药物。

7.提供保健知识

(1)防癌知识宣教,提倡晚婚、少育,宣传定期普查、早期发现、早期治疗的重要性,制定预防措施。

（2）定期参加妇科疾病普查,如宫颈刮片、妇科检查、B超检查等。尤其对30岁以上就诊妇女,应做常规宫颈刮片检查,已婚妇女如有月经异常或性交后出血,应警惕生殖道癌的可能,及时检查。

（3）阻断肿瘤的发病途径,积极治疗中、重度宫颈糜烂,及时诊断和治疗宫颈上皮内瘤样病变,消除肿瘤发生的高危因素。

8.做好出院指导

护士要鼓励患者及家属积极参与出院计划的制订,对出院患者说明定期随访的重要性,并核实通信地址。指导患者保持生活规律,情绪乐观。嘱咐患者手术后3～6个月内避免体力劳动和性生活。遵医嘱定期复查,复查时间:出院后第1年内,第1个月1次,以后每2～3个月1次;出院后第2年内,每3～6个月1次;出院后第3～5年,每6个月1次;从第6年开始,每年1次。告知患者随访内容,除临床检查外,应定期进行胸部X线和血常规检查。

【护理评价】

（1）患者能配合医护人员的工作,达到预期治疗效果。

（2）患者能以积极的心态接受各种诊疗方案。

（3）出院时,患者已经恢复正常排尿功能。

（4）患者体温正常。

第五节　卵巢肿瘤

卵巢肿瘤是妇科生殖系统中常见的肿瘤之一。可发生在任何年龄,尤以20～50岁的妇女发病率最高。各年龄阶段有各自不同的发病率和不同性质的肿瘤。近年来其发病率似有上升趋势。卵巢肿瘤发生在盆腔内,早期无症状,不易被发现,又无法鉴别其性质,一旦出现相应症状,往往已为晚期,影响预后。卵巢恶性肿瘤的5年生存率,多年徘徊在25%～30%。近年来,采用了B超、腹腔镜、CT等先进的诊断技术,有利于早期诊断,加上化疗方法的进展,使恶性卵巢肿瘤的5年生存率提高到40%～50%。

【病因】

卵巢肿瘤病因不明,与遗传和家族因素、内分泌因素等有关。

1.遗传和家族因素

20%～25%卵巢恶性肿瘤患者有家族史,尤其是上皮性癌,一些综合征已被确认与卵巢癌有关,如乳腺-卵巢癌综合征、特定部位的家族性卵巢癌和Ⅱ型Lynch综合征以及BRCA1和BRCA2基因的突变等。

2.环境因素

工业发达国家卵巢癌发病率高,可能与高胆固醇饮食、工业污染有关。

3.内分泌因素

妊娠期停止排卵,能够减少卵巢上皮性损伤,妊娠可保护妇女少患或不患卵巢癌。卵巢癌常发生于妊娠次数少、未孕妇女,也说明这一点。早生育、早绝经和使用口服避孕药是卵巢癌的保护因素。乳腺癌、子宫内膜癌合并卵巢癌的机会较一般妇女高2倍,说明三者都是激素依赖性肿瘤。

【分类】

卵巢肿瘤的分类方法较多,各有利弊。现较普遍采用的是依据组织发生来分类的方法。

1.来源于体腔上皮的肿瘤

来源于体腔上皮的肿瘤包括浆液性肿瘤、黏液性肿瘤、子宫内膜样肿瘤、透明细胞肿瘤、混合性上皮瘤、勃勒纳瘤与未分化癌。上皮性肿瘤发生于卵巢表面的生发上皮,是最常见的一种,占卵巢肿瘤的60%~70%。卵巢上皮具有多种分化潜能,当向输卵管上皮分化时,形成浆液性肿瘤;向子宫内膜上皮分化,形成子宫内膜样肿瘤;向宫颈柱状上皮分化,形成黏液性肿瘤。每一类上皮性肿瘤,根据其细胞学和组织学特点,又分为良性、交界性及恶性三类。

2.来源于生殖细胞肿瘤

来源于生殖细胞肿瘤多发生于年轻妇女,而且年龄越小,恶性度越高。畸胎瘤最常见,有两种:①成熟畸胎瘤(实体性成熟畸胎瘤、皮样囊肿、皮样囊肿恶变、卵巢甲状腺肿);②未成熟性畸胎瘤。其他还有无性细胞瘤、内胚窦瘤、绒毛膜癌、胚胎癌与混合性癌。

3.来源于特异性间质的肿瘤

来源于特异性间质的肿瘤包括颗粒细胞瘤、卵泡膜细胞瘤、卵泡膜-颗粒细胞瘤、纤维瘤、睾丸母细胞瘤和两性母细胞瘤。颗粒细胞瘤与卵泡膜细胞瘤常伴有分泌卵巢激素的功能。

4.来源于非特异性间质的肿瘤

来源于非特异性间质的肿瘤和所有普通的间质相似,如血管瘤、平滑肌瘤等,都有良、恶性之分。

5.转移性肿瘤

卵巢转移性肿瘤可来自子宫、输卵管、乳腺,其中来自消化道的转移癌又称为库肯勃瘤。从其他器官转移来的较少见。

6.其他肿瘤

如未分类肿瘤、性腺母细胞瘤、瘤样病变等。

【卵巢肿瘤】

1.卵巢上皮性肿瘤

(1)卵巢浆液性囊腺瘤:常见,多为单侧,大小不等,囊性,表面光滑,壁薄,囊液呈无色清亮或草黄色稀薄浆液。分单纯性和乳头性两种,前者多为单房,囊壁光滑;后者多为多房,内见乳头,可向外生长,突出于肿瘤表面。镜下检囊壁内为单层柱状上皮,乳头分枝较粗,间质内见沙砾体。

交界性浆液性囊腺瘤多为双侧,乳头多向囊外生长。镜下见乳头分支细密,无间质浸润,细胞核轻度异型,预后好。

浆液性囊腺癌是最常见的卵巢恶性肿瘤,多为双侧,体积较大,呈囊实性。囊内乳头状生长,可伴有出血、坏死。镜下上皮细胞核异型性明显,并有间质浸润。预后差。

(2)卵巢黏液性囊腺瘤:较多见,多为单侧,多房性,囊肿表面光滑,体积较大,囊液呈胶冻状。镜下见囊壁内为单层柱状细胞,能分泌黏液。可自发破裂,引起腹腔内广泛种植,形成腹膜黏液瘤。瘤细胞呈良性,分泌旺盛,多限于腹膜表面生长,不浸润脏器实质。

交界性黏液性囊腺瘤体积较大,表面光滑,多为多房。囊壁增厚,见实质区和乳头形成,乳头细小、质软。

黏液性囊腺癌多为单侧,体积较大,囊壁见实性区和乳头形成,切面为囊、实性,囊液混浊或血性。镜下见细胞增生明显,细胞异型性显著,核分裂相多见,并有间质浸润。预后较浆液性囊腺癌为佳。

(3)卵巢内子宫内膜样肿瘤:良性瘤少见,多为单房,囊壁内上皮酷似正常子宫内膜腺上皮,间质中有含铁血黄素细胞。交界性肿瘤少见。恶性卵巢内膜样癌多为单侧,囊性或实性,有乳头生长,囊液呈血性。镜下与子宫内膜癌极相似,常并发子宫内膜癌,不易鉴别何者为原发或继发。

2.卵巢生殖细胞肿瘤

(1)畸胎瘤:来源于生殖细胞,肿瘤内常含有2～3个胚层的组织成分。

成熟畸胎瘤:又称皮样囊肿,为常见的卵巢良性肿瘤,可发生于任何年龄段,20～40岁多见。单房,多为囊性,少数为实质性。囊内含有脂肪、皮肤、皮脂腺、汗腺、毛发、牙、骨骼、神经组织、甲状腺组织等,后者能分泌甲状腺素,引起甲亢症状。囊壁内层为复层鳞状上皮,壁上见小丘样隆起突向腔内,为"头节"。肿瘤含多种组织成分,每一成分均可恶变形成相应恶性肿瘤。

未成熟畸胎瘤:恶性,多发生在青少年女性。肿瘤为实质性,体积较大,内含多种未成熟的胚胎性组织,主要为原始神经组织,易发生转移。手术切除后易复发。但未成熟畸胎瘤有逐渐向成熟转化的特点,被认为是恶性程度的逆转现象的典型。

(2)无性细胞瘤:来源于生殖细胞的恶性肿瘤,容易发生转移。常见于青春期及生育期妇女,单侧,实质性、圆形或呈分叶状,中等大小,表面光滑,切面灰白色,可伴有出血和坏死区域。镜下见大圆形细胞呈片状或条索状排列,间质中常有淋巴细胞浸润。对放射治疗极度敏感,预后较好。

(3)内胚窦瘤:与卵黄囊结构相似,故又叫卵黄囊瘤。罕见,恶性程度高,生长迅速,易发生转移,预后差。常发生在女童及青年妇女。多为单侧,呈囊实性,多有出血坏死,灰红或灰黄色。镜下见疏松网状结构,瘤细胞扁平、立方或柱状,可产生甲胎蛋白(AFP)。

3.卵巢性索间质肿瘤

(1)颗粒细胞瘤:低度恶性,可发生在任何年龄,但以40～50岁较多,具有分泌雌激素功能,故使幼女性早熟,成年期出现月经失调,绝经后妇女有阴道不规则出血,可导致子宫内膜增生,息肉形成,甚至诱发子宫内膜腺癌。表面光滑,实质性,切面可见淡黄色、实质性组织,或伴有出血坏死。镜下见颗粒细胞呈放射状排列,中央为嗜酸性物质,称为 Call-Exner 小体。预后良好,5 年生存率在 80% 以上,有晚期复发的可能,应长期随访。

(2)卵泡膜细胞瘤:发病年龄较大,或发生于已绝经妇女。肿瘤为良性,恶性者少见。能分泌雌激素,故可导致女性化。表面光滑,可伴有结节状突起,质硬。切面呈实性,灰白色。镜下见瘤细胞为短梭形,富含脂质,细胞交错排列成旋涡状。有时和颗粒细胞瘤共存,称为卵泡膜-颗粒细胞瘤,为低度恶性肿瘤。

(3)纤维瘤:来源于特异性性索间质细胞,属良性肿瘤,主要由成纤维细胞及纤维细胞组成,实性,多为单侧性,中等大小,直径在 10cm 左右,呈肾形。包膜光滑,切面为灰白色,纤维组织排列呈旋涡状。临床上见患者伴有胸腔积液、腹水,称为麦格综合征,肿瘤切除后,胸腔积液、腹水可自然消退。

4.转移性卵巢肿瘤

常见原发部位有子宫、输卵管、乳腺、肠道、胃、泌尿道等。从胃肠道转移而来的肿瘤,亦称为库肯勃瘤,实性,双侧多见,中等大小,活动好,伴有腹水。大体标本切面呈灰白色,或有出血、坏死区域。镜下见具有特征性的印戒细胞,可作为来源于胃肠道转移的依据。偶有转移性卵巢癌而找不到消化道原发病灶,预后差。

【转移途径】

卵巢肿瘤转移的途径以直接蔓延和腹腔种植为主,肿瘤穿破包膜,累及邻近器官,并广泛种植于腹膜及大网膜表面。其次为淋巴转移,卵巢癌灶可通过淋巴管转移到髂区淋巴结、腹主动脉旁淋巴结及腹股沟淋巴结,横膈为转移的好发部位,尤其是右侧。血行转移较少见。

【临床表现】

早期卵巢肿瘤常无自觉症状。生长慢,常在普查或做其他手术时发现。肿瘤增大,患者可出现腹胀,并扪及下腹部肿块。妇科检查可发现单侧或双侧附件包块,多为囊性或囊实性,表面光滑,活动度好。增大明显时出现膀胱直肠压迫症状。恶性肿瘤早期常无症状,在查体时发现。晚期可出现腹胀、腹部包块及腹水。肿瘤向周围组织浸润或压迫神经时,可引起腹痛、腰痛,功能性肿瘤可出现雌激素或雄激素过多的症状。晚期可出现消瘦等恶病质征象。妇科检查可在盆腔内触及质硬结节,肿块多为双侧,实性或囊实性,表面高低不平,固定不动,常伴腹水。有时在腹股沟、腋下或锁骨上可触及肿大结节。

【并发症】

1.蒂扭转

常见。中等大小活动,尤其是部分囊性、部分实质性的肿瘤(如畸胎瘤)。患者体位突然改变时发生,出现一侧下腹部疼痛,并伴有恶心、呕吐、腹肌紧张、压痛或反跳痛。肿瘤增大后,可突然破裂,引起腹膜炎的症状。有时可自然复位,症状消失。卵巢肿瘤扭转一经诊断,应尽快手术。

2.破裂

肿瘤在外力作用下破裂或自发性破裂。自发破裂多为肿瘤浸润生长穿破囊壁所致。破裂后,如产生严重的并发症,可引起腹痛,有时产生强烈刺激,导致休克,应立即手术治疗。

3.感染

较少见。多继发于肿瘤扭转或来自肠道及邻近器官。可出现高热、腹痛、腹部肿块压痛、血白细胞增多,应积极用抗生素治疗,感染控制后立即进行手术治疗。若短期内感染难以控制,则先手术切除病灶,术后继续抗感染治疗。

4.恶变

肿瘤在短期内迅速增大并固定,可伴有腹水等表现。确诊后应及早手术,并按恶性肿瘤处理。

【治疗】

1.良性肿瘤

一旦确诊,应予以手术治疗,疑为卵巢瘤样病变,可做短期观察。年轻患者单侧良性肿瘤,可行肿瘤剥除术或患侧附件切除术,肿瘤切除后快速送病理,以排除恶性变。对侧卵巢也需仔细检查,必要时剖视,以防遗漏双侧肿瘤。双侧良性肿瘤应做肿瘤剥除术。术中需完整去除肿瘤,以防囊液流出及瘤细胞种植于腹腔。50岁以上及绝经后患者可行全子宫加双附件切除术。

2.恶性肿瘤

采用以手术为主的综合治疗。

(1)手术治疗:手术治疗的基本目的是确定分期和首次手术后无大的残留病灶,首次手术的彻底性是影响预后的重要因素。原则上Ⅰa和Ⅰb期应行全子宫及双侧附件切除术。Ⅰc期以上同时行大网膜切除术。肿瘤细胞减灭术是指对Ⅱ期及以上患者所进行的手术,原则是尽量切除原发病灶和转移灶,并行大网膜及阑尾切除术加盆腔淋巴结及主动脉旁淋巴结清除术,使残留病灶直径小于2cm。对年轻早期患者可考虑保留对侧卵巢,但需非常慎重:①临床Ⅰa期,肿瘤分化好;②肿瘤为交界性或低度恶性;③术中剖视对侧卵巢未发现肿瘤;④术后有条件严密随访。对未生育的早期患者也可保留子宫。

(2)化疗:卵巢恶性肿瘤的主要辅助治疗。卵巢恶性肿瘤对化疗较为敏感,可预防复发,也可用于术后有残留病灶者,可提高患者5年的生存率。化疗药物的选择应根据卵巢癌的类型、分期而定。常用药物有铂类(顺铂、卡铂),烷化剂(环磷酰胺、异环磷酰胺),抗代谢药(氟脲嘧啶),抗生素类(博莱霉素、阿霉素、放线菌素D)。常用化疗方案:生殖细胞肿瘤常用VAC(长春新碱+放线菌素D+环磷酰胺),BVP(博莱霉素+长春新碱+顺铂);上皮性癌常用PC(顺铂+环磷酰胺),PT(顺铂+紫杉醇)。

【护理评估】

1.健康史

早期病史无特殊,患者通常于妇科普查时发现盆腔肿块而就医。注意询问有无家族史,并注意收集与发病相关的高危因素。收集病史时应警觉与卵巢肿瘤症状有关的主诉,如尿频、便秘、下腹坠胀不适、腹围增大等。根据患者年龄、病程长短及局部体征初步判断是否为卵巢肿瘤、有无并发症及良恶性评估。

2.身体状况

体积小的卵巢肿瘤不易诊断,易被忽视。随着肿瘤长大,可扪及腹部包块,或出现压迫症状,如尿频、便秘、气急、心悸等,或产生与并发症相应的临床症状和体征。恶性肿瘤晚期时可表现消瘦、严重贫血等恶病质征象。妇科检查常发现阴道穹隆部饱满,在子宫侧方或前后方触及球形肿块,根据肿块的大小、质地、活动度等情况注意良、恶性肿瘤的区别。

3.心理社会状况

肿瘤被发现后,患者为肿瘤的性质焦虑。在判断卵巢肿瘤性质阶段,患者及其家属会经历一段艰难而又恐惧的时期,渴望及早得到确切的结果。一经确诊恶性肿瘤,患者往往出现悲观、绝望。接受手术治疗时,患者一方面为患病加重了家庭负担而内疚,另一方面又害怕预后不良而忧心忡忡。在进行化疗或放疗时,因严重的不良反应使患者倍感绝望与孤独,甚至丧失生活的信心,从而产生极大的压力,需要医护人员协助应对这些压力。

4.辅助检查

(1)细胞学检查:腹水或腹腔冲洗液中找癌细胞,可确定临床分期,选择治疗方法和随访观察疗效。

(2)B型超声检查:能检测肿块部位、大小、形态及性质,并能鉴别卵巢肿瘤、腹水和结核性包裹性积液。临床诊断符合率超过 90％,但直径小于 1cm 的实性肿瘤不易测出。

(3)肿瘤标志物:测 AFP、CA125、HCG、性激素,对诊断卵巢内胚窦瘤、卵巢上皮性癌、原发性卵巢绒癌、卵巢功能性肿瘤有重要参考价值。

(4)腹腔镜检查:可直接看到肿块大体情况,并对整个盆、腹腔进行观察,必要时可取活检协助诊断。

(5)放射学检查:腹部平片时可显示卵巢畸胎瘤的牙齿和骨质阴影;静脉肾盂造影可辨认盆腔肾、输尿管阻塞或移位;淋巴造影可判断有无淋巴转移;CT 检查能通过更多的切面清晰显示病变范围及与周围组织的关系。

【护理诊断】

1.焦虑

与发现盆腔包块有关。

2.预感性悲哀

与卵巢恶性肿瘤预后不佳切除子宫、卵巢有关。

3.营养失调低于机体需要量

与卵巢恶性肿瘤的恶病质有关。

【护理目标】

(1)患者情绪稳定,能正确对待疾病。

(2)患者能用语言表达对丧失卵巢、子宫及附件的看法,并积极接受治疗过程。

(3)患者能说出影响营养摄取的原因,并明确应对措施。

【护理措施】

1.心理护理

向患者及家属介绍疾病相关知识,将成功病例介绍给患者,使其对治疗、护理及疾病的预后充满信心。解答患者对手术的疑虑,告知患者放化疗时可能出现的全身、局部反应,消除患者对放化疗的惧怕感,以积极的心态接受各种诊疗方案。

2.病情监测

对直径<5cm、疑为卵巢瘤样病变者,可每隔 3～6 个月定期进行随访。在追踪检查过程中,应重视盆腔肿块的生长速度、质地、伴随出现的腹胀、膀胱直肠的压迫症状,以及营养消耗、食欲下降等恶性肿瘤的临床特征。

3.协助患者接受检查和治疗

(1)手术患者的护理:手术范围视肿瘤性质、术中探查结果、患者年龄、生育要求等综合考虑。注意巨大卵巢肿瘤切除术后,应于腹部置沙袋压迫,防止腹压突然下降使腹腔内的静脉扩张,回心血量骤减,引起血压下降、休克。告知患者双侧附件切除而保留子宫时,可能会有子宫内膜撤退性出血,不必紧张。卵巢肿瘤出现蒂扭转、破裂时应立即剖腹探查。护士应积极配合做好有关检查及急诊手术准备。

(2)放腹水的护理:如需放腹水者备好腹腔穿刺用具,协助医生完成操作过程。在放腹水过程中,严密观察患者的生命体征变化,腹水性质及出现的不良反应;一次放腹水 3000ml 左右,不宜过多,以免腹压骤降,发生虚脱,放腹水速度宜缓慢,后用腹带包扎腹部。发现不良反应立即报告医师。

(3)放疗、化疗者的护理:需化疗、放疗者为其提供相应的护理措施。

4.一般护理

(1)对长期卧床患者应做好生活护理,保持患者皮肤、黏膜、衣物、床铺清洁干燥,协助其勤翻身,必要时加用辅助用具,如气圈、海绵垫、防压疮床垫等。

(2)鼓励患者进食含高蛋白、高维生素的饮食,进食不足或消耗太多,全身营养情况极差且胃肠道症状明显,伴有恶心、呕吐者,应遵医嘱从静脉补充营养。

5.提供防癌知识

(1)高危因素的预防:加强宣教,提倡高蛋白、富含维生素 A 的饮食,避免高胆固醇食物。高危妇女宜用口服避孕药来预防。

（2）开展普查：普治 30 岁以上妇女，嘱其每年进行妇科检查，高危人群每半年检查 1 次，同时可配合 B 超检查、肿瘤标志物检测。一旦发现卵巢肿块，需随访。

（3）早发现和早治疗：若卵巢囊性肿瘤直径＞5cm，或实性肿瘤及青春期前、绝经期后妇女发现卵巢肿瘤，应及时手术治疗。若疑有盆腔炎性包块，如生殖器结核或子宫内膜异位症肿块，不能与卵巢肿瘤鉴别者，应行腹腔镜检查或剖腹探查。

6.做好出院指导

（1）向患者及家属讲解术后活动的重要性，鼓励患者主动参与制订活动计划，逐日增大活动量。

（2）经手术—病理证实为卵巢恶性肿瘤，应遵医嘱长期随访和监测。随访时间：术后 1 年内，每月 1 次；术后第 2 年，每 3 个月 1 次；术后第 3 年，每 6 个月 1 次；3 年以上者，每年 1 次。同时告知监测内容，包括：临床症状、体征、全身及盆腔检查；B 超检查或 CT、MRI 检查；肿瘤标志物测定，如 CA125、AFP、HCG 等；对产生性激素的肿瘤，需检测雌激素、孕激素、雄激素水平。

【护理评价】

（1）患者能努力克服化疗药物的不良反应，摄入足够的热量，维持化疗前体重。

（2）患者能描述造成压力、焦虑的原因，能以积极的心态面对现实的健康问题。

（3）患者在住院期间能与其他病友交流，并积极配合各种诊疗过程。

第四章　妊娠期妇女的护理

第一节　异位妊娠

凡受精卵在子宫腔以外的部位着床发育者,称为异位妊娠。异位妊娠包括输卵管妊娠、腹腔妊娠、卵巢妊娠、宫颈妊娠及残角子宫妊娠等,是妇产科常见的急腹症之一。异位妊娠习称宫外孕,两者在定义上是有差别的,宫外孕指受精卵于子宫腔以外的妊娠,宫颈妊娠不包括在内。输卵管妊娠最为常见,占95%～98%,近年来发病率呈上升趋势。本节主要讨论输卵管妊娠。

【病因】

1.慢性输卵管炎

为输卵管妊娠常见原因。造成慢性输卵管炎的原因包括淋病、产后感染、盆腔结核等。输卵管内膜炎造成管腔狭窄、纤毛功能受损,影响孕卵转运;输卵管周围炎可影响输卵管运动,使管腔扭曲,影响孕卵的运行。

2.输卵管发育或功能异常

输卵管发育异常如输卵管过长、肌层发育不良、黏膜阙如等;功能异常主要指输卵管蠕动异常,精神紧张引起输卵管痉挛,影响孕卵的运行,也会造成输卵管妊娠。

3.输卵管手术后

输卵管绝育术后形成瘘管或再通,输卵管复通术、成型术均可因瘢痕形成管腔狭窄,导致异位妊娠。

4.盆腔子宫内膜异位症

目前认为主要是由于内异症引起的输卵管周围粘连导致。此外,异位的内膜可能对孕卵有趋化作用,促使其在宫腔外着床。

5.孕卵游走

一侧卵巢排卵,卵子经宫腔或腹腔向对侧移行,进入对侧输卵管。如果游走时间过长,孕卵发育过大则不能通过输卵管,从而在该处着床,造成输卵管妊娠。

【病理】

1.输卵管妊娠的结局

输卵管管腔狭小，管壁很薄，肌层远不如子宫肌层壁厚，妊娠时不能形成完整的蜕膜层，不能适应胚胎的生长发育，当输卵管妊娠发育到一定程度时可发生以下结果。

（1）输卵管妊娠流产：多发生于输卵管壶腹部妊娠，发病多在妊娠 8 周左右，由于输卵管壁形成蜕膜不完整，发育中的囊胚向管腔突出，最终突破包膜而出血。囊胚与管壁分离，进入输卵管腔。若囊胚完整剥离通过输卵管伞端进入腹腔，称为输卵管妊娠完全流产，出血一般不多；若囊胚部分剥离，一部分仍附着于管壁，则形成不全流产。不全流产时滋养细胞继续侵蚀输卵管管壁，而管壁肌层收缩力差，不易止血，血液充满管腔，在输卵管内形成血肿。由于反复出血，血液经伞端流出，形成盆、腹腔积血，积于子宫直肠陷凹处形成盆腔血肿。

（2）输卵管妊娠破裂：多见于输卵管峡部妊娠，由于管腔狭窄，发病多在妊娠 6 周左右。绒毛侵蚀输卵管管壁时，可穿透管壁，导致输卵管妊娠破裂。输卵管肌层血流丰富，出血速度快，出血量远多于输卵管妊娠流产，短时间内即可由于大量失血而导致休克。如反复出血，在盆腔与腹腔内形成血肿。输卵管间质部妊娠时，因管腔周围肌层较厚，妊娠可长达 12～16 周才发生破裂。由于血管丰富，一旦出血，后果极为严重，类似子宫破裂，可危及生命。

在输卵管妊娠流产或破裂患者中，部分患者未能及时治疗，由于反复腹腔内出血，形成血肿，以后胚胎死亡，内出血停止，血肿机化变硬，与周围组织粘连，称为陈旧性宫外孕。

（3）继发腹腔妊娠：输卵管流产或破裂后，排入腹腔的囊胚多已死亡。极少数存活的胚胎排入腹腔后重新种植于腹腔脏器表面，从腹腔脏器获得营养，继续发育形成继发腹腔妊娠。若排入阔韧带则形成阔韧带妊娠。

2.子宫内膜变化

异位妊娠初期，滋养细胞产生 HCG，子宫增大、变软，子宫内膜发生蜕膜反应。若胚胎死亡，滋养细胞活力消失，HCG 水平下降，子宫内膜失去激素的支持作用，蜕膜变性坏死、脱落，出现阴道流血。有时蜕膜完整剥离，随阴道流血排出，呈三角形，称为蜕膜管型。

【临床表现】

根据病变部位，有无输卵管破裂，发病时间长短，腹腔内出血量和速度等有不同的临床表现。患者可以有短暂的停经史及妊娠表现，有些患者无明显的停经史可查。输卵管妊娠在未破裂或流产前除停经及早孕反应外，无明显临床症状。输卵管妊娠流产或破裂后出现急性出血，起病急骤，发展迅速，病情的轻重取决于受精卵着床的部位和妊娠时间。

1.症状

（1）停经：停经时间长短取决于受精卵的着床部位，壶腹部妊娠多为停经 8 周左右，峡部妊娠多为 6 周左右，间质部妊娠多为停经 12～16 周。但少数患者主诉无停经史，可能由于停经时间较短，或将阴道流血当作月经。

（2）腹痛：常为就诊的主要症状。破裂或流产前，常表现为一侧下腹隐痛或酸胀感，破裂或流产时多出现一侧下腹像撕裂样的疼痛,常伴恶心。当血液积聚于子宫直肠陷凹时,可有肛门坠胀感。当腹腔内血液增加时,疼痛向全腹扩散。

(3)阴道流血:当胚胎受损或死亡后,可有不规则阴道流血,色暗,一般不超过月经量,常淋漓不尽。随同阴道流血可排出蜕膜管型或碎片。

(4)晕厥与休克:由于急性出血和剧烈腹痛,轻者造成晕厥,严重时引起休克,休克程度取决于内出血量和速度,与阴道出血不成比例。

2.体征

(1)一般情况:急性大量出血时,可有贫血貌,患者面色苍白,脉快而细弱,血压下降。体温一般正常。

(2)腹部检查:下腹压痛及反跳痛明显,以患侧为重,出血较多时有移动性浊音,有些患者下腹部可触及包块。

(3)盆腔检查:阴道后穹隆饱满、触痛。宫颈举痛明显。子宫稍大,内出血较多时,子宫有漂浮感。子宫一侧或后方可触及肿块,质软且边界不清,触痛明显。间质部妊娠时,子宫大小与停经月份相符,但子宫轮廓不相称,患侧宫角突出。

3.陈旧性异位妊娠

陈旧性异位妊娠指输卵管妊娠流产或破裂后病程长,经反复内出血病情渐趋稳定。此时血肿逐渐机化变硬,且与周围组织及器官粘连。患者可有停经史,阴道不规则出血,伴有阵发性腹痛,附件肿块及低热。

【治疗】

1.手术治疗

输卵管妊娠的治疗原则上以手术治疗为主。一般在确诊后应立即手术。手术方式有两种:一是切除患侧输卵管;二是保留患侧输卵管。有严重出血休克的患者应在积极纠正休克、补充血容量的同时进行手术抢救。有绝育要求者可行对侧输卵管结扎。有生育要求,或对侧输卵管有明显病变或已切除者,可行保留患侧输卵管的保守性手术。

目前还可使用腹腔镜进行手术治疗。腹腔内出血多时可进行自体输血,但仅适用于:①停经不超过 12 周,胎膜未破;②出血不超过 24h,无感染征象者;③镜下红细胞破坏率不超过 30%。

2.药物治疗

主要适用于早期异位妊娠,要求保存生育能力的年轻患者。需符合下列条件:①输卵管妊娠包块直径<3cm;②输卵管妊娠未发生破裂或流产;③无明显内出血;④血 β-HCG<2000U/L。可使用中药治疗,以活血化瘀的丹参、赤芍、桃仁为主方,随症状加减。

也可使用化学药物治疗,常用甲氨蝶呤,剂量为 0.4mg/(kg·d),肌内注射,5d 为 1 疗程。治疗期间应用 B 超和 β-HCG 进行严密监护,并注意患者的病情变化及药物的不良反应。若用药后 14d,β-HCG 下降并连续 3 次呈阴性,腹痛缓解或消失,阴道流血减少或停止者为显效。若病情无改善,甚至发生急性腹痛或输卵管破裂症状,则应立即进行手术治疗。局部用药可在

B超引导下穿刺,将甲氨蝶呤直接注入输卵管的妊娠囊内,也可在腹腔镜直视下穿刺输卵管的妊娠囊,在吸出部分囊液后,将药物注入其中。近年有用 RU-486 治疗异位妊娠的报告。

【护理评估】

1.健康史

详细询问病史,准确推算停经时间。了解有无引起异位妊娠的高危因素,如慢性输卵管炎、输卵管手术史、放置宫内节育器等。

2.身体状况

(1)症状:评估阴道出血量,出血时是否伴随腹部疼痛的特点。

(2)体征:有无贫血貌;有无头晕、脉数、血压下降、四肢湿冷等休克的征象;腹部有无压痛、反跳痛,叩诊有无移动性浊音;通过妇科检查评估阴道出血量、阴道后穹隆是否饱满,评估子宫大小、软硬度、宫颈有无举痛等。

3.心理社会状况

患者及家属往往表现出对出血的恐惧,担心孕妇的生命安全,产生焦虑情绪,还担心孕妇未来的生育能力。可表现出哭泣、自责、无助等行为。

4.辅助检查

(1)妊娠试验:为阳性。

(2)B超检查:显示子宫稍大,宫腔内无妊娠物,宫旁可出现低回声区,其内探及胚芽或原始心管搏动。可确诊为异位妊娠。

(3)阴道后穹隆穿刺:适用于疑有腹腔内出血的患者。如果抽出暗红色不凝血液,说明有血腹症存在。

(4)腹腔镜检查:该检查不仅可确诊异位妊娠,还可以在确诊的情况下进行治疗。适用于原因不明的急腹症鉴别及输卵管妊娠尚未破裂或流产的早期。大量内出血或伴有失血性休克者,禁做腹腔镜检查。

(5)子宫内膜病理检查:仅适用于阴道流血较多的患者,目的在于排除宫内妊娠流产,将宫腔排出物或刮出物送病理检查,如仅为蜕膜而不见绒毛有助于诊断异位妊娠。

【护理诊断】

1.潜在并发症

出血性休克。

2.恐惧

与担心生命安危有关。

【护理目标】

(1)患者休克及时被发现,并得到及时的救治和护理。

(2)患者对异位妊娠的知识有所了解,恐惧情绪得到缓解。

【护理措施】

1.预防措施

平常做好妇女保健工作,养成良好的卫生习惯,防止发生盆腔感染。在发生盆腔感染后,应及时彻底地接受治疗,防止发生慢性输卵管炎。

2.保守治疗患者的护理

(1)患者应住院治疗,严密监测生命体征,10～15min 测量 1 次并记录。

(2)注意腹痛情况,如腹痛的部位、性质及有无伴随症状。观察阴道流血的量、颜色、性状等。如有腹痛加剧、阴道出血、腹腔内出血量增多、血压下降等现象应及时通报医生,并做好抢救的准备。

(3)正确留取血标本,以监测治疗效果。

(4)患者应卧床休息,避免腹部压力增大,减少异位妊娠流产或破裂的机会。在患者卧床期间,为其提供相应的生活护理。

(5)护士应指导患者摄取足够的营养物质,尤其是富含铁的食物,如动物肝脏、鱼肉、豆类、绿叶蔬菜以及黑木耳等,以改善贫血,增强抵抗力。

3.急诊手术患者的护理

应配合医生做好围手术期的护理。

在严密监测患者的生命体征的同时,做好术前准备。对于有严重内出血并发休克的患者应立即开放静脉通道,做交叉配血试验,做好输血输液的准备,以便配合医生积极纠正休克。

4.心理护理

此类疾病的患者及家属心理比较紧张,需对他们进行心理安慰,维护患者的自尊,帮助其度过悲哀时期。帮助患者及家属接受此次妊娠失败的现实,向他们讲解异位妊娠的相关知识。

5.健康教育

叮嘱患者术后要注意休息,加强营养,纠正贫血,提高机体抵抗力。注意外阴消毒,禁止性生活 1 个月。指导采取有效的避孕措施,叮嘱患者在下次妊娠时要及时就医,不应轻易终止妊娠。

【护理评价】

(1)患者的休克症状得以及时发现并纠正。

(2)患者消除了恐惧心理。

第二节　早产

早产是指妊娠满 28 周至不满 37 周间分娩者,此时娩出的新生儿称早产儿,出生体重多小于 2500g,各器官发育不成熟。国内早产占分娩总数的 5%～15%。诱发早产的常见原因有:

胎膜早破、绒毛膜羊膜炎;下生殖道及泌尿道感染;子宫膨胀过度及胎盘因素;妊娠合并症及并发症;子宫畸形;宫颈内口松弛;吸烟每日≥10 支,酗酒等。

【临床表现】

主要是子宫收缩,最初为不规则宫缩,并常伴有少许阴道出血或血性分泌物,以后可发展为规律宫缩,与足月临产相似。胎膜早破的发生较足月临产多。阴道检查:宫颈管逐渐缩短,然后扩张。

【治疗】

若胎儿存活,无胎儿窘迫,胎膜未破,应设法抑制宫缩,尽可能使妊娠继续维持。若胎膜已破,早产不可避免,应在预防感染的前提下,尽力提高早产儿的存活率,妊娠<34 周,应使用促胎肺成熟药物。

【护理】

1.护理评估

(1)病史:详细评估可致早产的高危因素,如孕妇以往有流产、早产史,若此次妊娠期有阴道出血史,则发生早产的可能性大,详细询问并记录产妇既往出现的症状及接受治疗的情况。

(2)身心状况:妊娠晚期子宫规律收缩,间隔 5~6min,持续 30s 以上,伴以宫颈管消退≥75%以上及进行性宫口扩张 2cm 以上时可诊断为早产临产。

早产已不可避免时,孕妇常会不自觉地把相关的事情与早产联系起来而产生自责感;由于怀孕结果不可预知,孕妇可能有恐惧、焦虑、猜疑等情绪反应。

(3)专科检查:根据全身检查及产科检查,确定孕周,评估胎儿体重、胎方位等,观察产程进展,确定早产的进程。

2.护理要点与措施

(1)观察产程进展:严密观察宫缩,当宫缩达到每 5~6min 1 次,持续 20~30s 时需做阴道检查,每1~2h 1 次,了解宫口开大情况,同时听胎心。当宫口开大到≥2cm 时,应及时送入待产室。

(2)用药护理。

①盐酸利托君:该药为目前国内抑制宫缩首选、有效的药物。有片剂和针剂两种,使用后都会引起心率增快。静脉滴注时要严格控制滴速,初始量 0.05mg/min,根据宫缩,每 10min 增加 0.05mg/min,最大量至 0.35mg/min,使用过程中要严密观察血压和心率变化,孕妇心率每分钟>120 次,应减慢滴速,静脉滴注时宜取左侧卧位。长期使用可能引起孕妇血糖升高,应定期检测血糖情况。

②硫酸镁:硫酸镁具有抑制宫缩的作用,静脉滴注过程中要注意观察呼吸(每分钟不少于16 次)、膝反射(存在)及尿量(每小时不少于 25ml)等,如果呼吸每分钟<16 次、膝反射消失或尿量<25ml/h 应立即停药。

(3)心理护理:向孕妇讲解预防早产的知识,介绍保胎成功的案例,为长期保胎孕妇提供娱乐、放松的条件,如听音乐、看电视、看画报等,帮助孕妇树立保胎成功的信心,缓解孕妇紧张及焦虑的情绪。如果早产不可避免,要帮助孕妇以良好的心态承担早产儿母亲的角色。

(4)分娩期护理:如早产已不可避免,尽早协助医生做好接产准备及早产儿复苏的准备。临产后慎用镇静药,产程中给孕妇吸氧;新生儿出生后,立即结扎脐带,注意保暖。

3.健康教育

(1)用药指导:告诉孕妇用药期间可能出现的不良反应,如使用盐酸利托君时出现的心慌症状是正常现象,在孕妇能耐受的情况下需坚持用药。如使用硫酸镁静脉滴注,要告诉孕妇观察呼吸、膝反射和尿量的意义,配合护士观察病情。

(2)饮食指导:指导孕妇进食富含蛋白质、维生素、微量元素的食物,多食用富含粗纤维的新鲜蔬菜和水果,多饮水,在保证母儿营养的同时要防止便秘。

(3)活动指导:左侧卧位休息以减少宫缩,避免诱发宫缩的活动,如抬举重物、性生活,保持大便通畅,避免便秘。指导孕妇主动活动双下肢,建议使用抗血栓压力带,预防下肢血栓的形成。

(4)自我监护指导:教会孕妇自数胎动的方法和早产的征兆,告诉孕妇如出现胎动异常、规律宫缩、阴道流水或出血情况应立即报告医生。

(5)早产儿护理指导:如果已发生早产,教会产妇喂养和护理早产儿的方法,如果母婴分离,教会产妇乳房护理及保持泌乳的方法。

第三节 胎盘早剥

妊娠 20 周后或分娩期,正常位置的胎盘于胎儿娩出前,部分或全部从子宫壁剥离,称胎盘早剥。胎盘早剥是妊娠晚期严重并发症,往往起病急,进展快,如处理不及时,可危及母婴生命。国内报告其患病率为 0.46%～2.1%,围生儿死亡率为 20%～35%,15 倍于无胎盘早剥者。

【病因与发病机制】

本病病因及发病机制尚不清楚,可能与下述因素有关:①孕妇血管病变;②机械性因素;③宫腔内压力骤减;④子宫静脉压突然升高等。

【病理】

其主要病理改变是底蜕膜出血并形成血肿,使胎盘从附着处分离。按病理类型,胎盘早剥分为显性剥离、隐性剥离和混合性剥离 3 种类型。严重的胎盘早剥可引起一系列病理生理变化,从剥离处的胎盘绒毛和蜕膜中释放大量组织凝血活酶,进入母体血液循环,激活凝血系统,导致弥散性血管内凝血(DIC)。

【临床表现】

根据病情严重程度,Sher 将胎盘早剥分为 3 度。

Ⅰ度:多见于分娩期,胎盘剥离面积小,孕妇常无腹痛或腹痛轻微,贫血体征不明显。腹部检查无异常。产后检查见胎盘母体面有凝血块及压迹即可诊断。

Ⅱ度:胎盘剥离面为胎盘面积1/3左右,主要症状是突然发生的持续性腹痛,腰酸或腰背痛,疼痛程度与胎盘后积血多少呈正相关,无阴道出血或出血量不多,贫血程度与阴道出血量不相符。腹部检查,子宫大于妊娠周数,宫底随胎盘后血肿增大而升高,胎盘附着处压痛明显(胎盘位于后壁则不明显),宫缩有间隙,胎位可扪及,胎儿存活。

Ⅲ度:胎盘剥离面超过胎盘面积1/2,临床表现较Ⅱ度重,孕妇可出现恶心、呕吐、面色苍白、四肢湿冷、脉搏细数、血压下降等休克症状。腹部检查,子宫硬如木板,于宫缩间隙时不能放松,胎位扪不清,胎心消失。

【治疗】

胎盘早剥的处理原则是纠正休克,及时终止妊娠。孕妇入院时,若处于休克状态,首先积极补充血容量,及时输入新鲜血液,尽快改善孕妇状况。胎盘早剥一经确诊,必须及时终止妊娠。终止妊娠的方法根据胎次、早剥的严重程度、胎儿宫内状况及宫口开大等情况而定,同时处理并发症,如弥散性血管内凝血、急性肾衰竭、产后出血等。

【护理】

1.护理评估

(1)病史:妊娠晚期或临产时突然发生腹部剧痛,有急性贫血或休克现象应引起高度重视。护理人员需结合有无妊娠期高血压疾病、原发性高血压病史、胎盘早剥史、慢性肾炎史、仰卧位低血压综合征史及外伤史等进行综合评估。

(2)身体评估:胎盘早剥孕妇内出血较多时,常表现为急性贫血和休克症状,仅有少量阴道出血或无阴道出血。因此应重点评估孕妇腹痛的程度、性质、生命体征和一般情况。通过B超和胎心监测了解胎儿宫内情况,B超还可显示胎盘早剥的典型声像图,并可与前置胎盘相鉴别。如果实验室检查出现血小板降低、血浆凝血酶原时间延长、血浆纤维蛋白原减少则提示DIC。

(3)心理评估:此类孕妇入院时,常情况危急,母儿生命均危在旦夕,孕妇及其家属均感到高度紧张和恐惧。如果已确定胎死宫内,产妇常有内疚、失落、悲痛情绪。

2.护理要点与措施

(1)纠正休克,改善孕妇一般情况:迅速建立静脉输液通路,积极补充血容量。及时输入新鲜血液,既能补充血容量,又可补充凝血因子,应使血细胞比容提高到0.30以上,尿量>30ml/h,同时密切监测胎儿状态。

(2)严密观察病情变化,及时发现并发症:凝血功能障碍表现为皮下、黏膜或注射部位出血,阴道出血不凝,有时有尿血、咯血及呕血等现象;急性肾衰竭可表现为尿少或无尿。一旦发现上述症状,应及时报告医生并配合处理。

(3)为终止妊娠做好准备:一旦确诊,应及时终止妊娠,依具体情况决定分娩方式,并做好相应的准备。

（4）预防产后出血：分娩后应及时给予缩宫素，并配合按摩子宫，必要时遵医嘱做切除子宫的术前准备。产后未发生出血者，仍应加强生命体征观察，预防晚期产后出血。

（5）心理护理：关心体贴患者，在抢救过程中，注意患者的感受，多交流，多鼓励，缓解患者紧张及焦虑的情绪，帮助孕妇树立战胜疾病的信心。如果胎儿已经死亡，要帮助产妇做适当的情感宣泄。

3.健康教育

（1）产后饮食指导：产妇应进食富含蛋白质、维生素、微量元素的食物及新鲜蔬菜和水果，特别是含铁丰富的食物，如瘦肉、猪肝、大枣等，有利于纠正贫血，避免生冷、辛辣食品。

（2）卫生指导：勤换会阴垫，保持外阴清洁，42d内禁止盆浴及性生活。

（3）心理调适指导：与产妇及家属共同讨论此次发病及抢救经过。如果胎儿已死亡，建议家属多给予产妇心理支持，鼓励产妇休产假期间，多与家人和朋友交流，参加力所能及的社会活动。

（4）乳房护理指导：如果胎儿存活，根据产妇身体情况指导母乳喂养，保持乳汁通畅，如胎儿死亡，对生产者需及时给予退乳措施。

（5）复诊指导：嘱产妇42d后来医院复查，如有阴道出血增多、腹部切口红肿等异常情况，随时复诊。

第四节　前置胎盘

妊娠28周后，胎盘附着于子宫下段，甚至胎盘下缘达到或覆盖宫颈内口，其位置低于胎先露部，称为前置胎盘。前置胎盘是妊娠晚期的严重并发症，也是妊娠晚期出血最常见的原因，其发病率国外报告为0.5%，国内报告为0.24%～1.57%。

【病因与发病机制】

病因目前尚不明确，可能与子宫内膜病变、胎盘面积过大或受精卵发育迟缓等因素有关，如产褥感染、多产、剖宫产或多次刮宫等因素引起的子宫内膜炎或子宫内膜损伤，使子宫蜕膜血管生长不良、营养不足，致使胎盘为摄取足够的营养而扩大面积，伸展到子宫下段，形成前置胎盘；还可能由于多胎妊娠形成过大面积的胎盘，伸展至子宫下段或遮盖了子宫颈内口；或有副胎盘延伸至子宫下段；或由于受精卵发育迟缓，到达子宫下段方具备植入能力，在该处生长发育而形成前置胎盘。

【临床表现】

前置胎盘的典型症状是妊娠晚期或临产时发生无诱因、无痛性反复阴道出血。阴道出血发生迟早、反复发生次数、出血量多少与前置胎盘类型有关。完全性前置胎盘初次出血的时间早,多在妊娠 28 周左右,称为"警戒性出血";边缘性前置胎盘出血多在妊娠晚期或临产后,出血量较少;部分性前置胎盘的初次出血时间、出血量及反复出血次数介于两者之间。孕妇的一般情况与出血量有关,大量出血呈现面色苍白、脉搏增快、血压下降等休克表现。

腹部检查:子宫软,无压痛,大小与妊娠周数相符。由于子宫下段有胎盘占据,影响胎先露部入盆,故先露部高浮,易并发胎位异常。部分患者在耻骨联合上方可闻及胎盘杂音。B 超检查可清楚看到子宫壁、胎头、宫颈和胎盘的位置,胎盘定位准确率达 95% 以上。妊娠中期 B 超检查发现胎盘前置者,称为胎盘前置状态。

根据胎盘下缘与宫颈内口的关系,将前置胎盘分为 3 类。完全性前置胎盘又称中央性前置胎盘:胎盘组织完全覆盖宫颈内口;部分性前置胎盘:胎盘组织部分覆盖宫颈内口;边缘性前置胎盘:胎盘附着于子宫下段,边缘到达宫颈内口,未覆盖宫颈内口。

【治疗】

抑制宫缩、止血、纠正贫血和预防感染。根据阴道出血量、有无休克、妊娠周数、产次、胎位、胎儿是否存活、是否临产及前置胎盘类型等做出决定,制定具体方案。

1.期待疗法

其目的是在保证孕妇安全的前提下使胎儿能达到或更接近足月,从而提高围生儿成活率。这种方案适用于妊娠 37 周以前或估计胎儿体重＜2300g,阴道出血不多,孕妇全身情况良好,胎儿存活者。住院期间严密观察病情变化,为孕妇提供全面优质护理是期待疗法的关键措施。

2.终止妊娠

适用于入院时出血性休克者,或期待疗法中发生大出血或出血量虽少,但妊娠已近足月或已临产者,应采取积极措施选择最佳方式终止妊娠。其中剖宫产术能迅速结束分娩,既能提高胎儿存活率又能迅速减少或制止出血,是处理前置胎盘的主要手段。阴道分娩适用于边缘性前置胎盘、胎先露为头位、临产后产程进展顺利并估计能在短时间内结束分娩者。

【护理】

1.护理评估

(1)病史:除个人健康史外,在孕产史中尤其注意识别有无剖宫产史、人工流产史及子宫内膜炎等前置胎盘的易发因素;此次妊娠过程中,特别是孕 28 周后是否出现无痛性、无诱因、反复阴道出血症状,并详细记录具体治疗经过。

(2)身心状况:患者的一般情况与出血量的多少密切相关。大量出血时可出现面色苍白、脉搏细弱、血压下降等休克症状。孕妇及其家属可因突然阴道出血而感到恐惧或焦虑,既担心孕妇的健康,又担心胎儿的安危,导致恐惧紧张、手足无措等情绪。

(3)产科检查:子宫软,无压痛,大小与妊娠周数相符,胎先露部高浮,胎心音可以正常,也可因孕妇失血过多致胎心音异常或消失。前置胎盘位于子宫下段前壁时,可于耻骨联合上方听到胎盘血管杂音。临产后,宫缩为阵发性,间歇期子宫肌肉可以完全放松。

2.护理要点与措施

(1)病情观察:严密观察阴道出血量和性质,保留会阴垫,便于估计出血量。观察宫缩频率及强度,听胎心或行胎心监护,监测孕妇血压、脉搏、呼吸、体温、尿量、意识变化,及时发现休克征象。禁止直肠指检和阴道检查。

(2)抗休克护理:取平卧或头低位,给予氧气吸入,同时注意保暖。建立静脉通道,抽血、配血、输液,先给予平衡液或遵医嘱输入羟乙基淀粉。

(3)终止妊娠的护理:行术前准备,交待产妇禁食水,备皮、导尿,做好母婴急救准备。

(4)预防产后出血和感染:胎儿娩出后,尽早使用缩宫药,以预防产后大出血。产妇回病房休息时严密观察产妇的生命体征、阴道出血情况,发现异常及时报告医生,以防止或减少产后出血;及时更换会阴垫,以保持会阴部清洁、干燥。

(5)期待疗法的护理。

①抑制宫缩药物的护理:抑制宫缩能有效减少前置胎盘的出血,延长孕周。目前常用的药物有盐酸利托君和硫酸镁,盐酸利托君会使心率增快,硫酸镁使用过量会出现镁中毒症状。因此,需严密观察药物的不良反应。

②一般护理:绝对卧床休息,尤以左侧卧位为适宜,止血后方可轻微活动;定时吸氧,每日2次;使用消毒会阴垫并保留,以便估计出血量。保持外阴清洁,保持大便通畅。

③纠正贫血:除口服补血药物、输血等措施外,需加强饮食指导,建议孕妇多食用高蛋白质以及含铁丰富的食物。

④胎儿监测:听胎心每日6次,无刺激胎心监护(NST)每日1~2次。

⑤严密观察病情变化:阴道出血量增多,立即报告医生,配合处理。有休克体征时,应积极抗休克,及时终止妊娠。

⑥心理护理:多与孕妇交流,增加孕妇的信任感、安全感。根据孕妇爱好,选择听轻音乐、看书、看电视等活动分散注意力,提供积极的心理支持,减轻焦虑和恐惧感。

3.健康教育

(1)自我监护指导:向孕妇讲解前置胎盘的出血特点,教会孕妇自数胎动的方法,告诉孕妇如出现阴道出血、胎动异常、规律宫缩、阴道流水等情况应立即报告医护人员。

(2)活动指导:左侧卧位休息,吸氧20min,每日2次,避免诱发宫缩的活动,如抬举重物、性生活,保持排便通畅,避免便秘而诱发阴道出血。指导孕妇主动活动双下肢,建议使用抗血栓压力带,预防下肢血栓的形成。

(3)用药指导:讲解在非手术治疗期间,如使用盐酸利托君时出现心慌是正常现象,在孕妇能耐受的情况下需坚持用药。如使用硫酸镁静脉滴注,要告诉孕妇监测呼吸、膝反射和尿量的意义,配合护士观察病情。

(4)饮食指导:指导孕妇进食富含蛋白质、维生素、微量元素的食物,多食用富含粗纤维的新鲜蔬菜和水果,多饮水,在保证母儿营养的同时要防止便秘。

第五节 胎儿窘迫

胎儿窘迫是指胎儿在子宫内因急性或慢性缺氧危及其健康和生命的综合症状,发病率为 2.7%～38.5%。急性胎儿窘迫多发生在分娩期;慢性胎儿窘迫常发生在妊娠晚期,慢性胎儿窘迫在临产后往往表现为急性胎儿窘迫。

母体血液含氧量不足、母胎间血氧运输及交换障碍、胎儿自身因素异常,均可引起胎儿缺氧,导致胎儿低氧血症、高碳酸血症及代谢性酸中毒,如果处理不及时可造成胎儿中枢神经及其他器官的损伤,严重者导致死亡。引起胎儿急性缺氧的常见因素有:①前置胎盘、胎盘早剥;②脐带异常,如脐带绕颈、脐带真结、脐带扭转、脐带脱垂、脐带血肿、脐带过长或过短、脐带附着于胎膜等;③母体严重血液循环障碍致胎盘灌注急剧减少,如各种原因导致休克等;④缩宫素使用不当,造成过强及不协调宫缩,宫内压长时间超过母血进入绒毛间隙的平均动脉压;⑤孕妇应用麻醉药及镇静剂过量,抑制呼吸。引起慢性缺氧的常见原因有:①母体血液含氧量不足;②子宫胎盘血管硬化、狭窄、梗死;③胎儿患严重的循环系统、呼吸系统疾病或胎儿畸形等致胎儿运输和利用氧能力下降。

【临床表现】

1.胎心率异常

胎心率变化是急性胎儿窘迫的重要征象,正常胎心率为 120～160 次/min,规律。缺氧早期,胎心率加快>160 次/min;严重缺氧时,胎心率<120次/min。

2.胎动异常

缺氧早期为胎动频繁,继而减弱或减少,进而消失。

3.羊水胎粪污染

Ⅰ度浅绿色,常见慢性缺氧;Ⅱ度深绿色或黄绿色,提示急性缺氧;Ⅲ度为棕黄色,提示严重缺氧。

【辅助检查】

1.胎盘功能检查

出现胎儿窘迫的孕妇一般 24h 尿 E3 值急骤减少 30%～40%,或于妊娠末期连续多次测定在 10mg/24h 以下。

2.胎心监测

(1)NST 无反应型。

(2)无胎动或宫缩时,胎心率基线>180 次/min 或<120 次/min,持续 10min 以上。

(3)基线变异频率<5 次/min。

(4)OCT 出现晚期减速或变异减速。

3.胎儿头皮血血气分析

pH$<$7.20，PaO$_2$$<$10mmHg，PaCO$_2$$>$60mmHg，可诊断为胎儿酸中毒。

【治疗】

(1)改变产妇体位次:建议产妇左侧或右侧卧位,避免平卧。

(2)吸氧:高流量吸氧,持续30min,观察胎心变化。

(3)降低宫缩的频率和强度:如因缩宫素使宫缩过强造成胎心率减慢者,应立即停止静脉滴注,必要时使用宫缩抑制药。

(4)改善产妇的血液循环:如产妇有脱水、血容量不足的情况,应予补液、补血,纠正低血压状态。

(5)纠正酸中毒和电解质紊乱。

(6)治疗急性胎儿窘迫:如宫口开全,胎先露部已达坐骨棘平面以下3cm者,应尽快阴道助产娩出胎儿;宫颈未完全扩张,胎儿窘迫情况不严重者,给予吸氧,嘱产妇左侧卧位,观察10min,如胎心率变为正常,可继续观察。病情紧迫或经上述处理无效者,立即剖宫产结束分娩。

【护理】

1.护理评估

(1)病史:了解孕妇的年龄、生育史、内科疾病史,如高血压、慢性肾炎、心脏病等;本次妊娠经过,如妊娠高血压疾病、胎膜早破、子宫过度膨胀(如羊水过多和多胎妊娠);分娩经过,如产程延长(特别是第二产程延长)、缩宫素使用不当。了解胎盘功能情况及有无胎儿畸形。

(2)身心状况:胎儿窘迫时,孕妇自感胎动变化。在缺氧早期可表现为胎动过频,每12h$>$30次,如缺氧未纠正或加重则胎动转弱且次数减少,进而消失。胎儿轻微或慢性缺氧时,胎心率加快,$>$160次/min,且不规律或减弱;如长时间或严重缺氧,则会使胎心率减慢,$<$120次/min,以减低氧的消耗。胎心率$<$100次/min,提示胎儿危险。胎儿缺氧可致胎粪排入羊水中,使羊水出现不同程度的污染。

孕产妇因为胎儿的生命遭遇危险而产生焦虑、恐惧,对需要手术结束分娩产生犹豫。对于胎儿不幸死亡的孕产妇,心理受到强烈的创伤,通常会经历否认、愤怒、抑郁、接受的心理过程。

2.护理要点及措施

(1)严密监测病情变化:使用胎心监护仪,密切观察胎心率的变化;记录胎动变化情况;如已破膜者,注意观察羊水的颜色和量,必要时协助医生取胎儿头皮血,以明确胎儿缺氧的严重程度;注意产妇的生命体征变化和产程进展情况。

(2)改善胎儿窘迫状况,促进母儿健康:协助产妇左侧卧位;给予鼻导管或面罩间断吸氧,8~10L/min;鼓励产妇进食水,积极处理并发症;如有缩宫素静脉滴注者,要立即停止使用,宫缩过强者,需使用宫缩抑制药。

(3)做好新生儿抢救的准备:无论临产前还是产程中出现胎儿窘迫症状,都应通知产科和儿科医生到场,备好急救药品和物品,准备新生儿窒息复苏。如需手术者,要立即完善术前准备。

(4)心理护理:向孕产妇夫妇提供相关信息,包括医疗措施的目的、操作过程、预期结果及孕产妇需做的配合,将真实情况告知产妇及其家属,对其疑虑给予适当解释,有助于减轻焦虑,帮助他们面对现实。对胎儿不幸死亡的产妇,护士应将其安排在无新生儿干扰的病房,多关心产妇,建议家属多陪伴产妇,鼓励她们诉说悲伤,允许她们以自己的方式应对不幸事件。

3.健康教育

(1)教会孕妇自数胎动的方法:嘱孕妇每日早、中、晚自行计数胎动各 1h,3h 胎动之和乘以 4 得到 12h 的胎动计数。大于 30 次为正常,小于 10 次或胎动次数减少超过原来胎动数的 50% 而不能恢复者,为胎动过少,是胎儿缺氧的征兆,需及时就医或报告医护人员。

(2)疾病知识宣教:向孕妇讲解胎儿窘迫的可能原因以及对母儿的影响,讲解吸氧和左侧卧位的意义,使孕妇积极配合治疗护理。

第六节　妊娠高血压综合征

妊娠高血压综合征(简称"妊高征")是妊娠期特有的疾病,是导致孕产妇死亡的主要原因之一。

【病因】

妊高征的病因虽经多年研究,但仍不明确。妊高征好发因素与主要病因学说简述如下。

1.妊高征的好发因素

根据流行病学调查,妊高征发病可能与以下因素有关:①精神紧张或受刺激,使中枢神经系统功能紊乱者;②寒冷季节或气温变化过大,特别是气压升高时;③高龄初孕妇;④有血管病变者,如慢性高血压、慢性肾炎、糖尿病的孕妇;⑤营养不良的孕妇;⑥肥胖的孕妇,即体重指数大于 24;⑦子宫张力过高,如双胎妊娠、羊水过多、葡萄胎者;⑧家族中有高血压史,尤其是孕妇之母有重度妊高征病史者。

2.病因学说

(1)免疫学说:妊娠是一种半同种移植现象,其成功有赖于妊娠母体的免疫耐受,这种耐受一旦被打破,则导致病理妊娠,如流产、妊高征等。妊高征与免疫相关的有力证据是患者螺旋小动脉出现急性粥样硬化病变和纤维素样坏死及血管周围可见淋巴细胞浸润,此病理表现与肾移植患者急性排斥反应所出现的急性血管炎相似。另外患者的血管壁上可见明显的免疫球蛋白(IgM)和补体(C3)沉积。

(2)子宫-胎盘缺血缺氧学说:临床上认为多胎妊娠、羊水过多导致子宫张力过大使子宫血供障碍,造成胎盘缺血缺氧导致妊高征。目前比较公认的看法是,子宫缺血的实质是胎盘或滋养细胞缺血,其原因在于子宫螺旋形小动脉生理重铸过程障碍,表现为螺旋小动脉重铸的数量明显减少,并且重铸的深度大部分仅限于蜕膜段螺旋小动脉,因此,这些病理现象也称为"胎盘浅着床"。因而,妊高征患者在胚胎着床和胎盘发育早期即存在滋养细胞缺血缺氧。

(3)氧化应激学说:氧化应激是指体内氧化与抗氧化作用失衡,倾向于氧化。其毒性效应最终可导致中性粒细胞炎性浸润和释放多种蛋白酶,产生大量氧化中间产物与膜和 DNA 结合产生脂质过氧化反应而导致细胞损伤。若在正常妊娠期氧化和抗氧化作用保持相对平衡,则不会产生氧化应激。妊高征时过氧化的底物增加,先兆子痫患者血浆中甘油三酯和游离脂肪酸水平相当于正常妊娠时的 2 倍,且还伴有较小的、密度较高的低密度脂蛋白颗粒的增多,这种颗粒更易被氧化。妊高征时参与氧化应激的某些酶,如黄嘌呤氧化酶及其前体黄嘌呤脱氢酶活性也增强,并存在抗氧化作用减弱,抗氧化剂减少或活性下降。氧化应激是最终导致血管内皮损伤的重要原因,血管内皮损伤引起缩血管物质与舒血管物质平衡失调而发生妊高征。

(4)遗传学说:妊高征存在家族遗传的倾向,主要表现为母系遗传。根据家系分析发现,妊高征患者一级亲属的发病率比无家族史的孕妇高 5 倍,二级亲属的发病率仍高出 2 倍,表明孕妇对妊高征有遗传易感性,其遗传规律目前尚有争议,目前倾向于多基因遗传。近年来寻找妊高征的易感基因已成为妊高征病因研究的又一新热点,目前研究较多的易感基因有线粒体基因、凝血因子(凝血因子 V、凝血酶原)基因、肿瘤坏死因子 α 基因、亚甲基四氢叶酸还原酶基因、内皮型一氧化氮合成酶基因、内皮素基因、血管紧张素原基因、HLA-DR4 基因等。

【病理生理】

本病的基本病理生理变化是全身小动脉痉挛。由于血管痉挛血管壁紧张,血压上升,血管壁内皮细胞损伤,血管中凝血物质沉积,周围阻力更大,血压升高更加明显。

上述变化对于不同器官有不同表现。脑部主要是小动脉痉挛导致脑组织点状或局限性斑状出血,患者可有头晕、头痛等中枢缺血症状,严重时产生局部或全身抽搐、昏迷、脑水肿、脑出血。心脏主要表现为心肌间质水肿或心内膜点状出血,偶有毛细血管内栓塞。重症患者肾小球血管内皮细胞肿胀,体积增大,血流阻滞;肾小球可有梗死,肾血管通透性增加,在正常情况下不能被滤过的血浆蛋白得以通过,出现蛋白尿。视网膜血管痉挛可使视网膜水肿,视物模糊,严重者出现视网膜出血、剥离等,大多数可在产后恢复。

【临床表现】

1.血压升高

孕妇在未孕前或妊娠 20 周前,血压不高,而至妊娠 20 周后血压升高。于不同日多次测量血压,收缩压≥140mmHg 和(或)舒张压≥90mmHg。如初测血压升高,应休息半小时后复测。对血压在正常范围者,但与基础血压比较,较原收缩压超过 30mmHg,舒张压超过 15mmHg,也应视为高血压。高血压的发展速度和程度与病情发展明显相关,舒张压的变化较收缩压更为重要。

2.水肿

水肿多由踝部开始,经卧床休息仍不缓解,逐渐延至小腿、大腿、外阴部、腹部,按之凹陷,称为凹陷性水肿。有些孕妇并不表现明显水肿,但体重异常增加,每周超过 0.5kg,称为隐性水肿。水肿严重程度与妊高征病情并不平行。按水肿的范围,可分为 4 级:"＋"水肿局限于足踝小腿,不超越膝关节;"＋＋"水肿涉及整个下肢;"＋＋＋"水肿涉及下肢、下腹部和外阴;"＋＋＋＋"出现全身水肿,可伴有腹水。

3.蛋白尿

蛋白尿的出现在血压升高与水肿之后。轻度妊高征时可为微量蛋白尿,随病情的加重,尿蛋白增多;中度妊高征时,24h 尿蛋白可增至 0.5g 以上;重度妊高征尿蛋白可达到或超过 5g/24h。测量尿蛋白时应取中段尿,避免混入白带及血液。

4.自觉症状

重度妊高征时可出现头痛、眼花、胸闷、恶心及呕吐等症状,为病情恶化的表现,常预示即将发生抽搐。

5.抽搐与昏迷

抽搐时患者意识丧失,眼球固定,瞳孔散大,面部及颈部肌肉强直,头扭向一侧,口角及面部肌肉抽动;继而两臂蜷曲,全身肌肉痉挛性抽搐,强烈震颤;牙关紧闭,呼吸暂停,面色青紫;数秒至 1min 左右抽搐停止,肌肉松弛,呼吸恢复,患者进入昏睡状态,抽搐次数少及间隔长者,抽搐后短期即可苏醒;抽搐频繁、持续时间较长者,往往陷入深度昏迷。在抽搐过程中易发生创伤,如唇舌咬伤、摔伤甚至骨折,昏迷中呕吐可造成窒息或吸入性肺炎。

【治疗】

1.妊娠期高血压

应密切观察病情,适当增加孕期检查次数,以防止发展为重症。

(1)休息:减轻工作量,保证充足睡眠,无须卧床休息,不提倡住院治疗。

(2)左侧卧位:可以纠正由子宫右旋引起的下腔静脉受压,改善胎盘血供。

(3)饮食:应注意摄入足量的蛋白质、蔬菜,足量的铁和钙,食盐量不必严格限制,但应避免摄入过多腌制食品。

(4)药物:可给予镇静剂,以保证休息。多数病例经上述处理后,症状和体征可望缓解,少数病例病情可继续发展,甚至迅速恶化。

(5)终止妊娠:妊娠达 37 周,估计胎儿成熟,可考虑终止妊娠。

2.子痫前期

应住院治疗,防止子痫发作,并评估胎盘功能及胎儿状况,预防严重并发症的发生。治疗原则为:解痉、镇静、降压、合理扩容及必要时利尿,适时终止妊娠。

(1)解痉药物。

①硫酸镁:是最有效的解痉药物,静脉注射或肌内注射硫酸镁均有预防和控制子痫发作的作用,适用于中、重症病例。镁离子可减慢神经肌肉间的传导,抑制中枢神经系统的兴奋性,使骨骼肌松弛,预防和控制子痫发作,但其降压作用不明显。临床使用硫酸镁对宫缩和胎儿都无明显影响。

用法:首次负荷剂量用 25％硫酸镁 4～6g 加入 25％葡萄糖注射液 10ml 中,缓慢(不少于 5min)静脉注射,或加入 25％葡萄糖注射液 100ml 中,半小时之内滴完;继以 25％硫酸镁 60ml 溶于 5％葡萄糖注射液 1000ml 静脉滴注,以每小时 1g 为宜,最快不超过 2g,晚间睡前可停止静脉滴注,给予 25％硫酸镁 10ml 加 2％普鲁卡因 2ml 做深部臀肌内注射,次日不用负荷剂量,仅用静脉滴注及臀肌内注射,如此数日。

毒性反应:硫酸镁的治疗剂量和中毒剂量较接近,应用时应注意药物的毒性反应。使用硫酸镁过量会引起呼吸和心脏抑制,甚至死亡。每次用药前应做有关检查:膝反射必须存在;每分钟呼吸不少于 16 次;尿量每小时不少于 25ml;需备有解毒药物钙剂,如 10％葡萄糖酸钙 10ml 针剂,发现有中毒情况应立即静脉注射。

②其他药物:还有一些药物包括安密妥钠,抗胆碱药物,如东莨菪碱、654-2,β_2 肾上腺素能受体激动药,如羟苄羟麻黄碱、舒喘灵等。

(2)镇静药物:适用于对硫酸镁有禁忌或疗效不明显时,这些药物可通过胎盘对胎儿有抑制作用,故在接近分娩时应限制应用。常用冬眠合剂,为氯丙嗪 50mg、异丙嗪 50mg、哌替啶 100mg 合用,称为全量冬眠合剂。根据情况可使用 1/3 量、半量、2/3 量或全量。

(3)降压药物:适用于血压≥160/110mmHg 或平均动脉压≥140mmHg 时,为防止孕妇发生脑血管意外及胎盘早剥时使用,血压应控制在 140～150/90～100mmHg 为宜,轻、中度妊高征时使用降压药对母胎无益。降压药物有肼苯达嗪等,以肼苯达嗪为首选。

①肼苯达嗪:可使周围小动脉扩张,外周阻力降低,血压下降,但不减少心排血量及肾血流量和子宫胎盘血流量,而且降压作用快。用法:以 25～40mg 溶于 5％葡萄糖注射液 500ml 中静脉滴注,使舒张压维持在 90～100mmHg 为妥。此药一般不宜静脉推注,以免血压骤降危及胎儿。不良反应有心动过速、呕吐、低血压休克等。

②硝苯地平:又名心痛定。为钙通道阻滞剂,能扩张全身小动脉及冠状动脉。常用剂量为每次 10mg 口服,不主张舌下含化,每日 3～4 次,24h 总用量不超过 60mg。

③硝普钠:为强有力的速效降压药,能同时减轻心脏前后负荷,且不影响子宫收缩,停药后 5min 降压作用即消失。但其代谢产物对胎儿有毒性作用,妊娠期不宜使用,适用于产后血压过高,其他降压药物无效时。用法为 60mg 加于 10％葡萄糖注射液 1000ml 中静脉缓慢滴注,用药不宜超过 72h。

④酚妥拉明:强效 α 受体阻断药,有解除血管痉挛和舒张血管的作用。一般用 10～20mg 溶于 5％葡萄糖注射液 250ml 中静脉滴注,或用 10～20mg 溶于 5％葡萄糖注射液 50ml 中用微量泵推注。先以 0.04～0.1mg/min 速度输入。用药过程中应严密观察血压,根据血压调节滴速。

(4)利尿药:只用于全身水肿、脑水肿、肺水肿、血容量过高或有心力衰竭者。常用药物有速尿、甘露醇。

(5)扩容:重度妊高征常伴有血容量减少和血液浓缩,对这些患者主张用扩容治疗。扩容指征为:红细比容积≥0.33,全血黏度比值≥3.6,血浆黏度比值≥1.6,尿比重>1.020。扩容药物有白蛋白、全血、平衡液或低分子右旋糖酐等。禁忌对无血液浓缩的病例盲目扩容。有指征扩容时应与解痉药物同时使用,防止肺水肿和心力衰竭发生。

(6)终止妊娠:妊高征是孕妇特有的疾病,终止妊娠后病情可自行好转,故适时终止妊娠对母婴有利。对重症病例积极治疗24~48h后,仍不满意者,先兆子痫患者胎龄超过36周者,应及时终止妊娠。对36周前终止妊娠的指征为:先兆子痫患者胎盘功能减退,估计胎儿成熟,或经治疗后孕妇病情继续恶化。如胎儿不成熟应促胎肺成熟后终止妊娠。子痫控制后6~12h也应考虑终止妊娠。

终止妊娠的方法有引产及剖宫产。引产适用于宫颈成熟、无经阴分娩禁忌证、母胎状况较好者。分娩时应避免产程延长,争取12~16h内完成分娩,防止发生抽搐。第一产程应注意保持安静,加强胎儿监护,及早发现胎儿窘迫;第二产程应适当缩短,可手术助产,做好新生儿复苏准备;第三产程应注意防止产后出血。剖宫产适用于有产科指征、病情危重、胎盘功能严重减退、宫颈不成熟、引产失败及子痫抽搐控制后6h仍未临产者。

3.子痫

一旦发生子痫,母儿的死亡率明显升高,应予注意。一旦发生抽搐,应立即取侧卧位,应用开口器,防止舌咬伤,保持呼吸道通畅;控制抽搐首选硫酸镁,10ml稀释后静脉缓注,然后按中重度妊高征治疗方案给予硫酸镁静脉滴注;严密监护生命体征,减少刺激,防止受伤;根据血压情况选用降压药;有脑水肿时可用速尿或甘露醇静脉滴注;抽搐控制6~12h内及时终止妊娠。

【护理评估】

1.健康史

评估患者有无本病的高危因素,是否属于妊高征的高危人群,是否出现了相关的症状。

2.身体状况

除评估孕妇的一般健康状况外,护士应重点在以下几个方面做好评估。

(1)血压:初测血压有升高时,需休息1h以后再测,才能正确反映血压情况。同时不要忽略将测得的血压与基础血压进行比较。

(2)尿蛋白:留取24h尿标本进行尿蛋白定量检查。凡24h尿蛋白定量≥0.5g者为异常。由于蛋白尿的出现及量的多少反映了肾脏功能受损的程度,所以护士应高度重视。

(3)水肿:妊娠期由于下腔静脉受压使血液回流受阻、低蛋白血症、贫血等也可以引起水肿,所以水肿不一定完全是由妊高征造成的,水肿的轻重也不能作为反映病情严重程度的一个指标。

(4)自觉症状:孕妇出现头痛、眼花、胸闷、恶心、呕吐等自觉症状时,提示病情进一步发展,即进入重度妊高征阶段,护士应高度重视。

(5)抽搐与昏迷:抽搐与昏迷是最严重的表现,护士应评估发作状态、频率、持续时间、间隔时间,意识情况以及有无外伤及并发症发生。

3.心理社会状况

妊高征孕妇随着病情的发展,当病情加重时,其焦虑、恐惧的心理会加重。

4.辅助检查

(1)血液检查:测定血常规、血细胞比容、血浆黏度、全血黏度,以了解血液浓缩的程度;重症患者应测定血小板计数、出凝血时间、凝血酶原时间、纤维蛋白原等,以了解有无凝血功能异常。测定血电解质和二氧化碳结合力,了解有无电解质紊乱及酸中毒。

(2)尿液检查:尿蛋白定性、定量检查,尿比重测定。

(3)肝肾功能检查:可做谷丙转氨酶、尿素氮、肌酐及尿酸测定。

(4)眼底检查:正常眼底动静脉之比为2∶3,当重度妊高征时可变为1∶2,甚至1∶4时,会出现视网膜水肿、渗出、出血,甚至视网膜剥离,一时性失明。

(5)其他检查:胎儿心电监护、胎儿成熟度、心电图等,可根据需要进行检查。

【护理诊断】

(1)体液过多:与水钠潴留有关。

(2)有受伤的危险(母亲):与子痫抽搐、昏迷有关。

(3)有受伤的危险(胎儿):与胎盘血流量减少导致胎儿宫内缺氧有关。

(4)潜在并发症:胎盘早剥、凝血功能障碍。

【护理目标】

(1)轻度妊高征孕妇病情缓解,未发展为中重度。

(2)中重度妊高征孕妇病情控制良好,未发生子痫及并发症。

(3)妊高征孕妇明确保健的重要性,积极配合检查和治疗。

【护理措施】

1.妊娠期高血压

(1)休息:叮嘱孕妇多卧床休息,以左侧卧位为宜,每日睡眠不少于10h。

(2)镇静:一般不需要药物治疗,对于精神紧张、焦虑或睡眠欠佳者,遵医嘱给予少量镇静剂。

(3)饮食:指导孕妇进食富含蛋白质、维生素、铁、钙及微量元素的饮食,除全身水肿外,一般不限食盐量。

(4)增加产前检查的次数:叮嘱患者每日测体重及血压,每2周复查1次尿蛋白。密切观察病情变化。

(5)定期监测:定期监测血液、胎儿发育情况及肝肾功能。

(6)间断吸氧:间断吸氧,以增加血氧含量。

2.子痫前期

(1)病情监测。

①监测生命体征:每4h测血压1次,并随时询问孕妇有无头痛、头晕、眼花等自觉症状。

②注意并发症的发生。询问有无腹痛、阴道出血等症状,观察胎心、胎动及子宫紧张度,以便早期发现胎盘早剥。避免腹外伤及长时间仰卧位休息,防止子宫静脉压力升高,引起胎盘早

剥。定期检查凝血功能,注意有无鼻出血、牙龈出血、皮肤黏膜出血等出血倾向。观察有无头痛、恶心、呕吐、视物模糊、意识障碍等脑水肿表现。记录24h尿量,监测肾功能。抽血查肝肾功能。

(2)用药护理:应用硫酸镁解痉时应注意监测其毒性反应,备好解毒药品。

3.子痫患者的护理

(1)观察记录抽搐频率、次数和昏迷时间、持续时间。

(2)子痫患者应安排单人暗室,避免声光刺激。保持室内空气新鲜,护理操作应集中进行,要轻柔,以防止诱发抽搐。

(3)床头备好抢救物品,如开口器、舌钳、压舌板、电动吸痰器等。

(4)加用床挡,防止抽搐、昏迷时发生坠床事故。

(5)专人护理,严密监测生命体征并记录,记录24h出入量。

(6)保持呼吸道通畅,患者昏迷或未清醒时,将头偏向一侧,防止发生吸入性肺炎。

(7)抽搐发作时,首选硫酸镁静脉注射或静脉滴注,必要时加用镇静剂。

(8)纠正缺氧和酸中毒,间断吸氧。

4.心理护理

妊娠期指导孕妇保持心情愉快,告知坚持治疗的重要性,减轻其紧张、忧虑的情绪,增强信心,使之积极配合治疗。

5.健康教育

(1)给予产褥期宣教,叮嘱患者出院后,也要定期检查血压、尿蛋白情况,若发现异常要及时就诊。

(2)指导孕妇及家属理解妊娠期高血压的危害。如本次妊娠失败,叮嘱患者在血压正常后1~2年再妊娠,妊娠早期到高危门诊就诊。接受严格的检查及孕期保健指导。

【护理评价】

(1)孕妇住院期间血压稳定,病情得到控制。

(2)孕妇生命体征稳定,没有并发症的发生。

(3)治疗期间无药物不良反应。

(4)母婴健康状况良好。

第七节　妊娠合并糖尿病

妊娠合并糖尿病包括两种情况,即妊娠前已有糖尿病和妊娠后才发生或者首次发现的糖尿病,后者又称为妊娠期糖尿病(GDM)。糖尿病孕妇中80%以上为妊娠期糖尿病,糖尿病合并妊娠者不足20%。妊娠期糖尿病患者产后糖代谢能恢复正常,但将来患糖尿病的概率增加。妊娠合并糖尿病对母婴都有很大的危害,属高危妊娠。国内报告GDM发生率为1%～

5%。妊娠中晚期,孕妇体内抗胰岛素样物质增加,使孕妇对胰岛素的敏感性随孕周增加而下降,为维持正常糖代谢水平,胰岛素需求量必须增加。对于胰岛素分泌受限的孕妇,妊娠期不能代偿这一生理变化而使血糖升高,使原有糖尿病加重或出现 GDM。

妊娠对糖尿病的影响:①空腹血糖偏低;②胰岛素需要量增加和糖耐量减低;③糖尿病的发生增加或加重;④低血糖、酮症酸中毒;⑤肾糖阈下降;⑥视网膜病变进展风险增大。

糖尿病对妊娠的影响如下。①对孕妇的影响:受孕率降低,妊娠期高血压疾病患病率增加,羊水过多、感染、酮症酸中毒发生率增加,产程延长、剖宫产和产伤概率增加;②对胎儿、新生儿的影响:易发生流产和早产,巨大胎儿、胎儿畸形、胎儿宫内生长受限、高胰岛素血症发生率高。新生儿易发生缺氧、酸中毒、红细胞增多症、肺透明膜病、低血糖。围生儿死亡率增高。

【临床表现】

1.症状

妊娠期有多饮、多食、多尿或反复发作的外阴阴道念珠菌感染症状。

2.体征

孕妇体重超过 90kg,本次妊娠伴有羊水过多或巨大儿。

【辅助检查】

1.尿常规检查

尿糖阳性,尿酮体阳性。

2.血糖测定

2 次空腹血糖≥5.8mmol/L 者,即可诊断妊娠期糖尿病。

3.糖筛查试验

孕妇应在妊娠 24~28 周进行筛查,将 50g 葡萄糖粉溶于 200ml 水中,5min 内服完,从开始服糖水计时间,1h 抽静脉血测血糖值,若血糖值＞7.8mmol/L 为 50g 葡萄糖筛查阳性,应进一步做口服糖耐量试验。

4.口服葡萄糖耐量试验

糖筛查阳性者,行 75g 糖耐量试验。禁食 12h 后,口服葡萄糖 75g,测空腹及服糖后 1h、2h、3h 四个点的血糖值,正常值上限为 5.6mmol/L、10.3mmol/L、8.6mmol/L、6.7mmol/L。其中有任何 2 次以上血糖值超过正常,即可诊断为妊娠期糖尿病。

【治疗】

对器质性病变较轻或病情控制较好者,可以继续妊娠,但应在内科与产科医生严密监护下,尽可能将孕妇的血糖控制在正常或接近正常的范围内。

(1)饮食控制是糖尿病治疗的基础。

(2)药物治疗:根据孕妇血糖的情况,应用胰岛素来调节血糖水平。

(3)加强胎儿监护,定期进行产前检查,及时了解胎儿宫内情况、胎儿成熟度和胎儿、胎盘功能情况,防止死胎的发生。

（4）适时终止妊娠。

【护理】

1.护理评估

（1）病史：询问过去有无糖尿病史及糖尿病家族史，生育史中有无不良孕史、有否无原因反复自然流产史，以及巨大儿、死胎、死产、足月新生儿肺透明膜病分娩史、胎儿畸形史等。

（2）身心状况。

①妊娠期：了解孕妇是否有多饮、多食、多尿、体型肥胖的现象，以及皮肤、外阴瘙痒、视物模糊、酮症酸中毒症状，了解孕妇及家属的心理状况。

②分娩期：主要评估产妇有无低血糖和酮症酸中毒症状，如面色苍白、出汗、心悸、颤抖、饥饿感，甚至昏迷等。评估有无妊娠高血压疾病、羊水过多、胎膜早破和感染等。评估胎儿宫内健康状况，测量宫高，询问胎动情况。评估产妇和家属焦虑、恐惧的程度。

③产褥期：评估产妇及新生儿有无低血糖或高血糖症状，监测血糖。评估产妇是否出现感染征象；产妇是否清楚糖尿病的控制及自我保健方法；是否掌握低血糖的观察及自我监测尿糖的方法。

2.护理要点与措施

（1）妊娠期护理。

①加强妊娠期糖尿病知识的健康宣教：教会患者及家属有关糖尿病治疗的知识、技能，并给予心理支持，使其能主动参与和配合治疗。

②合理饮食：指导孕妇按医嘱要求进食。既要保证充足热量和蛋白质摄入，避免胎儿营养不良或发生酮症酸中毒而危害胎儿，又要避免餐后血糖过高。一般建议将热量分配于 3 餐及 3 次点心中，早餐及早点摄取 25％热量，午餐及午点摄取 30％热量，晚餐占 30％，睡前占 15％，睡前点心应包括蛋白质及糖类，预防夜间低血糖。同时每日给予维生素、叶酸、铁剂和钙剂，提倡多食绿叶蔬菜、豆类、粗谷物、低糖水果，适当限制食盐的摄入。部分 GDM 孕妇通过饮食调节即可使血糖控制在正常范围。

③指导运动：运动方式以有氧运动最好，至少每日 1 次，在餐后 1h 进行，持续 20～40min。适当的运动可降低血糖，提高对胰岛素的敏感性，并保持体重增加不至于过高，有利于血糖的控制，增加正常分娩的概率。

④胎儿监护：妊娠晚期胎儿宫内情况的监测，可采用以下方法：自我计数胎动；胎心监护，自孕 32 周开始每周 1～2 次行 NST，了解胎儿宫内储备功能。若 NST 结果可疑，应进一步行缩宫素激惹试验（OCT），如缩宫素激惹试验为阳性，提示胎儿宫内情况不佳。孕周＜34 周者，终止妊娠前，应按医嘱使用地塞米松，以减少新生儿肺透明膜病的发生。

（2）分娩期护理。

①产程观察：密切观察产程进展情况和胎心变化，避免产程延长，一般应在 12h 内结束分娩，产程＞16h 易发生酮症酸中毒，GDM 的产妇巨大儿发生率高，如出现产程进展缓慢或胎儿宫内窘迫，应及时行剖宫产术。

②新生儿的处理:母亲患糖尿病的新生儿,抵抗力弱,肺发育较正常新生儿差,所以无论出生时孕周大小,均按早产儿处理。新生儿出生时应留脐血检查血糖、胰岛素及C肽等。密切观察新生儿有无低血糖、肺透明膜病、高胆红素血症及其他并发症的发生。为防止新生儿低血糖,出生后30min开始定时喂25%葡萄糖溶液。

(3)产褥期护理。

①预防低血糖:分娩后24h内的胰岛素用量要减少至原用量的1/2,至48h减少到原用量的1/3,有的患者须停用胰岛素,以防发生低血糖。

②预防感染:产后可遵医嘱应用广谱抗生素预防切口感染,保持腹部、会阴部切口以及皮肤清洁。切口拆线时间可适当延迟。

3.健康教育

(1)疾病知识指导:向孕妇讲解妊娠合并糖尿病的特点及危害,提高其配合治疗的积极性。

(2)饮食、运动指导:强调饮食与运动对控制血糖的意义,为产妇制订明确的运动方案,确保产妇掌握饮食与运动的具体方法。

(3)自我监测指导:教会产妇自我监测血糖的方法,掌握各时段血糖的正常值,发现异常要及时与医生取得联系。教会孕妇自数胎动,每天3次,每次1h,将3次的胎动计数相加再乘以4,即为12h胎动数,若胎动数>30次为正常,<10次,或胎动数减少超过原来胎动数的50%而不能恢复时,表示胎儿有宫内缺氧,应及时就诊。

(4)用药指导:对需要使用胰岛素的孕妇,要教会孕妇正确使用和保存胰岛素的方法。

(5)卫生指导:保持个人卫生,尤其是口腔、皮肤、会阴部卫生,勤换内衣裤,如有皮肤瘙痒,勿抓挠,以免感染。注意保暖,避免上呼吸道感染。

(6)出院指导:产妇定期接受产科及内科复查,产后1周复查空腹血糖,最迟不应超过6周,如为异常,则应诊断为孕前糖尿病。如空腹正常,应在产后6~12周进行口服葡萄糖耐量试验,异常则为漏诊的孕前糖尿病,正常者应1~3年检测1次血糖,以尽早发现2型糖尿病。鼓励母乳喂养,产后坚持长期避孕,但不宜用药物及宫内避孕器。产后42d常规复查。

第八节　妊娠合并贫血

贫血是妊娠期最常见的一种合并症,由于妊娠期血容量增加,其中血浆的增加多于红细胞的增加,致使血液稀释。最常见的妊娠期贫血为缺铁性贫血。贫血在妊娠各期对母儿均可造成一定危害。

【贫血的影响】

1.贫血对妊娠妇女的影响

轻度贫血对妊娠和分娩影响不大,随着贫血的加重,当孕妇血红蛋白浓度下降至40~50g/L,甚至更低时,因心肌受损可致心力衰竭;孕妇产前子痫的发生率明显增加,并可发生妊娠期高血压性心脏病。因贫血所致原发性子宫收缩乏力,可致产程延长和产后出血,且对出血的耐受力差,易发生休克,对麻醉的耐受力也差。贫血也降低了机体抵抗力,容易发生产褥感染。

2.贫血对胎盘、胎儿、新生儿的影响

母体严重贫血时,常常伴有胎盘增生性肥大,而胎儿较小。母亲轻度贫血时,胎儿缺铁程度不会太重,对胎儿的影响较小。但若母体严重缺铁,影响骨髓的造血功能,可致重度贫血,则会因子宫壁缺血、缺氧、胎盘灌注量及氧气供应不足,而致胎儿发育迟缓、胎儿宫内窘迫、早产,甚至死胎。

【临床表现】

1.症状

乏力、头晕、耳鸣、心悸、气短、食欲缺乏、腹胀、腹泻。

2.体征

皮肤黏膜苍白、毛发干燥、脱发、指甲扁平脆薄,并可有口腔炎、舌炎等。

【辅助检查】

轻度贫血:血红蛋白 $81\sim100g/L$,红细胞 $3.0\times10^{12}/L\sim3.5\times10^{12}/L$;中度贫血:血红蛋白 $61\sim80g/L$,红细胞 $2.0\times10^{12}/L\sim3.0\times10^{12}/L$;重度贫血:血红蛋白 $31\sim60g/L$,红细胞 $1.0\times10^{12}/L\sim2.0\times10^{12}/L$;极重度贫血:血红蛋白 $\leqslant30g/L$,红细胞 $<1.0\times10^{12}/L$。外周血涂片为小红细胞低血红蛋白性贫血。血清铁浓度降低,骨髓象缺铁表现明显。

【治疗】

(1)轻度贫血者,应给予饮食指导及补充铁剂。

(2)重度贫血者,可少量多次输血或输浓缩红细胞,输血速度宜慢。

(3)纠正贫血状态,警惕发生贫血性心脏病甚至心力衰竭。

(4)产后应用缩宫药防止产后出血,并给予广谱抗生素预防感染。

【护理】

1.护理评估

(1)病史:询问有无营养不良史及慢性失血性疾病,如月经过多、寄生虫病(如钩虫病)、消化道或呼吸道的慢性失血。

(2)身心状况:评估孕产妇的贫血程度;胎儿宫内发育情况;潜在的感染部位如尿路、肺脏、口腔、皮肤、宫腔及伤口。评估患者、家属对妊娠合并贫血的认识程度;是否清楚服用铁剂的注意事项、各项检查目的及病情观察的要点,以及饮食、活动、预防感染等自我护理的方法。

2.护理要点与措施

(1)正确补充铁剂:铁剂的补充以口服制剂为首选。如果胃肠道反应较重,可选择深部肌内注射或静脉输入铁剂。

(2)加强胎儿监护,及早发现胎儿缺氧征象:嘱产妇按时产检,教会自数胎动的方法,孕 32

周后,至少每周 1 次 NST,住院后,建议每日 1～2 次,必要时行缩宫素激惹试验,以便及时了解胎儿宫内情况。

(3)预防产后出血。①备血:临产后应配新鲜血备用,建立静脉通道,给予吸氧,遵医嘱用药;②正确处理产程:加强母婴监护,避免产程延长,待宫口开全后,必要时给予阴道助产,缩短第二产程,减少产妇体力消耗,但应尽量避免产伤,做好新生儿抢救的准备;③使用缩宫药:胎肩娩出后及时应用缩宫药(缩宫素 10～20U)减少子宫收缩乏力性出血,若产后出血较多,应及早输血。

(4)预防心力衰竭:在补血补液过程中,应严密观察产妇生命体征,严格控制输液速度,如心率＞100 次/min,且有呼吸困难时,应考虑是否发生心力衰竭,最好根据中心静脉压调整输液速度和量,必要时遵医嘱使用利尿药。

(5)预防感染:接产过程中严格执行无菌操作,以减少感染,产后遵医嘱给予广谱抗生素预防感染。产褥期继续观察子宫收缩及恶露情况,预防晚期产后出血,遵医嘱补充铁剂,纠正贫血。

3.健康教育

(1)服药指导:指导孕妇饭后服用铁剂,以减轻口服引起的胃肠道不适;服铁剂前后 1h 禁喝茶以免影响铁剂的吸收;服药后排便呈黑色是正常现象,不必担心。

(2)饮食指导:加强孕期营养指导,改变不良饮食习惯,多食高蛋白、高维生素及含铁丰富的食物,如肝、瘦肉、鸡蛋、黑木耳及新鲜绿叶蔬菜。

(3)休息指导:贫血孕妇应适当减轻工作量,血红蛋白＜70g/L 者应全休,以减轻机体对氧的消耗,同时应注意安全,避免因头晕、乏力晕倒而发生意外。

(4)自我监护指导:向孕妇讲解自数胎动的重要性,教会自数胎动的方法。

(5)避孕指导:产褥期内禁止性生活,之后严格工具避孕,以免短期内再度怀孕,影响身体健康。

第五章　分娩期妇女的护理

第一节　影响分娩的因素

分娩的进展和最终结局受四种因素的影响：产力、产道、胎儿及待产妇的精神心理状态。顺利的分娩依赖于这些因素之间的相互适应和协调。若各因素均正常并能相互适应，且胎儿能顺利经阴道自然娩出，为正常分娩。

【产力】

产力是指将胎儿及其附属物从子宫内逼出的力量，包括子宫收缩力（简称宫缩）、腹肌及膈肌收缩力（统称腹压）和肛提肌收缩力。

1.子宫收缩力

子宫收缩力是产力最主要的部分，贯穿于整个分娩过程。通过子宫收缩，使子宫下段和子宫颈进行性扩张，胎儿下降，最后将胎儿及其附属物自产道娩出。正常的子宫收缩具有自主的节律性、对称性、极性和缩复作用的特性。

（1）节律性。子宫体肌肉收缩是不随意的、有自己节律的阵发性收缩，伴随疼痛。每次收缩总是由弱渐强（进行期）、维持一定时间（极期）后由强渐弱（退行期），直至消失进入间歇期。在间歇期，子宫肌肉松弛，然后再次收缩。如此反复，直到分娩过程结束。

临产开始时，宫缩持续约 30s，间歇期为 5～6min。随着产程的进展，宫缩的强度由弱变强，持续的时间由短变长，间歇期则由长变短。第二产程期间，宫缩持续时间可达 60s，间歇期缩短至 1～2min。子宫收缩时，子宫肌壁和胎盘受压，子宫肌壁和胎盘血流量减少。在间歇期，子宫肌壁和胎盘血流恢复，胎盘绒毛间隙的血流重新充盈。这种子宫收缩的节律性变化对胎儿适应分娩是十分重要的。

（2）对称性和极性。正常子宫收缩起自于两侧宫角部，先迅速向子宫中线扩散，然后向子宫下段扩散，约在 15s 内均匀协调地遍及整个子宫，此为子宫收缩的对称性。宫缩以子宫底部最强、最持久，向下逐渐减弱，宫底部收缩力的强度约为子宫下段的 2 倍，此为子宫收缩的极性。

（3）缩复作用。宫缩时，子宫体部肌纤维缩短变宽，但在舒张期时肌纤维不能恢复原状而固定于较短的状态。经过反复的收缩,子宫体部的肌纤维越来越短,这种现象称为缩复作用。这样,经过反复的宫缩,子宫上部肌壁进行性地增厚,宫腔变小,迫使胎先露部不断下降及宫颈管逐渐缩短直至消失。

2.腹肌及膈肌收缩力

这两种力是在第二产程中胎儿及胎盘娩出的重要辅助力量。当宫口开全、先露部下降至盆底时,前羊水囊和先露部压迫直肠,使产妇反射性地引起排便动作。产妇主动地屏气,腹肌和膈肌的收缩使腹压增高,促使胎儿娩出。腹压在第二产程,特别是在第二产程末配合宫缩时运用最有效,否则容易使产妇疲劳并造成宫颈水肿,致产程延长。

3.肛提肌收缩力

肛提肌的收缩帮助先露部在盆腔内进行内旋转。当先露部降至骨盆出口、胎头枕骨已露于耻骨弓下缘时,由子宫收缩产生向下的产力、肛提肌收缩产生的阻力所产生的合力使胎头仰伸和胎儿娩出。胎儿娩出后,肛提肌收缩力有助于已剥离的胎盘由阴道娩出。

【产道】

产道是胎儿娩出的通道,分骨产道和软产道两部分。

1.骨产道(真骨盆)

由骶骨、两侧髋骨、耻骨、坐骨及其互相连接的韧带组成,它的大小和形状与分娩关系密切。骨产道在分娩过程中变化较少,因为它是一个弯曲的管道,胎儿通过时姿势须适应产道的形状。

(1)骨盆平面及其主要径线。

骨盆入口平面:前方为耻骨联合上缘,两侧为髂耻缘,后面为骶岬前缘。是真假骨盆的交界面,呈横椭圆形,有 4 条径线。①入口前后径:也称真结合径,是耻骨联合上缘中点至骶岬前缘中点的距离。平均值约为 11cm,是胎先露部进入骨盆入口的重要径线。②入口横径:两侧髂耻线间的最大距离,平均值约为 13cm。此径线为入口平面最长的径线。③入口斜径:左右各一,左骶髂关节至右髂耻隆突间的距离为左斜径,反之为右斜径。平均值约为 12.75cm。

中骨盆平面:是骨盆最窄的平面,呈前后径长的椭圆形。前方为耻骨联合下缘,两侧为坐骨棘,后方为骶骨下端。此平面具有产科临床重要性,有 2 条径线。①中骨盆前后径:耻骨联合下缘中点通过两侧坐骨棘连线中点至骶骨下端间的距离,平均值约为 11.5cm。②中骨盆横径:也称坐骨棘间径,为两坐骨棘间的距离,平均值约为 10cm,其长短与分娩关系密切。

骨盆出口平面:由两个不在一个水平面上的两个三角区组成。坐骨结节间径为两个三角共同的底,前三角平面的顶为耻骨联合下缘,两侧为耻骨弓;后三角平面的顶为骶尾关节,两侧为骶结节韧带。此平面有 4 条径线。①出口前后径:耻骨联合下缘至骶尾关节间的距离。平均值约为 11.5cm。②出口横径:也称坐骨结节间径,为两坐骨结节内侧缘间的距离。平均值约为 9cm,是出口的重要径线。③出口前矢状径:耻骨联合下缘至坐骨结节间径中点间的距离。平均值约为 6cm。④出口后矢状径:骶尾关节至坐骨结节间径中点间的距离。平均值约为 8.5cm。若出口横径稍短,而出口后矢状径较长,且两径之和大于 15cm 时,一般大小的胎头可利用后三角经阴道娩出。

（2）骨盆轴与骨盆倾斜度。

骨盆轴：为连接骨盆各假想平面中点的曲线。此轴上段向下向后，中段向下，下段向下向前。顺产时，胎儿沿此轴娩出。骨盆倾斜度：为妇女直立时，骨盆入口平面与地平面所形成的角度，一般为 60°。若角度过大，则影响胎头衔接。

2.软产道

软产道是由子宫下段、子宫颈、阴道及骨盆底软组织构成的弯曲管道。

（1）子宫下段的形成：临产时，子宫峡部由非妊娠时的 1cm 扩展至 7～10cm 形成子宫下段，是由于子宫肌纤维的缩复作用，使子宫上段的肌层越来越厚，子宫下段被牵拉扩张越来越薄所致。因子宫上下段的肌层厚薄不同，在两者之间的子宫内面有一环状隆起，称为生理缩复环。

（2）子宫颈：临产前宫颈管变软，逐渐消失。颈管外口在临产后由于子宫肌的收缩、缩复、前羊膜囊对宫颈压迫的扩张作用、破膜后胎儿先露部直接对宫颈的压迫，从一指尖大小逐渐扩大直至 10cm。初产妇多是宫颈管先消失，宫颈外口后扩张；经产妇则多为颈管消失与宫颈口扩张同时进行。

（3）盆底、阴道及会阴：临产后，胎先露部下降直接压迫骨盆底，使阴道扩张成筒状，阴道外口开向前上方，阴道黏膜皱襞展平，使腔道加宽。同时，肛提肌向下及两侧扩展，肌纤维拉长，使会阴体变薄，以利于胎儿娩出。

阴道及骨盆的结缔组织和肌纤维在妊娠期增生肥大，血管变粗，血运丰富，使临产后的会阴体可承受一定的压力，如保护会阴不当则可造成裂伤。

【胎儿】

胎儿的大小、胎位、胎儿发育有无异常均与分娩能否正常进行有关。

1.胎儿大小

胎儿的大小是与骨盆的大小相对而言的。胎头是胎儿最大、可塑性最小、最难通过骨盆的部分。胎儿过大导致胎头径线过大，分娩时不易通过产道；胎儿过熟导致颅骨过硬，胎头不易变形，也可引起相对头盆不称，造成难产。

（1）胎头颅骨：由顶骨、额骨、颞骨各 2 块及枕骨 1 块构成。在胎儿期各骨尚未愈合在一起，其间留有缝隙称颅缝，额骨与顶骨之间的颅缝称冠状缝，两侧顶骨之间的颅缝称矢状缝，顶骨与枕骨之间的颅缝称人字缝，颞骨与顶骨之间的颅缝称颞缝，两额骨之间的颅缝称额缝。两颅缝的交界空隙较大处称囟门。胎头前部菱形的称前囟（大囟门），后部三角形的称后囟（小囟门）。颅缝与囟门的存在，使骨板有一定的活动余地，胎头有一定的可塑性。头颅在通过产道时，通过颅缝轻度重叠，使其变形、体积缩小，有利于胎头娩出。

（2）胎头径线：主要有 4 条。①双顶径，为两顶骨隆突间的距离，足月时平均值约为 9.3cm，是胎头最大横径，临床上通过 B 超测量此径线来估计胎儿大小；②枕额径（前后径），为鼻根至枕骨隆突下方的距离，足月时平均值约为 11.3cm，胎头常以此径衔接；③枕下前囟径（小斜径),为前囟中点至枕骨隆突下方的距离,足月时平均值约为 9.5cm,胎头俯屈后以此径通过产道;④枕颏径(大斜径),为颏骨下方中央至后囟顶部的距离,足月时平均值约为 13.3cm。

2.胎位

纵产式的胎儿容易通过产道。胎儿以头的周径最大,肩次之,臀最小。如胎头可以顺利通过产道,则肩和臀的娩出一般没有困难。因此,头先露时,在分娩过程中颅骨重叠,使胎头变形,周径变小,有利于胎头娩出;而臀先露时,软产道扩张不充分,当胎头娩出时颅骨变形的机会又很少,不利于胎头娩出。横产式时,胎体纵轴与骨盆轴垂直,足月的活胎不能通过产道,对母婴威胁极大。

3.胎儿畸形

畸形胎儿的某一部分发育异常,使胎儿的径线变大,造成难产,如脑积水、联体双胎等。

【精神心理状态】

产妇的精神心理状态在分娩过程中的作用近年来越来越受重视。妊娠是妇女一生中的重要阶段之一,分娩更是妇女生命活动中的一个重要的生活体验。分娩对于产妇是一种压力源,会引起一系列特征性的心理情绪反应,常见的情绪反应是焦虑和恐惧。焦虑和恐惧的心理状态使产妇机体产生一系列变化,如心率加快、呼吸急促,致使子宫缺氧而发生宫缩乏力、宫口扩张缓慢、胎先露部下降受阻、产程延长。同时,交感神经兴奋使血压升高,导致胎儿缺血缺氧而出现胎儿窘迫。焦虑时,去甲肾上腺素减少可使子宫收缩力减弱,而对疼痛的敏感性增加。疼痛又会加重产妇的焦虑情绪,从而造成恶性循环,以至于产妇出现产程延长。

总之,在分娩的过程中,产力、产道、胎儿及精神心理四个因素,相互联系,相互影响。在这四个因素中,骨盆和胎儿的大小是相对固定的。产力、胎位和待产妇的心理状况是可变的。因此,助产人员应该做好护理,鼓励产妇,使其分娩顺利进行。

第二节 分娩的临床经过及护理

【分娩先兆】

分娩开始之前,孕妇出现一系列预示不久即将分娩的征象,称为分娩先兆,也称先兆临产。

1.假临产

在分娩开始之前,常出现不规律的宫缩,称为假临产。假临产的特点是宫缩持续时间短(不超过 30s)且不恒定,间歇时间长且不规律,宫缩强度不增加,常在夜间出现、清晨消失,宫缩时产生的不适主要在下腹部,宫颈管不短缩,宫口不扩张。

2.胎儿下降感

因胎先露部进入骨盆入口使宫底位置下降的缘故,这时多数初孕妇会感到上腹部较之前舒适,进食量较之前增多,呼吸较之前轻快。

3.见红

在分娩开始之前 24～48h 内,因宫颈内口附近的胎膜与该处的子宫壁分离,毛细血管破裂,经阴道排出少量血液,与宫颈管内的黏液栓相混排出,称为见红,它是分娩即将开始的比较可靠的征象。若阴道流血量较多,超过平时月经量,不应认为是先兆临产,应与妊娠晚期出血,如前置胎盘等相鉴别。

【临产诊断】

临产的主要标志是有规律而逐渐增强的子宫收缩,持续 30s 或以上,间歇 5～6min,伴有进行性子宫颈管消失、宫颈口扩张和胎先露下降。

【产程分期】

总产程即分娩全过程,是指从伴有宫颈进行性扩张的规律宫缩开始,至胎儿及胎盘完全娩出为止。临床上分为 3 个产程。

第一产程又称宫颈扩张期。从出现间歇 5～6min 的规律宫缩开始到宫口开全。初产妇需 11～12h,经产妇需 6～8h。

第二产程又称胎儿娩出期。从宫口开全到胎儿娩出。初产妇需 1～2h,经产妇通常数分钟即可完成,也有长达 1h 者。

第三产程又称胎盘娩出期。从胎儿娩出到胎盘娩出,需 5～15min,一般不超过 30min。

【第一产程妇女的护理】

1.临床表现

(1)规律宫缩:产程开始时,子宫收缩力弱,持续时间较短(约 30s),间隔较长(5～6min)。随着产程的进行,子宫收缩强度不断增加,持续时间不断延长(40～50s),间歇期逐渐缩短(2～3min)。当宫口近开全时,宫缩持续时间可长达 1min 或以上,间歇期仅 1～2min。

(2)宫口扩张:由于宫缩及缩复作用,子宫颈管逐渐短缩变薄直至展平,子宫颈口逐渐扩张,从第一产程开始时的能容纳一指尖到 10cm。同时,颈口边缘消失,子宫下段及阴道形成宽阔的筒腔。

(3)胎头下降:是决定能否从阴道分娩的重要观察项目。伴着宫缩和宫颈的扩张,胎儿先露部逐渐下降,一般在宫口开至 4～5cm 时,胎头应达坐骨棘水平。

(4)胎膜破裂:简称破膜,宫缩增强使羊膜腔内的压力增高,胎先露部下降,将羊水阻断为前后两部分,分别称"前羊水"和"后羊水"。前羊水有助于扩张宫口。当羊膜腔压力增高到一定程度时胎膜自然破裂。破膜多发生在第一产程末,此时有羊水流出,量约 100ml。除此之外,破膜后胎先露下降直接压迫宫颈,可反射性加强子宫收缩,促进产程的进展。

2.护理评估

(1)健康史:根据产前记录了解待产妇的一般情况,如结婚年龄、生育年龄、身高、体重、营养状况、既往疾病史、过敏史;月经史、生育史、分娩史等。了解本次妊娠的经过,包括末次月经、预产期、有无阴道流血、妊娠高血压综合征等情况,了解宫缩出现的时间、强度及频率,记录骨盆各径线的测量值,胎先露、胎心等情况。

(2)身体状况。

①一般情况:临产后,产妇的脉搏、呼吸可能稍有增加,而体温变化不大。宫缩间歇期收缩压不超过基础血压 30mmHg,宫缩时,血压可能上升 4～10mmHg,有些产妇可能有腰酸、腰骶部疼痛等状况。

②子宫收缩:可通过触诊法或胎儿监护仪观察子宫收缩,触诊法是医生或助产士将手放在产妇腹壁的宫底部,直接检查并记录子宫收缩的频率,每次收缩的持续时间和强度。宫缩时子宫体部隆起变硬、间歇期松弛变软。产程进展正常时,宫缩强度渐强,持续时间渐长,间歇期渐短。

③宫口扩张和胎头下降:通过直肠指检测得。如果难以查清或发现异常,可消毒外阴后配合医生进行阴道检查。估计子宫颈口直径,直径以厘米或横指计算,每横指相当于 1.5cm。胎头下降程度以坐骨棘平面为标志,胎儿胎头颅骨的最低点与骨盆坐骨棘平面连线时,记为"0",在线上 1cm 时记为"−1",在线下 1cm 时记为"＋1",依次类推。

每次检查的结果应做记录,目前,多采用产程图来连续描记和反映宫口扩张程度及先露下降程度。产程图以临产时间(h)为横坐标,以宫口扩张程度(cm)为纵坐标在左侧,先露下降程度(cm)在右侧,画出宫口扩张曲线和胎头下降曲线。

宫口扩张曲线将第一产程分为潜伏期和活跃期,潜伏期是指从临床出现规律宫缩开始至宫口扩张 3cm 为止。此阶段扩张速度较慢,平均每 2～3h 扩张 1cm,约需 8h,一般不超过 16h。活跃期是指宫口扩张 3～10cm。此阶段扩张速度明显加快,约需 4h,一般不超过 8h。活跃期又分为 3 期,依次为:加速期,1.5h 内宫口扩张到 4cm;最大加速期,2h 内宫口从 4cm 扩大至 9cm;减速期,时间约为 30min,宫口扩张从 9cm 到开全。胎头下降的程度以胎儿颅骨的最低点与骨盆坐骨棘平面的关系为标志。初产妇在分娩开始时胎头多已衔接,先露部的最低点可达坐骨棘平面或以上,经产妇则多在坐骨棘平面以上。

④胎膜情况:胎膜多在宫口近开全时自然破裂。如果胎膜未破,直肠指检时,在先露部前能触到弹性的水囊;若已破膜,则能直接触到先露部,推动先露部,则有羊水自阴道流出。如用 pH 试纸测阴道流水,呈碱性反应提示已破膜。确诊已破膜时应记录破膜时间、羊水性状、颜色及流出量,同时监测胎心情况。妊娠足月的正常羊水为无色、无味、略显混浊的不透明液体。

⑤胎心情况:用胎心听诊器或多普勒仪、胎儿监护仪于宫缩间歇期听胎心,正常胎心率为 120～160 次/min,多在 140 次/min 左右。在监测胎心时,应注意胎心的频率、规律性和宫缩后胎心频率的变化及恢复的速度等。胎心率的规律性和宫缩对胎心的影响较胎心率的绝对数更重要。

(3)心理社会状况:第一产程的产妇,特别是初产妇,由于产程较长,容易产生焦虑、紧张和急躁情绪,护士或助产士应通过产妇的言语、姿势、感知水平及不适程度来评估其心理状态。家属也常产生紧张情绪。

（4）辅助检查。

胎儿监护仪：①描记宫缩曲线，可以了解宫缩强度、频率和每次宫缩的持续时间；②描记胎心曲线，可以显示胎心率及其与子宫收缩的关系，判断胎儿在宫内的状态。

胎儿头皮血检查：通过胎儿头皮血的 pH 测定来判断胎儿是否有宫内缺氧。正常情况下，第一产程时胎儿头皮血的 pH 为 7.25～7.35，如 pH 为 7.20～7.24，则表示胎儿有轻度的酸中毒，如 pH＜7.20，则表示胎儿有重度酸中毒。

3.常见的护理诊断

（1）焦虑：与知识、经验缺乏有关。

（2）疼痛：与逐渐增强的宫缩有关。

（3）舒适改变：与子宫收缩、膀胱充盈、胎膜破裂、环境嘈杂有关。

4.护理目标

（1）产妇表示不适程度减轻。

（2）产妇能描述正常分娩过程及各产程的配合行为。

（3）产妇主动参与、控制分娩过程。

5.护理措施

（1）入院护理。

①鉴别真假临产：若为真临产，待产妇应收入院。

②采集病史：有产前检查者应详细阅读产前记录，无产前检查者则应按产前检查的要求进行采集，写好入院病历。

（2）心理护理：让产妇尽量说出自己焦虑的感受，帮助其认识到分娩是一种生理过程，耐心解答产妇的问题，及时告知产程进展情况，使其树立信心，积极配合分娩的过程。

（3）密切观察生命体征：每天测体温、脉搏、呼吸各 2 次，每天测血压 1 次，有妊娠高血压综合征及先兆子痫者，每 4h 测量 1 次或更多。

（4）促进舒适。

①提供良好环境：各种检查和嘈杂的声音都可能对产妇形成刺激，因此，护理人员应尽量保持镇静，态度和蔼。

②补充液体和热量：临产后的产妇胃肠功能减弱，加之宫缩不适，多不愿意进食，而临产过程中产妇长时间的呼吸运动及出汗，使产妇体力消耗较大并有口渴，因此，应鼓励和帮助产妇在宫缩间隙期摄取清淡而富有营养的饮食，以适应分娩时的体力消耗。

③活动与休息：如果产妇宫缩不强，未破膜，鼓励其在室内适当活动，有利于宫口扩张及先露部下降，但要防止疲劳。夜间劝导并教会产妇在宫缩间歇期睡眠，以保持体力。如阴道流血、胎膜已破、用镇静药后、初产妇宫口扩张 5cm 以上，或经产妇宫口已扩张 3cm，应卧床休息。

④清洁卫生：频繁的宫缩使产妇全身用力而多汗、外阴分泌物及羊水外溢等使产妇感到不适及疲劳，应协助产妇洗脸、擦汗、更衣、更换床单，大小便后行会阴冲洗，保持会阴部的清洁、

干燥,以增进舒适并预防感染。

⑤排尿:临产后应鼓励产妇每 2～4h 排尿 1 次,以免膀胱充盈,影响宫缩及胎头下降,当膀胱充盈又无法排尿时应予以导尿。

(5)产程观察。

①胎心监测:一般在宫缩的间歇期每 2h 测 1 次,如宫缩过紧、妊娠高血压综合征、过期妊娠、胎儿宫内发育迟缓等情况则每小时测 1 次,每次听 1min 并注意心率、心音强弱,做好记录。用胎心监护仪监测时每次至少记录 20min。如间歇期或宫缩后较长时间胎心率超过 160 次/min 或低于 120 次/min 或不规律,则提示胎儿窘迫,立即给产妇吸氧并联系医师做进一步处理。

②子宫收缩:用腹部触诊或胎儿监护仪观察宫缩。一般需连续观察 3 次收缩,并认真做记录。触诊时手法应柔和,用力要适当。发现异常情况应立即与医师联系。

③宫口扩张和胎头下降程度:初产妇在潜伏期应每 2h 做 1 次肛诊检查,活跃期则每小时做 1 次,同时也要根据宫缩情况和产妇的临床表现,适当地增减检查的次数。过频的直肠指检检查可增加产褥感染的机会,而检查次数过少者,在产程进展十分迅速时可能会失去准备接产的时间。

④破膜及羊水的观察:一旦确诊破膜应马上听胎心并记录胎心率、破膜时间、羊水的量及颜色。观察有无脐带脱垂的征象。破膜后,要注意外阴清洁,垫上消毒垫并叮嘱产妇卧床。破膜后超过 12h 尚未分娩者,按医嘱给予抗生素预防感染。

6.护理评价

(1)产妇表示不适减轻,保持适当的摄入和排泄,没有痛苦面容。

(2)产妇能描述正常的分娩过程及各产程的配合措施。

(3)产妇能积极参与和控制分娩过程,适当休息、活动,配合检查。

【第二产程妇女的护理】

1.临床表现

(1)子宫收缩增强:第二产程中,宫缩的强度及频率都达到高峰,宫缩持续约 1min 甚至更长时间,间隙仅 1～2min。

(2)胎儿下降及娩出:随着产程的进展,胎头继续下降,这时会阴组织膨隆,肛门松弛,宫缩时胎头露出阴道口,但宫缩间隙时又缩回阴道内,称为"拨露"。如果产程进一步进展,胎头露出的部分逐渐增多,宫缩间隙时胎头始终暴露于阴道口而不回缩,称为"着冠"。此时胎头双顶径已越过骨盆出口,然后头部仰伸,枕、额、面等娩出。外旋转后,前肩、后肩、躯体相继娩出,之后并伴有羊水排出。

2.护理评估

(1)健康史:资料同第一产程的内容,并了解第一产程的经过及处理情况。

(2)身体状况:产妇的阴道分泌物增多,宫缩加强,持续时间在 1min 或以上,间歇期仅 1～2min。此时胎头抵达盆底压迫盆底组织,产妇于宫缩时不由自主地向下屏气用力,主动地增加腹压,使胎儿下降直至娩出。产妇的体力消耗很大,表现为大汗淋漓,四肢随意活动。产妇的腹痛、腰骶酸痛、腿部肌肉痉挛均较第一产程加剧,有的产妇可能会有呕吐。正常情况下,此时的会阴膨隆、变薄。如果会阴过紧或胎儿过大,估计分娩时会阴撕裂不可避免或母儿有病理情况急需结束分娩者,应行会阴切开术。

(3)心理社会状况:在第二产程中,产妇的恐惧、急躁情绪比第一产程加剧,表现为烦躁不安、精疲力竭。家属在产房外也会产生紧张不安的情绪。

(4)辅助检查:用胎儿监护仪测胎心率及基线变化。如胎心出现异常要及时处理。

3.常见的护理诊断

(1)焦虑:与缺乏顺利分娩的自信心及担心胎儿的健康有关。

(2)疼痛:与宫缩及会阴侧切术有关。

(3)有受伤的危险:与分娩中可能的会阴裂伤、婴儿产伤等有关。

4.护理目标

(1)产妇及新生儿没有产伤。

(2)产妇正确使用腹压,积极参与、控制分娩过程。

5.护理措施

(1)心理护理:第二产程期间助产士应陪伴在旁,给予产妇安慰和支持,缓解、消除其紧张和恐惧情绪,出汗多时及时用湿毛巾擦拭,宫缩间歇时协助产妇饮水。

(2)观察产程:进展每15min测听1次胎心或用胎儿监护仪持续监护。若有异常及时通知医师并给予产妇吸氧。观察宫缩,如有宫缩乏力,应按医嘱给予催产素静脉滴注。

(3)指导产妇屏气:随着宫缩,产妇往往有不自主向下用力屏气的动作,如果用力不当,无效消耗体力,容易引起子宫收缩乏力,影响产程进展而导致第二产程延长,胎儿则易发生宫内窒息及颅内出血。正确的屏气方法是:产妇仰卧,双腿屈曲,双足蹬在产床上,两手分别拉住产床旁把手,当子宫收缩时,先深吸一口气,然后闭口随子宫收缩如排便样向下屏气用力,以加速产程进展;在子宫收缩的间歇期,全身肌肉放松,安静休息。护理人员应及时给予反馈意见,不断纠正产妇的屏气方法,鼓励正确屏气。

(4)接产准备。

①产妇的准备:初产妇宫口开全或经产妇宫口扩张到4cm时,应将其送至产房做好接产准备。会阴清洁消毒:取仰卧位,双腿屈曲稍分开,先用清水清除外阴部的血迹和黏液、肛周的粪便,然后用肥皂水清洁外阴部,顺序是:大阴唇、小阴唇、阴阜、大腿内上1/3、会阴和肛门周围。然后用温开水冲去肥皂水,再用消毒液,如1:1000苯扎溴铵(新洁尔阴)冲洗消毒,顺序同上。同时,为防止冲洗液流入阴道,应用消毒干纱球盖住阴道外口,冲毕移去,用消毒干棉球按以上顺序擦干外阴部,铺消毒巾于臀下。

②物品准备:打开产包,检查包内用物,按需要添加物品,如麻醉用物、新生儿吸管、产钳等;新生儿用品,根据季节加放毛毯、热水袋等,如为早产婴,应准备好暖箱。

③接产者的准备:接产的助产士按手术要求洗手消毒、穿接产衣、戴消毒手套,给已完成会阴部消毒的产妇铺消毒单,戴腿套并固定。肛门处用双层无菌巾遮挡。

(5)接产。

①大多数产妇在第一产程中自然破膜,但部分产妇需在接产时人工破膜,使胎头随之下降。这时,应防止羊膜囊压力大而导致羊水喷至接产者面部。大量羊水湿透无菌区时,应更换无菌巾。

②接产要领:保护会阴,协助胎头俯屈,让胎头的最小径线(枕下前囟径)在宫缩间歇时缓慢通过阴道口,正确地娩出胎肩,同时保护好会阴。

③会阴切开。

④脐带处理:胎头娩出后,接产者应立即检查有无脐带绕颈,如果绕颈较松,用手将脐带顺肩推下或从头部脱出,如绕颈较紧或缠绕 2 周以上,则用 2 把止血钳将脐带夹住,从中剪断。注意不要损伤皮肤,脐带松解后,协助胎肩娩出。如无脐带绕颈,则在胎儿娩出后 1~2min 内断扎脐带。

⑤其他:新生儿娩出后,如一般情况良好,则接产者在断脐后将其抱给产妇,让产妇看清孩子的性别。胎儿娩出后,在母亲臀部垫一弯盘以估计出血的量。

6.护理评价

(1)产妇没有会阴撕裂。

(2)新生儿没有头颅血肿、锁骨骨折等产伤。

(3)产妇正确使用腹压,积极参与、控制分娩过程。

【第三产程妇女的护理】

1.临床表现

(1)子宫收缩:胎儿娩出后,宫缩暂停,数分钟后重出现,子宫呈球形,宫底上升。这是由于胎盘剥离降至子宫下段,子宫体被推向上方所致。

(2)胎盘娩出:由于胎儿娩出后宫腔容量缩小,胎盘不能相应缩小,与子宫壁发生错位而剥离。

(3)阴道流血:由于宫壁与胎盘的分离所致。

2.护理评估

(1)健康史:资料同第一、二产程,并了解第二产程的经过情况。

(2)身体状况。

①母亲一般情况:胎儿娩出后,子宫降至脐平,宫缩暂停,几分钟后重又出现。胎盘娩出后 2h 内评估子宫收缩情况,注意宫底高度、膀胱充盈、有无血肿等,记录脉搏、血压。如宫缩不良、子宫底上升,提示宫腔内有积血,如产妇自觉有肛门坠胀感,多为阴道后壁血肿。

②胎盘剥离征象:子宫体变硬,宫底上升;阴道口外露的一段脐带自行延长;阴道少量流血;经耻骨联合上方轻压子宫下段时,宫体上升而外露的脐带不再回缩。胎盘剥离及排出的方式有两种:第一种,胎儿面先排出,胎盘从中央开始剥离,而后向周围剥离,这种娩出方式多见。其特点是胎盘先排出,后见少量阴道流血。第二种,母体面先排出,胎盘从边缘开始剥离。其特点是先有较多的阴道流血后胎盘排出。

③胎盘评估:胎盘娩出后仔细检查胎盘小叶有无缺损、胎膜是否完整,并检查胎盘胎儿面边缘有无血管断裂,以及时发现副胎盘,还应检查胎盘胎膜有无异常。

④宫缩及阴道出血量评估:正常情况下,胎儿娩出后子宫迅速收缩,宫底在脐下 $1\sim2cm$,此后有一个短暂的休息期。约 5min 后子宫再次收缩成球形。宫缩乏力表现为子宫不收缩或收缩欠佳,子宫软而无力。阴道出血多者多因宫缩乏力或软组织损伤导致。

⑤胎儿娩出后,产妇感到轻松,心情比较平静。如果新生儿有异常,或产妇不能接纳自己的孩子,则会产生焦虑、烦躁,甚至憎恨的情绪。

⑥会阴部检查:胎盘娩出后仔细检查会阴、小阴唇内侧、尿道口周围及阴道子宫颈有无裂伤。会阴裂伤按其轻重程度分为 3 度。Ⅰ度:裂伤部位限于会阴后联合、会阴皮肤、阴道黏膜;Ⅱ度:除以上裂伤外,还有会阴肌肉裂伤,但肛门括约肌完整;Ⅲ度:会阴黏膜、会阴体、肛门括约肌完全裂伤,甚至直肠裂伤。

⑦新生儿 Apgar 评分:此评分法用于判断有无新生儿窒息及窒息的严重程度。以新生儿出生后 1min 的心率、呼吸、肌张力、喉反射及皮肤颜色 5 项体征为依据,每项为 $0\sim2$ 分。满分为 10 分,属正常新生儿,7 分以上属正常,$4\sim7$ 分为轻度窒息,4 分以下重度窒息,应在出生后 5min 时再次评分。

⑧新生儿一般评估:测体重、身长及头径,判断是否与孕周数相符;胎头有无产瘤及颅内出血;四肢活动情况及有无损伤;有无畸形,如唇裂、多指(趾)、脊柱裂等。

(3)辅助检查:根据病情需要,选择血尿常规、出凝血时间、血气分析及心电图等检查,以协助判断母婴的状况。

3.常见的护理诊断

(1)组织灌注量改变的危险:与产后出血有关。

(2)有亲子依附关系改变的危险:与产后疲惫、会阴切口疼痛或新生儿性别不理想有关。

4.护理目标

(1)产妇不发生产后出血。

(2)产妇接受新生儿并开始亲子间的互动。

5.护理措施

(1)协助胎盘娩出并检查。当确认胎盘已完全剥离时,于宫缩时左手握住宫底并按压,右手轻拉脐带、协助娩出胎盘,当胎盘娩至阴道口时,接产者用双手捧住胎盘,向一个方向旋转并缓慢向外牵拉,协助胎膜完整剥离排出。若发现胎膜部分断裂,可用血管钳夹住断裂上端的胎膜,再继续向原方向旋转至完全排出。胎盘娩出后应立即检查胎盘、胎膜的完整性,有异常应及时报告医师处理。切忌在胎盘剥离前揉搓或挤压子宫,以免影响子宫收缩和胎盘剥离造成产后出血。同时也不要粗暴地向外牵引,以免造成胎盘或胎膜娩出不全。

(2)预防产后出血。

①若胎儿娩出后 30min,胎盘没有排出,阴道流血不多,可轻轻按压子宫或静脉注射宫缩剂,如无效再行手取胎盘术。若胎盘娩出后出血多时,可用麦角新碱0.2~0.4mg 经下腹部直

接注入宫体肌壁内或肌内注射,并将催产素 20U 加入 500ml 5％葡萄糖注射液静脉滴注。

②胎盘娩出后 2h 内(也有称此为第四产程)严密观察血压、脉搏、子宫收缩、宫底高度、膀胱充盈及会阴切口情况。阴道流血多、宫缩乏力可按摩子宫。膀胱充盈者应导尿。若发现血肿应及时处理。

③正确、及时进行会阴切开缝合术及会阴裂伤修复术。

(3)一般护理。第三产程结束时,为产妇擦浴、更换衣服及床单、垫好会阴垫、保暖、提供易消化、营养丰富的饮料及食物,以帮助其恢复体力。观察 2h 无异常者,送休养室休息。

(4)新生儿护理。清理呼吸道,断脐后,将新生儿放在婴儿床上继续清除呼吸道的黏液和羊水,用吸痰管轻轻清理咽部、鼻腔,进行 Apgar 评分,低于 7 分者应行特殊处理。用毛巾擦干皮肤并保暖,擦净足底胎脂,打足印及拇指印于新生儿病历上,系上新生儿手圈,手圈上标明母亲姓名、床号、住院号、孩子性别。如新生儿无异常,胎儿娩出后半小时内抱给母亲,进行第一次吸吮。用抗生素滴眼液滴眼,以预防新生儿在通过产道时受到淋球菌感染而致淋病性结膜炎。

6.护理评价

(1)产妇在分娩中及分娩后出血量小于 500ml。

(2)产妇能接受新生儿并开始与新生儿目光交流、皮肤接触和早吸吮。

第三节　产力异常

产力,即分娩动力,包括子宫收缩力、腹肌和膈肌收缩力以及肛提肌收缩力,其中以子宫收缩力为主。在分娩过程中,子宫收缩的节律性、对称性及极性不正常或强度、频率有改变称为子宫收缩力异常。子宫收缩力异常分为子宫收缩乏力和子宫收缩过强两类,每类又分为协调性子宫收缩和不协调性子宫收缩。

【产力异常对母儿影响】

1.子宫收缩乏力对母儿的影响

(1)对产妇的影响:由于宫缩乏力导致产程延长,产妇体力消耗,可出现疲乏无力、肠胀气、排尿困难等,严重时可引起脱水、酸中毒、低钾血症。膀胱长时间被压迫于胎头和耻骨联合之间,可导致组织缺血、水肿、坏死,形成膀胱阴道瘘或尿道阴道瘘。产后宫缩乏力影响胎盘的剥离、娩出和子宫血窦关闭,引起产后出血。

(2)对胎儿的影响:协调性宫缩乏力易造成胎头在骨盆腔内旋转异常,使胎儿不能完成分娩机转,增加难产概率;不协调性子宫收缩乏力使子宫壁不能完全放松,影响子宫胎盘循环,胎儿易发生宫内缺氧。

2.子宫收缩过强对母儿的影响

(1)对产妇的影响:子宫收缩过强、过频,产程进展迅速,产道来不及扩张而发生严重裂伤。

（2）对胎儿、新生儿的影响：宫缩过强、过频影响子宫胎盘的血液循环，使胎儿宫内缺氧，易发生胎儿窘迫、新生儿窒息或死亡。胎儿娩出过快，使胎头在产道内受到的压力突然解除，可致新生儿颅内出血。

【临床表现】

1.子宫收缩乏力

（1）协调性子宫收缩乏力（低张性子宫收缩乏力）：又分为原发性子宫收缩乏力和继发性子宫收缩乏力。原发性子宫收缩乏力是指产程开始子宫收缩乏力，宫口不能如期扩张，胎先露部不能如期下降，产程延长；继发性子宫收缩乏力是指产程开始子宫收缩正常，只是在产程进展到某阶段（多在活跃期或第二产程），子宫收缩力转弱，产程进展缓慢，甚至停滞。协调性子宫收缩乏力表现为：子宫收缩具有正常的节律性、对称性和极性，但收缩力弱，宫腔压力低，持续时间短，间歇期长而不规则，宫缩每 10min 2 次。当子宫收缩达极性期时，子宫体不隆起而变硬，用手指压宫底部肌壁仍可出现凹陷，产程延长或停滞。

（2）不协调子宫收缩乏力（高张性子宫收缩乏力）：表现为子宫的极性倒置，宫缩不是起自两侧子宫角，宫缩的兴奋点来自于子宫的一处或多处，节律不协调。宫缩时，宫底部不强，而是中段或下段，宫缩间歇期子宫壁不能完全松弛，表现为子宫收缩不协调，这种宫缩不能使宫口扩张，胎先露下降，属无效宫缩。

2.子宫收缩过强

（1）协调性子宫收缩过强：表现为子宫收缩的节律性、对称性和极性均正常，仅子宫收缩力过强、过频。如产道无阻力，宫颈在短时间内迅速开全，分娩在短时间内结束，总产程不足 3h，称为急产。急产产妇往往有痛苦面容，大声喊叫。

（2）不协调性子宫收缩过强：有两种表现。①强直性子宫收缩：并非子宫肌组织功能异常，而是宫颈口以上部分的子宫肌层出现强直性痉挛性收缩。产妇持续性腹痛、烦躁不安。胎方位触诊不清，胎心音听不清。有时可在脐下或脐平处见一环状凹陷，即病理缩复环；②子宫痉挛性狭窄环：指子宫壁某部肌肉呈痉挛性不协调性收缩所形成的环状狭窄，持续不放松。表现在子宫上、下段交界处，胎体的某一狭窄部，如胎颈部及胎腰部。孕妇持续性腹痛、烦躁，宫颈扩张缓慢，胎先露下降停滞，胎心时快时慢。此环特点是不随宫缩上升，阴道检查可触及狭窄环。

【治疗】

1.协调性子宫收缩乏力

（1）不论是原发性还是继发性，一旦出现，首先寻找原因，有无头盆不称和胎位异常。了解宫颈扩张和胎先露部下降情况。发现有头盆不称，估计不能从阴道分娩者，应及时行剖宫产术结束分娩；如判断无头盆不称和胎位异常，估计能从阴道分娩者，则应考虑实施加强宫缩措施。

（2）对不能进食者可以静脉补充营养，给予 10％葡萄糖注射液 500ml 加入维生素 C 2g。伴有酸中毒时应静脉滴注 5％碳酸氢钠注射液。产妇过度疲劳，可给予地西泮 10mg 缓慢静脉注射或者盐酸派替啶 100mg 肌内注射。

（3）加强子宫收缩。①人工破膜：宫颈扩张 3cm 或以上，无头盆不称、胎头衔接者，可行人工破膜。破膜后，胎头直接紧贴子宫下段及宫颈，引起反射性子宫收缩，加速产程进展；②静脉滴注缩宫素：适用于协调性子宫收缩乏力、胎心好、胎位正常、头盆相称者。

（4）第二产程：如无头盆不称，出现子宫收缩乏力，也应加强子宫收缩，给予缩宫素静脉滴注促进产程进展。如胎头双顶径已通过坐骨棘平面，可行产钳助产。

（5）第三产程：为预防产后出血，当胎儿前肩娩出时，给予缩宫素静脉滴注。

2.不协调性子宫收缩乏力

调节子宫收缩，恢复子宫收缩性。给予哌替啶 10mg 肌内注射或者吗啡 10～15mg 皮下注射。使产妇充分休息，休息后能恢复协调性子宫收缩。如经上述处理，不协调性宫缩未能纠正，或伴有胎儿宫内窘迫、头盆不称，均行剖宫产结束分娩。

3.协调性子宫收缩过强

有急产史的产妇，在预产期前 1～2 周不宜外出远走，以免发生意外，有条件者应提前住院待产。临产后不宜灌肠。提前做好接生及新生儿窒息抢救准备工作。胎儿娩出时嘱产妇勿向下屏气。如发生急产，应给予新生儿肌内注射维生素 K_1，预防颅内出血。若急产来不及消毒及新生儿坠地者，及时检查伤情，肌内注射破伤风抗毒素 1500U 和抗生素预防感染。产后仔细检查宫颈、阴道、外阴，如有撕裂应及时缝合，并给予抗生素预防感染。

4.不协调性子宫收缩过强

（1）强直性子宫收缩：应及时给予宫缩抑制药，如 25% 硫酸镁注射液 20ml 加入 5% 葡萄糖注射液 20ml 缓慢静脉注射，或肾上腺素 1mg 加入 5% 葡萄糖注射液 250ml 内静脉滴注。如属梗阻性原因，应立即行剖宫产术。

（2）子宫痉挛性狭窄环：应寻找原因，及时给予纠正。禁止阴道、宫腔内操作，停用缩宫素等，以减少刺激，如无胎儿窘迫征象，可给予哌替啶或吗啡，以消除异常宫缩。当子宫收缩恢复正常时，可行阴道助产或等待自然分娩。如经上述处理不能缓解，宫口未开全，胎先露部高，或伴有胎儿窘迫征象，均应行剖宫产术结束分娩。

【护理】

1.护理评估

（1）病史。认真阅读产前检查记录，如产妇身高、骨盆测量值、胎儿大小，同时了解有无妊娠合并症，有无急产史及使用镇静药或催产药物的情况。

（2）身体评估。①产力方面评估：子宫收缩的节律性（持续时间、间隔时间和强度）、极性。对使用缩宫素的产妇，注意产妇对缩宫素的反应；②胎儿方面：评估胎儿的胎产式、胎先露、胎方位及胎儿的大小。③产道方面：阴道检查，了解宫颈软硬度和扩张情况及尾骨活动度，了解是否存在骨盆狭窄的情况。

2.护理要点与措施

（1）预防异常分娩的发生：鼓励产妇多进食，必要时可从静脉补充营养。避免过多使用镇静药物,注意检查有无头盆不称。指导产妇及时排空膀胱,必要时可行导尿。

（2）提供减轻疼痛的支持性措施:鼓励深呼吸,按摩腰、背部,以减轻疼痛。

（3）提供心理支持:提供信息支持,减轻焦虑,鼓励陪伴分娩,护理人员应保持亲切关怀及理解的态度,鼓励产妇及家属表达出他们担心的事及感受。告知有关异常分娩的原因和对胎儿及母亲的影响,以及目前产程进展及其治疗护理程序,以减轻焦虑,减少异常分娩的发生。

（4）加强产时监护:观察宫缩、胎心率及产妇生命体征的变化,以及早发现异常分娩,减少母体衰竭及胎儿窘迫的概率。尤其是使用缩宫素的产妇,持续评估宫缩、宫颈扩张及先露下降的情况,了解产程进展。

（5）急产的处理:对于已发生产程进展过快的产妇,可指导产妇于每次宫缩时张口呼气,不要向下用力,减缓分娩速度,为消毒会阴,做好接生准备赢得时间。如果分娩无法避免,护理人员可采取紧急接生方法,而不可试着用力将胎头推回产道或让产妇夹紧双腿企图延缓分娩,因为这可能造成新生儿头部受伤。产后密切观察是否有产后出血及感染。

3.健康教育

（1）生活指导:指导产妇采取左侧卧位,鼓励进行适当的活动,有利于加强宫缩。

（2）增加营养:告知产妇宫缩乏力与饮食、休息的关系,鼓励产妇增加营养,提高身体素质,以防宫缩乏力。

（3）产程配合:对于子宫收缩乏力的产妇,告知灌肠和及时排空膀胱的目的,是有利于加强宫缩;对于已发生产程进展过速的产妇,可指导产妇于每次宫缩时放松,不使用腹压,减缓分娩速度。

（4）预防损伤:有急产史的产妇提前 2 周住院待产,以防院外分娩,造成损伤和意外。

（5）卫生指导:保持外阴清洁,宫缩乏力、产程延长者容易发生产褥感染,应指导产妇每日擦洗外阴,勤换内裤,同时学会观察恶露,发现异常情况及时就诊。

第四节　产道异常

产道异常包括骨产道异常及软产道异常。它可使胎儿娩出受阻,临床上以骨产道异常为多见。狭窄骨盆是指骨盆径线过短或形态异常,致使骨盆腔小于胎先露部可通过的限度,阻碍胎先露部下降,影响产程顺利进展。

【分类】

1.骨盆入口平面狭窄

常见于扁平骨盆,其入口平面呈横扁圆形,骶耻外径线<18cm,骨盆入口前后径<10cm。

2.中骨盆及骨盆出口平面狭窄

见于漏斗骨盆。漏斗骨盆是指骨盆入口平面各径线正常,两侧骨盆壁向内倾斜,状似漏斗。特点是中骨盆及骨盆出口平面均狭窄,使坐骨棘间径、坐骨结节间径缩短,耻骨弓<90°。

坐骨结节间径与出口后矢状径之和＜15cm。

3.骨盆3个平面均狭窄

骨盆外形属女性骨盆。但骨盆入口、中骨盆及骨盆出口平面均狭窄,每个平面径线均小于正常值2cm或更多,又称均小骨盆,多见于身材矮小、体形匀称的妇女。

【临床表现及治疗原则】

1.骨盆狭窄对母儿的影响及处理原则

(1)骨盆入口平面狭窄:影响先露部衔接,容易发生胎位异常,引起继发性子宫收缩乏力,导致产程延长或者停滞。应明确狭窄骨盆的类别和程度,了解胎位、胎心、宫缩强弱、宫颈扩张程度、破膜与否,结合年龄、产次、既往分娩史综合判断,决定分娩方式。

(2)中骨盆平面狭窄:影响胎头内旋转,容易发生持续性枕横位或枕后位。胎头长时间嵌顿于产道内,压迫软组织引起局部缺血、水肿、坏死、脱落,于产后形成生殖道瘘;胎膜早破及手术助产增加感染机会。严重梗阻性难产如不及时处理,可导致先兆子宫破裂,甚至子宫破裂,危及产妇和胎儿生命。如宫口开全,胎头双顶径达坐骨棘水平或更低,可经阴道分娩。如胎头双顶径未达坐骨棘水平,或出现胎儿窘迫征象,应行剖宫产术结束分娩。

(3)骨盆3个平面均狭窄(均小骨盆):如估计胎儿不大,头盆相称,可以试产。如胎儿较大,有绝对性头盆不称,胎儿不能通过产道,应尽早行剖宫产术。

(4)对胎儿及新生儿的影响:头盆不称容易发生胎膜早破、脐带脱垂,导致胎儿窘迫,甚至胎儿死亡;产程延长,抬头受压,缺血、缺氧容易发生颅内出血;产道狭窄使手术助产概率增多,易发生新生儿产伤及感染。

2.软产道异常的临床表现及处理原则

(1)阴道异常:常见阴道横隔、阴道纵隔和阴道狭窄。

①阴道横隔:多位于阴道上段。在横隔中央或稍偏一侧多有一小孔,容易被误认为宫颈外口。阴道横隔可影响胎先露部下降,若横隔被撑薄,可在直视下自小孔处将隔做X形切开。横隔被切开后,因胎先露部下降压迫,通常无明显出血,待分娩结束再切除剩余的隔,用肠线间断或连续锁边缝合残端。如横隔高且坚厚,阻碍胎先露部下降,则需行剖宫产结束分娩。

②阴道纵隔:阴道纵隔如伴有双子宫、双宫颈,当位于一侧子宫内的胎儿下降,通过该侧阴道娩出时,纵隔被推向对侧,分娩多无阻碍。当阴道纵隔发生于单宫颈时,纵隔位于胎先露部的前方。如纵隔薄,可在胎儿先露部继续下降时自行断裂,分娩无阻碍。如纵隔厚,阻碍胎先露下降,需在纵隔中间剪断,待分娩结束后,再剪除剩余部分,用肠线间断或连续锁边缝合残端。

③阴道狭窄:由产伤、药物腐蚀、手术感染致使阴道瘢痕挛缩形成阴道狭窄,如位置低、狭窄轻,可做较大的会阴侧切,经阴道分娩。如位置高、狭窄重、范围广,应行剖宫产结束分娩。

(2)宫颈异常。

①宫颈外口粘连:表现为宫颈管已消失而宫口却不扩张,仍为一很小的孔。用手指分离粘连的小孔,宫口可在短时间开全,但有时为使宫口开大,需行宫颈切除术。

②宫颈水肿：多见于持续性枕后位或滞产，宫口未开全而过早使用腹压，致使宫颈前唇长时间被压于胎头与耻骨联合之间，血液回流受阻引起水肿，影响宫颈扩张。可宫颈注射药物减轻水肿，待宫口近开全，上推宫颈前唇，使其越过胎头，即可经阴道分娩。如经上述处理无效，宫口不能继续扩张可行剖宫产。

③宫颈坚韧：常见于高龄初产妇。宫颈组织缺乏弹性或精神过度紧张，使宫颈挛缩，宫颈不易扩张。可静脉注射地西泮 10mg。也可在宫颈两侧注射麻醉药物，如不见缓解，应行剖宫产。

④宫颈瘢痕：宫颈陈旧性损伤，如宫颈锥切术后、宫颈裂伤修补术后等所致的宫颈瘢痕，通常于妊娠后可以软化，如宫缩很强，宫颈仍不能扩张，应行剖宫产。

⑤子宫颈癌：宫颈质地硬而脆，缺乏伸展性，临产后影响宫颈扩张，如阴道分娩，有发生大出血、裂伤、感染及癌扩散的危险，应行剖宫产结束分娩。

⑥宫颈肌瘤：生长在子宫下段及宫颈的较大肌瘤，占据盆腔或阻塞于骨盆入口时，影响胎先露部进入骨盆入口，应行剖宫产。如肌瘤在骨盆入口以上而胎头已入盆，肌瘤不阻塞产道可经阴道分娩。

【护理】

1.护理评估

(1)病史：询问孕妇幼年时有无佝偻病、脊髓灰质炎、脊柱或髋关节结核及外伤史。

(2)身体评估。

①一般检查。测量身高，如孕妇身高在 145cm 以下，应警惕均小骨盆。注意观察孕妇体型、步态、有无跛足、有无脊柱和髋关节畸形，是否为尖腹及悬垂腹。

②腹部检查。腹部形态：测量子宫底高度及腹围，B 超观察胎儿先露与骨盆的关系，胎头双顶径、胸径、腹径、股骨长度，预测胎儿体重，判断能否顺利通过产道。胎位异常：骨盆入口狭窄往往因头盆不称，胎头不易入盆导致胎位异常，如臀先露、肩先露。中骨盆狭窄影响已入盆的胎头内旋转，常导致持续性枕横位、枕后位等。估计头盆关系：正常情况下，部分初产妇在预产期的前两周，经产妇于临产后，胎头应入盆。如已临产，胎头仍未入盆，则应充分估计头盆关系。

检查头盆是否相称的具体方法为：孕妇排空膀胱，仰卧，两腿伸直。检查者将手放在耻骨联合上方，将浮动的胎头向骨盆腔方向推压。如胎头低于耻骨联合平面，表示胎头可以入盆，头盆相称，称为跨耻征阴性；如胎头与耻骨联合在同一平面，表示可疑头盆明显不称，称为跨耻征阳性。对出现跨耻征阳性的孕妇，应让其两腿屈曲半卧位，再次检查胎头跨耻征，如转为阴性，提示骨盆倾斜度异常，而不是头盆不称。

③骨盆外测量。骨盆外测量各径线小于正常值 2cm 或以上为均小骨盆；骶耻外径<18cm 为扁平骨盆。坐骨结节间径<8cm，耻骨弓角度<90°为漏斗骨盆。

2.护理要点与措施

(1)病情观察：密切观察产程进展及胎心率、子宫收缩情况，及早发现不协调子宫收缩、宫缩过强、胎儿宫内窘迫及子宫先兆破裂情况。

(2)预防胎儿窘迫：有头盆不称、胎头无法入盆而胎膜破裂时，易造成脐带脱垂及胎儿宫内窘迫，须密切观察胎心率变化。

(3)体位护理：可采取坐位或者蹲位以纠正骨盆倾斜度，增加骨盆出口平面的径线，对胎先露下降缓慢的产妇有效。

(4)心理护理：提供心理支持，及时告知当前的情况与产程进展，能使产妇及家属减除对未知的焦虑。解释相关检查及治疗程序，减轻产妇紧张及恐惧心理。

3.健康教育

(1)活动指导：指导产妇在孕后期避免重体力劳动。

(2)病情观察指导：向产妇及家属说明如出现持续性腹痛、腰背痛、阴道流水等情况应告知医护人员。

(3)饮食卫生指导：嘱产妇进食软热、易消化、高蛋白质食品；保持外阴清洁，42d 内禁止盆浴及性生活。

(4)心理支持：与产妇及家属共同讨论分娩计划及对策。产程中及时沟通，以减轻紧张、焦虑情绪。

(5)复诊指导：嘱产妇42d 后来院复查，如有阴道出血增多、会阴部切口红肿等异常情况，随时复诊。

第五节　胎位异常

胎位异常是造成难产的常见因素之一。分娩时枕前位(正常胎位)约占 90%，胎位异常约占 10%，其中胎头位置异常居多，有持续性枕横位、持续性枕后位、面先露、额先露等，总计占6%～7%。臀先露占 3%～4%，肩先露极少见。

在分娩过程中，胎头以枕后位或枕横位衔接，在下降过程中，胎头枕部因强有力的宫缩绝大多数能向前(母体骨盆)转动 135°或 90°，转成枕前位而自然分娩。如胎头枕骨不能转向骨盆前方，直至分娩后期仍然位于母体骨盆的后方或侧方，致使分娩发生困难者，称为持续性枕后位或持续性枕横位。

臀先露是最常见的胎位异常，占妊娠足月分娩总数的 3%～4%。因胎头比胎臀大，分娩时后出胎头，往往造成娩出困难，加以脐带脱垂较多见，使围生儿死亡率增高。临床分类中单臀先露胎儿双髋关节屈曲，双膝关节伸直，以臀部为先露最多见。完全臀先露或混合臀先露，胎儿双髋关节及膝关节均屈曲，犹如盘膝坐，以臀部和双足先露较多见。不完全臀先露，以一足或双足，一膝或双膝或一足一膝为先露。膝先露是暂时的，产程开始后即转为足先露。

【胎位异常对母儿的影响】

1.持续性枕后位

(1)对母体的影响：胎方位异常导致继发性宫缩乏力，使产程延长，常需手术助产，容易发生软产道损伤，增加产后出血及感染的机会。如胎头长时间压迫软产道，可发生软产道缺血、坏死、脱落，形成生殖道瘘。

(2)对胎儿的影响:由于第二产程延长和手术助产的概率增多,常引起胎儿窘迫和新生儿窒息,使围生儿死亡率增高。

2.臀先露

(1)对母亲的影响:胎臀形状不规则,不能紧贴子宫下段及宫颈,容易发生胎膜早破或继发性子宫收缩乏力,使产褥感染及产后出血的机会增多。如宫口未开全,强行牵拉容易造成宫颈撕裂。

(2)对胎儿的影响:胎臀高低不平,对前羊膜囊压力不均匀,常致胎膜早破,脐带容易脱出,脐带受压可致胎儿窘迫甚至死亡。由于后出胎头牵出困难,可发生新生儿窒息、臂丛神经损伤及颅内出血。

【临床表现】

1.持续性枕后位或持续性枕横位

临产后胎头衔接较晚及俯屈不良,由于枕后位的胎先露不易紧贴宫颈及子宫下段,常导致协调性子宫收缩乏力及宫颈扩张缓慢。因枕骨持续位于骨盆后方压迫直肠,产妇自觉肛门坠胀及排便感,致使宫口尚未开全而过早使用腹压,容易导致宫颈前唇水肿和产妇疲劳,影响产程进展。持续性枕后位常致第二产程延长。如阴道口虽已见到胎发,但历经多次宫缩屏气却不见胎头继续顺利下降,应考虑持续性枕后位。

(1)腹部检查:在宫底部触及胎臀,胎背偏向母体后方或侧方,在对侧可以明显触及胎儿肢体。如胎头已衔接,可在胎儿肢体侧耻骨联合上方扪及胎儿颏部。胎心在脐下偏外侧最响亮,枕后位时因胎背伸直,前胸贴近母体腹壁,胎心也可以在胎儿肢体侧的胎胸部位听到。

(2)肛门检查或阴道检查:当肛查为宫颈部分扩张或开全时,如为枕后位,感到盆腔后部空虚,查明胎头矢状缝位于骨盆斜径上,前囟在骨盆右前方,后囟在骨盆左后方则为枕左后位,反之为枕右后位。查明胎头矢状缝位于骨盆横径上,后囟在骨盆左侧方则为枕左横位,反之为枕右横位。如出现胎头水肿、颅骨重叠、囟门触不清,需行阴道检查。借助胎儿耳郭及耳屏位置及方向判定胎方位,如耳郭朝向骨盆后方,即可诊断为枕后位;如耳郭朝向骨盆侧方,则为枕横位。

(3)B超检查:根据胎头颜面及枕部的位置,可以准确探清胎头位置以明确诊断。

2.臀先露

子宫底可触及硬而圆的胎头,子宫下段为软而不规则的臀部;胎心听诊部位于脐周;阴道检查可触及不规则的臀部或足部。孕妇常感肋下有圆而硬的胎头,由于胎臀不能紧贴子宫下段及宫颈,常导致子宫收缩乏力,宫颈扩张缓慢,致使产程延长。

(1)腹部检查:子宫呈纵椭圆形,胎体纵轴与母体纵轴一致。在宫底可触及到圆而硬、按压时有浮球感的胎头;在耻骨联合上方可触到不规则、软而宽的胎臀,胎心在脐左(或右)上方听得最清楚。

(2)肛门检查及阴道检查:肛门检查时,可触及软而不规则的胎臀或触到胎足、胎膝。阴道检查时,如胎膜已破,可直接触到胎臀、外生殖器及肛门。手指放入肛门内有环状括约肌收缩感,取出手指可见有胎粪。

(3)B超检查:能准确探清臀先露类型及胎儿大小、胎头姿势等。

【治疗】

1.持续性枕后位或持续性枕横位

在骨盆无异常、胎儿不大时,可以试产。

(1)第一产程:严密观察产程,注意胎头下降、宫颈扩张程度、宫缩强弱及胎心有无改变。保证产妇充分的营养和休息,让产妇朝向胎背的对侧方向侧卧,以利胎头枕部转向骨盆前方。如宫缩欠佳,应尽早静脉滴注缩宫素。宫口开全之前,嘱产妇不要屏气用力,以免引起宫颈前唇水肿而阻碍产程进展。如产程无明显进展,胎头位置较高或出现胎儿窘迫征象,应考虑行剖宫产结束分娩。

(2)第二产程:进入第二产程进展缓慢,初产妇已近2h,经产妇已近1h,应行阴道检查。当胎头双顶径已达坐骨棘平面或更低时,可先行徒手转胎头,将胎头枕部转向骨盆前方,使矢状缝与骨盆出口前后径一致,然后自然分娩或阴道助产(低位产钳或胎头吸引术)。如转向枕前位有困难,也可向后转成枕后位,再以产钳助产。如以枕后位娩出,需做较大的会阴侧切,以免造成会阴裂伤。如胎头位置较高,疑有头盆不称,则应行剖宫产术,术中产钳不宜使用。

(3)第三产程:因产程延长,容易发生产后子宫收缩乏力,故胎盘娩出后应立即肌内注射子宫收缩药,以免发生产后出血。有软产道损伤者,应及时修补。新生儿应重点监护。凡行手术助产及有软产道裂伤者,产后应给予抗生素预防感染。

2.臀先露

(1)妊娠期:于妊娠30周前,臀先露多能自行转为头先露。如妊娠30周后仍为臀先露应矫正。方法如下。①胸膝卧位:让孕妇排空膀胱,松解裤带,取胸膝卧位,每日2次,每次15min,连续做1周后复查。这种姿势可使胎臀退出盆腔,借助胎儿重心的改变,使胎头与胎背所形成的弧形顺着宫底弧面滑动完成。②激光照射或艾灸至阴穴:近年来多用激光照射两侧至阴穴,也可用艾灸,每日1次,每次15~20min,5次为1个疗程;③外倒转术:应用上述矫正方法无效者,于妊娠32~34周时,可行外倒转术。

(2)分娩期。

①选择性剖宫产的指征。狭窄骨盆、软产道异常、胎儿体重>3500g、胎儿窘迫、高龄初产、有难产史、不完全臀先露等。

②决定经阴道分娩的处理。第一产程:产妇应侧卧,不宜站立走动。少做肛查,不灌肠,尽量避免胎膜破裂。一旦破裂,应立即听胎心。如胎心变慢或变快,应行肛查,必要时行阴道检查,了解有无脐带脱垂。当宫口开大至4~5cm时,胎足即可经宫口脱出至阴道。为了使宫颈和阴道充分扩张,消毒外阴之后,使用堵外阴方法,当宫缩时用无菌巾以手掌堵住阴道口,让胎臀下降,待宫口及阴道充分扩张后才让胎臀娩出。此法有利于后出胎头的顺利娩出。在堵的过程中每隔10~15min听胎心1次,并注意宫口是否开全。宫口已开全再继续堵外阴,容易引起胎儿窘迫或子宫破裂。宫口近开全时,要做好接生和新生儿窒息抢救的准备。第二产程:接生前,应导尿排空膀胱。初产妇应做会阴侧切术。一般行臀位助产术,当胎臀自然娩出至脐部后,胎肩及后出胎头由接生者协助娩出。脐部娩出后,一般应在2~3min娩出胎头,最长不能

超过 8min。第三产程:产程延长易并发宫缩乏力性出血。胎盘娩出后,应肌内注射缩宫素,防止产后出血。行手术操作及有软产道损伤者,应及时缝合,并给予抗生素预防感染。

【护理】

1.护理要点与措施

(1)促进产程进展,减轻产妇疼痛:鼓励产妇每 2h 排空膀胱 1 次,以减少膀胱充盈阻碍胎头下降。观察胎心音与宫缩,及早发现宫缩乏力。通过背部按摩或侧卧位减轻骶骨疼痛,以避免过早或过量使用镇痛药而对胎儿或产程造成的不良影响。

(2)促进胎方位改变:在第一产程,期待及观察是最好的策略,大多数枕后位能回转成枕前位。护理人员宜积极提供指导,指导产妇侧卧向胎背的对侧,这样的卧位可以促进胎方位旋转,可减轻背部的压痛。

(3)臀先露:在胎膜破裂时,应注意是否出现胎心减速,以防发生脐带脱垂。

(4)在产程中提供心理支持、信息支持,在实施医疗和护理前,需向产妇做适当的解释,以减少产妇的焦虑。

(5)当需要施行产钳助产或剖宫产时,需做好配合和术前准备。

2.健康教育

(1)疾病知识指导:向孕产妇说明胎位异常对母婴的影响及可能发生的并发症。

(2)指导配合:根据分娩方式的不同,向产妇及家属介绍诊疗计划、护理措施的目的,取得配合。

(3)自我放松指导:向产妇介绍自我放松的方法,如改变体位、腰骶部按摩,以增加放松程度,教给产妇屏气用力的技巧。

(4)母乳喂养指导:指导产妇成功进行母乳喂养,向产妇及家属介绍难产儿喂养及护理知识。

(5)指导产妇自我护理:教会产妇自我护理知识,告知恶露的正常变化及子宫复旧的知识,如果出现异常情况,及时就医。

第六节　产后出血

产后出血是指胎儿娩出后的 24h 内阴道出血量超过 500ml。一般多发生在产后 2h 内。产后出血的发病率占分娩总数的 2%~3%,严重危及产妇的健康及生命,应重视产后出血的防治与护理工作,以降低产后出血的发病率及孕产妇的病死率。

【病因】

1.子宫收缩乏力

子宫收缩乏力是产后出血最常见的原因,可由产妇精神极度紧张,对分娩过度恐惧,临产后过多使用镇静药、麻醉药或子宫收缩抑制药,合并慢性全身性疾病,体质虚弱;产程延长、难产、产时宫缩乏力等全身因素造成,也可因多胎妊娠、羊水过多、前置胎盘、胎盘早剥、子宫肌瘤等局部因素造成。

2.胎盘因素

胎盘滞留、胎盘粘连或植入、胎盘胎膜残留。

3.软产道损伤

外阴、阴道及宫颈裂伤,产道血肿。

4.凝血机制障碍

羊水栓塞、胎盘早剥及死胎均可并发 DIC。妊娠合并血液系统疾病。

【临床表现】

(1)阴道出血量过多,宫缩乏力出血表现为间歇性,宫缩差时出血增多,宫缩好时出血减少,有时阴道出血量不多,但按压宫底有大量血液和血块自阴道流出。若出血量多、出血速度快,产妇可迅速出现休克症状。

(2)软产道损伤出血表现为阴道持续性出血,色鲜红,可自凝。

(3)凝血机制障碍出血表现为胎盘娩出后子宫大量出血或少量持续不断出血,血液不凝,伴有伤口处和全身不同部位的出血。

【实验室检查】

血常规及凝血功能检查:根据病史、出血特点及血小板计数等凝血功能检测可做出诊断。

【治疗】

产后出血的处理原则为针对原因,迅速止血,补充血容量纠正休克及防治感染。

开放静脉,输液,备血,监测生命体征。迅速寻找原因,对症处理。

1.子宫收缩乏力

加强宫缩是最迅速有效的止血方法。

(1)药物:促使子宫收缩的药物,如缩宫素、麦角新碱、卡孕栓 1mg 直肠或阴道内给药,米索前列醇 0.4~0.6mg 含服或直肠、阴道给药,15-甲基前列腺素 F2a(欣母沛)250μg 直接行子宫体、宫颈、肌内注射。

(2)按摩子宫或压迫法:经腹壁按摩子宫、双手压迫子宫。

(3)手术止血:经上述治疗无效,可考虑手术止血,按具体情况选用下列手术止血的方法。①宫腔大纱布条填塞,此纱布条于术后 24~48h 取出;②结扎子宫动脉上行支,必要时结扎双侧髂内动脉及卵巢动脉子宫支;③有条件行髂内动脉栓塞术;④子宫次全(或全)切除术。

(4)应注意纠正血容量及补充凝血物质。

2.胎盘滞留或残留

(1)胎盘滞留:应迅速在消毒情况下将剥离胎盘取出。

(2)胎盘残留:如用手剥离有困难时,可用有齿卵圆钳及大号钝刮匙,如能在 B 超指引下钳刮,则效果将更好,取出物应做病理检查。

(3)植入性胎盘:应及时做好子宫切除的准备。

3.软产道损伤

及时进行出血点的缝扎止血及裂伤的缝合。

4.凝血功能障碍

首先排除子宫收缩乏力、胎盘因素、软产道损伤引起的出血,明确诊断后积极输血。

【护理问题】

1.组织灌流改变

与产后出血有关。

2.有感染的危险

与产后出血造成抵抗力降低,侵入性临床操作有关。

3.焦虑

与担心自身健康及婴儿喂养问题有关。

4.自我照顾能力缺失

与产后出血使产妇活动受限需卧床时间延长,产后失血性贫血及体质极度虚弱有关。

【护理措施】

根据出血程度,临床上对产后出血有预防性处理和治疗性处理。

1.预防产后出血

(1)妊娠期。

①加强孕期保健,定期接受产前检查,及时治疗高危妊娠或早孕时终止妊娠。产前检查应做好血液检验,了解每一位孕妇的血型及凝血功能,贫血的孕妇较易发生产后出血,故产前贫血应及时治疗。孕妇若发生胎盘早剥与胎死宫内时,应检查血中的纤维蛋白原,备好新鲜血液、凝血酶原复合物或浓缩血浆,以备急需。

②对高危妊娠者,如妊娠期高血压疾病、肝炎、贫血、血液病、多胎妊娠、羊水过多等高危孕妇应提前入院。

(2)分娩期。

①第一产程:密切观察产程进展,防止产程延长,保证产妇基本需要,避免产妇衰竭状态,鼓励产妇的丈夫及其他家人陪伴,必要时给予镇静药以保证产妇的休息。

②第二产程:严格执行无菌技术;指导产妇正确使用腹压;适时适度做会阴侧切;胎头、胎肩娩出要慢;胎肩娩出后立即肌内注射或静脉滴注缩宫素,以加强子宫收缩,减少出血。

③第三产程:及时娩出胎盘和测量出血量。妥善处理第三产程:胎盘未剥离前不可过早牵拉脐带或按摩、挤压子宫,待胎盘剥离征象出现后,及时协助胎盘娩出,并仔细检查胎盘、胎膜是否完整,并进行测量。若不完整,采取手取胎盘或产后刮宫清理干净。若发生产道裂伤,及时缝合;需要纱布压迫止血时,应使用尾纱(纱布一端带有一段布条),避免遗漏在阴道内,取出尾纱时应注意观察阴道出血情况。

(3)产后期。

①产后 2h 内,产妇仍需留在产房观察,因为 80% 的产后出血是发生在这一时间。要密切观察产妇的子宫收缩、阴道出血及会阴伤口情况。定时测量产妇的血压、脉搏、体温、呼吸。

②督促产妇4～6h排空膀胱,以免影响子宫收缩而致产后出血。

③早期哺乳,可刺激子宫收缩,减少阴道出血量。

④对可能发生产后出血的高危产妇,注意保持静脉通道通畅,充分做好输血和急救的准备,并做好产妇的保暖。

2.针对原因止血,纠正失血性休克,控制感染

(1)产后子宫收缩乏力所致大出血。可以通过使用宫缩药、按摩子宫、宫腔内填塞纱布条或结扎血管等方法达到止血的目的。

①按摩子宫。第一种方法:用一手置于产妇腹部,触摸子宫底部,拇指在子宫前壁,其余4指在子宫后壁,均匀而有节律地按摩子宫,促使子宫收缩,是最常用的方法;第二种方法:一手在产妇耻骨联合上缘按压下腹中部,将子宫向上托起,另一手握住宫体,使其高出盆腔,在子宫底部进行有节律地按摩子宫,同时间断地用力挤压子宫,使积存在子宫腔内的血块及时排出;第三种方法:一手在子宫体部按摩子宫体后壁,另一手握拳置于阴道前穹隆挤压子宫前壁,两手相对紧压子宫并做按摩,不仅可刺激子宫收缩,还可压迫子宫内血窦,减少出血。

②应用宫缩药。可根据产妇情况采用肌内注射缩宫素10U或麦角新碱0.2～0.4mg,或静脉滴注宫缩药,也可宫体直接注射麦角新碱0.2mg,以促进宫缩,减少出血(心脏病、高血压患者禁用麦角新碱)。应用后效果不佳者,按医嘱可采用地诺前列酮0.5～1mg经腹壁直接注入子宫肌层,使子宫发生收缩而止血。

③填塞宫腔。应用无菌纱布条填塞宫腔,有明显局部止血作用。适用于子宫全部松弛无力,虽经按摩及服宫缩药等治疗仍无效者。方法为助手在腹部固定宫底,术者手持卵圆钳将无菌脱脂纱布条送入宫腔内,自宫底由内向外紧填于宫腔内。24h后取出纱布条,取出前应先肌内注射宫缩药。宫腔填塞纱布条后应密切观察生命体征及宫底高度和大小,警惕因纱布条填塞不紧,宫腔内继续出血、积血而阴道不出血的止血假象。由于宫腔内填塞纱布条可增加感染的机会,只有在缺乏输血条件,病情危急时考虑使用。

④结扎盆腔血管止血:主要用于子宫收缩乏力、前置胎盘等所致的严重产后出血的产妇,可采用结扎子宫动脉或结扎髂内动脉的方法,必要时行子宫次全切除术。

(2)胎盘因素导致的大出血。要及时将胎盘取出,并做好必要的刮宫准备。若为胎盘碎片残留,则以手探查子宫腔,取出凝血块及胎盘、胎膜碎片。如胎盘粘连面积过大或胎盘植入,无法自然剥离,应手术切除子宫,以控制出血。一般胎盘剥离后,血HCG值会下降,若还可测得HCG,则表示胎盘剥离不全。

(3)软产道撕裂伤造成的大出血。止血的有效措施是及时准确地修复缝合。若为阴道血肿,若面积不大,触痛症状较轻可以局部冷敷止血,24h后用热敷帮助消除血块;若面积较大,触痛明显,应切开引流,把血块清除干净,结扎出血点,重新缝合。

(4)失血性休克的护理。持续监测产妇的生命体征,特别是血压和脉搏,观察皮肤、黏膜、口唇、指甲是否苍白,若血红蛋白≤50g/L,注意是否有发绀现象。产后2h内,每15min观察子宫收缩、阴道出血1次,有条件者可应用心电监护仪持续监测生命体征。若急产、胎儿过大、

伤口缝合不全、子宫过度膨大(如双胎、羊水过多),产后应密切观察患者的全身情况,监测血压、脉搏、宫缩强度、宫底高度、恶露量及颜色、气味等。

(5)留置导尿管并监测尿量。监测每小时尿量、尿比重,尿量每小时<30ml为休克症状。

(6)密切观察阴道出血量、颜色、气味。产后2h,宫底高度在脐下二指,产后12h宫底可上升。产后2h内,若子宫底位置在脐上,表示子宫收缩差。

(7)督促产妇翻身、活动。产后尽早下床活动,以促进恶露排出,保持子宫收缩良好。

(8)产后排尿。膀胱充盈时,影响子宫收缩,产后胎儿娩出,腹压改变,若膀胱充盈麻痹,造成产妇尿潴留、宫底升高,引起产后出血。因此,必须督促产妇产后4～6h内排尿,必要时导尿。

第七节　羊水栓塞

羊水栓塞是指分娩过程中羊水突然进入母体血液循环引起急性肺栓塞、休克、弥散性血管内凝血(DIC)、肾衰竭或突发死亡的分娩严重并发症。其发病急,病情凶险,发生在足月分娩者病死率可高达70%～80%。可能与以下因素有关:①子宫收缩过强,致使羊膜腔内压力增高;②宫颈或子宫损伤处有开放的静脉或血窦存在;③胎膜破裂后羊水由开放血管或血窦进入母体血液循环。

【临床表现】

1.症状

临床经过分为急性休克、DIC引起的出血及急性肾衰竭3个阶段。破膜后,任何时间都可能发生羊水栓塞,但多于第一产程末、第二产程宫缩较强时,也可发生在胎儿娩出后的短时间内。患者在强烈阵痛后突感烦躁不安、气促、呛咳、发绀、寒战、恶心、呕吐,迅速出现循环衰竭,进入休克或昏迷状态;还表现为全身皮肤黏膜、胃肠道、肾出血等;严重者发病急骤,可于数分钟内死亡。

2.体征

肺部听诊有湿啰音,心率增快,血压急剧下降,呼吸困难,少尿或无尿,全身皮肤黏膜有出血点。

【辅助检查】

1.体格检查

心率增快,肺部可听到湿啰音;全身皮肤黏膜有出血点及瘀斑;阴道出血,切口渗血不止、不凝。

2.X线床边摄片

可见双侧肺部弥散性、点状、片状浸润影,沿肺门周围分布,伴轻度肺不张。

3.心电图

提示右侧房室扩大。

4.实验室检查

腔静脉取血可查出羊水中的有形物质,血液检查提示 DIC 各项指标呈阳性。

【治疗】

预防为主,关键在于早发现、早诊断、早治疗。一旦出现羊水栓塞的临床表现,应立即抢救。抗过敏,解除肺动脉高压,纠正低氧血症及呼吸循环功能衰竭,预防 DIC 及肾衰竭。

【护理】

1.护理评估

(1)病史:评估与发生羊水栓塞密切相关的诱因,如胎膜早破或人工破膜史;前置胎盘或胎盘早剥史;宫缩过强、强直性宫缩或使用缩宫素引产史;死胎、宫颈裂伤、子宫破裂、手术产史;中期妊娠钳刮、羊膜腔穿刺术等病史。

(2)身心状况:大多数产妇发病突然,出现烦躁不安、呛咳、气促、呼吸困难、面色苍白、四肢厥冷等休克表现;更有严重者,没有先兆症状,只见产妇窒息样惊叫一声或打哈欠,即进入休克、昏迷状态,血压下降或消失。产妇生命危在旦夕,家属毫无思想准备,出现恐惧、焦虑情绪。

2.护理要点与措施

(1)纠正呼吸循环衰竭。

①纠正缺氧:取半卧位;加压给氧,病情重者,配合医生行气管切开或气管插管。

②纠正肺动脉高压:遵医嘱给予解痉药,如盐酸罂粟碱 30～90mg 加入 10%～25% 葡萄糖注射液 20ml 中缓慢静脉滴注,能解除支气管及血管平滑肌痉挛,扩张冠状动脉、肺及脑血管;心率慢时,可用阿托品 1mg 加入 10%～25% 葡萄糖注射液 10ml 中,每 15～30min 静脉注射 1 次,直至患者面部潮红或呼吸困难好转为止;心率快时,则用氨茶碱 0.25g 加入 10% 葡萄糖注射液 20ml 中缓慢静脉滴注。

③抗过敏:立即遵医嘱静脉注射地塞米松 20～40mg,再依病情静脉滴注维持;也可用氢化可的松 500mg 静脉注射,之后将氢化可的松 500mg 加入液体中静脉滴注维持。

④抗休克:首选右旋糖酐-40 静脉滴注,24h 内输入 500～1000ml;补充血容量后血压仍不回升,可用多巴胺 20mg 加入 5% 的葡萄糖注射液中静脉滴注,最初每分钟 20～30 滴,以后根据病情调整滴速和浓度。

⑤防治心力衰竭:可遵医嘱用毛花苷 C 0.4mg 加入 10% 葡萄糖注射液 20ml 中缓慢静脉注射,必要时 0.5～2h 再静脉注射 0.2～0.4mg,6h 后可再酌情用 0.2～0.4mg,可达到饱和量。

⑥纠正酸中毒:通过动脉血气分析,了解酸碱失调情况。遵医嘱静脉滴注 5% 碳酸氢钠。

(2)纠正 DIC 及继发性纤溶:遵医嘱输入新鲜血或凝血因子;羊水栓塞发生 10min 内,DIC 高凝阶段应用肝素效果佳;在 DIC 纤溶亢进期可用抗纤溶药物及凝血因子,防止大出血。

(3)防治肾衰竭:可遵医嘱用呋塞米(速尿)20～40mg 或依他尼酸 25～50mg 稀释后静脉

推注,还有利于消除肺水肿。

(4)严密观察生命体征和产程进展:重视产妇的主诉,迅速辨认羊水栓塞的表现及症状;持续心电、血压、血氧饱和度监测;准确记录出入量;测量出血量,观察凝血情况,如出血不止,应做好子宫切除的术前准备;注意观察宫缩强度、宫口开大情况及胎儿宫内情况,及时处理产程。抢救的同时做好特护记录。

(5)心理护理:若产妇意识清醒,应给予安慰,增强信心。对家属紧张、焦虑的心情表示理解和安慰,适当的时候允许家属陪伴产妇,向家属介绍产妇病情的实际情况,但应避免重度焦虑状态的家属与产妇接触,以免影响产妇的情绪,待产妇病情稳定后,鼓励其参与制订康复计划,并针对其具体情况提供相应的出院指导。

3.健康教育

(1)家属指导:本病病情危急,患者多处于昏迷状态,医护人员应向家属详细交待病情,请家属积极配合抢救和治疗。

(2)自我监测指导:产妇清醒后,告诉其如有胸闷、心慌或阴道出血增多情况,要及时报告医护人员,向产妇讲解保持管道通畅的重要性,嘱其翻身、活动时注意保持各管道通畅。

(3)心理指导:待产妇病情稳定后,鼓励其说出发病前后的心理感受,给予心理疏导,如果产妇因病情需要行子宫切除者,告知产妇以后会没有月经,但不影响性生活和女性特征,以减轻其焦虑、恐惧情绪。

(4)活动指导:疾病早期,可床上翻身;待病情好转后,逐渐床上坐起、床边活动、下地活动,如有头晕、心慌要暂停活动。

参 考 文 献

[1]张元云.新编临床护理实践[M].新疆:新疆人民卫生出版社,2013.

[2]路丽娜.内科护理学[M].郑州:河南科学技术出版社,2011.

[3]伊洪莉.临床内科护理学实践[M].天津:天津科技翻译出版社,2013.

[4]梁桂仙.临床常见疾病护理常规[M].昆明:云南科技出版社,2011.

[5]田桂荣.临床常见疾病护理常规及护理规范[M].北京:中国科学技术出版社,2013.

[6]单丽霞,唐贺玲,刘玉欣.外科疾病护理[M].北京:科学技术文献出版社,2008.

[7]刘悦新,忻丹帼.妇产科护理指南[M].北京:人民军医出版社,2011.

[8]王志莲.常见疾病临床护理路径[M].北京:科学技术文献出版社,2011.

[9]张爱霞,王瑞春.消化内科临床护理[M].北京:军事医学科学出版社,2014.

[10]卢等彩.新编临床常见疾病护理手册[M].昆明:云南科技出版社,2009.

[11]安力彬.妇产科护理规范化操作[M].北京:人民军医出版社,2011.

[12]王春秀.妇产科护理实习手册[M].北京:人民军医出版社,2010.

[13]王惠,高丽红,戎惠娟,等.妇产科护理规范与技术[M].北京:科学技术文献出版社,2012.

[14]白继庚,何淑贞.妇产科护理工作手册[M].北京:军事医学科学出版社,2012.

[15]单伟颖.妇产科护理学[M].郑州:郑州大学出版社,2012.

[16]郝云霞,周政,刘庆荣,等.从心血管专科发展看护理在心脏康复中的作用[J].中华护理杂志,2015,50(06):645-649.

[17]徐园,杨旭,王晓杰,等.国内深静脉血栓预防护理现状的调查研究[J].中华护理杂志,2015,50(10):1222-1225.

[18]栾海丽,孙国珍,邵筱敏.慢性病患者延续护理研究进展[J].护理学杂志,2014,29(07):92-94.

[19]陈睿,刘义兰.护理人文关怀课程设置研究现状[J].中华护理杂志,2014,49(10):1249-1253.

[20]蒋蓉,温贤秀,谢彩霞.临床护理岗位管理的实践[J].中华护理杂志,2013,48(05):419-422.